Anaesthesie in der Gefäß- und Herzchirurgie

Beiträge zum Thema „Anaesthesie in der Gefäß- und Herzchirurgie" der Gemeinsamen Tagung der Österreichischen Gesellschaft für Anaesthesiologie, der Deutschen Gesellschaft für Anaesthesie und Wiederbelebung und der Schweizerischen Gesellschaft für Anaesthesiologie (Société Suisse d'Anesthésiologie) vom 16.–18. September 1965 in Zürich

Herausgegeben von

O. H. Just und M. Zindler

Mit 70 Abbildungen

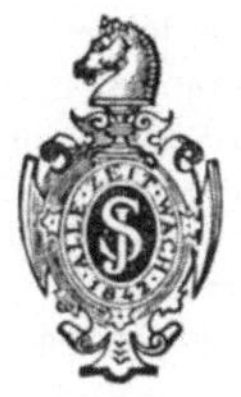

Springer-Verlag Berlin Heidelberg New York 1967

ISBN-13: 978-3-540-03718-7 e-ISBN-13: 978-3-642-46050-0

DOI: 10.1007/ 978-3-642-46050-0

Softcover reprint of the hardcover 1st edition 1967

Titel Nr. 7490

Vorwort

In dem vorliegenden Heft werden die Vorträge und die Referate der beiden Podiumgespräche über Anaesthesie bei Herzoperationen und für Gefäßoperationen veröffentlicht, die auf der Tagung der Deutschen, Österreichischen und Schweizerischen Anaesthesiegesellschaften 1965 in Zürich gehalten wurden.

Die bedeutendsten Fortschritte der operativen Medizin in den letzten Jahren wurden gerade auf dem Gebiet der Herz- und Gefäßchirurgie erzielt.

Während diese Eingriffe früher nur an einzelnen Zentren durchgeführt wurden, breiten sie sich jetzt auf eine ständig größere Zahl von Krankenhäusern aus.

Die besonderen Anaesthesieprobleme, die hier besprochen werden, sind aber nicht nur deshalb von großem Interesse, sondern auch, weil viele neue Erkenntnisse bezüglich der Überwachung, Meßtechnik, Verhütung und Behandlung von Komplikationen sowie über Analysen der Blutgase und des Säure-Basen-Haushaltes erarbeitet wurde, die allgemein von großer Bedeutung auch für die Versorgung anderer Patienten sind.

Wir hoffen, daß die hier mitgeteilten Erfahrungen auf dem Gebiet der Anaesthesie bei Herz- und Gefäßoperationen dazu beitragen, daß unsere Patienten diese oft sehr eingreifenden Operationen besser überstehen.

Gleichzeitig werden viele Anregungen und Hinweise gegeben, die für die Tätigkeit des Anaesthesisten auch auf anderen Gebieten nutzbar gemacht werden können.

Otto Just
Martin Zindler

Inhaltsverzeichnis

A. *Anaesthesie in der Gefäßchirurgie*

I. *Vorträge*

II. *Panel-Diskussion*

B. *Anaesthesie in der Herzchirurgie*

I. *Vorträge*

Referenten

BEER, R., Prof. Dr. med., Anaesthesieabt. der Chirurg. Univ.-Klinik München

BINKERT, E., Dr. med., Institut für Anaesthesiologie der Univ.-Kliniken, Kantonsspital Zürich/Schweiz

BÖHMERT, F., Dr. med., Anaesthesieabt. der Städt. Krankenanstalten Bremen

BRÖGLI, H., Dr. med., Medizinische und Chirurgische Univ.-Klinik Zürich, Schweiz

DORLAS, J. C., Dr. med., Institut für Anaesthesiologie der Universität Groningen, Niederlande

DUDZIAK, R., Dr. med., Anaesthesieabt. der Universität Düsseldorf

EUNIKE, S., Dr. med., Anaesthesieabt. der Universität Düsseldorf

FRICK, P., Dr. med., Institut für Anaesthesiologie der Univ.-Kliniken des Kantonsspitals Zürich, Schweiz

FURMAN, E. B., M. D., Department of Anaesthesia, The Hospital for Sick Children, Toronto, and the University of Toronto, Canada

GATTIKER, R., Dr. med., Institut für Anaesthesiologie der Univ.-Kliniken, Kantonsspital Zürich, Schweiz

HARMS, H., Priv.-Doz. Dr. med., II. Medizinische Univ.-Klinik Hamburg

HENNEBERG, U., Dr. med., Anaesthesieabt. der Medizinischen Fakultät der Freien Universität Berlin

HORKENBACH, G., Dr. med., Anaesthesieabt. der Städt. Krankenanstalten Bremen

JUST, O. H., Prof. Dr. med., Anaesthesieabt. der Chirurg. Univ.-Klinik Heidelberg

KLEINE, J. W., Dr. med., Institut für Anaesthesiologie der Universität Groningen, Niederlande

LASCH, H. G., Prof. Dr. med., Medizinische Univ.-Klinik Gießen

LUTZ, H., Dr. med., Anaesthesieabt. der Chirurg. Univ.-Klinik Heidelberg

MÜLLER, C., Dr. med., Anaesthesieabt. der Chirurg. Univ.-Klinik Heidelberg

NASSR-ESFAHANI, H., Dr. med., Anaesthesieabt. der Univ.-Kliniken Göttingen

OBINWA, O., Dr. med., Anaesthesieabt. der Medizinischen Fakultät der Freien Universität Berlin

PULVER, K. G., Dr. med., Anaesthesieabt. der Universität Düsseldorf

RODEWALD, G., Prof. Dr. med., Chirurg. Univ.-Klinik Hamburg

RUMMEL, M., Dr. med., Anaesthesieabt. der Städt. Krankenanstalten Bremen

SCHORER, R., Priv.-Doz. Dr. med., Anaesthesieabt. der Univ.-Kliniken Göttingen

SELENY, F. L., M. D., Department of Anaesthesia, Children's Memorial Hospital, Chicago, Ill., U.S.A.

SLOAN, I. A., M. D., Department of Anaesthesia, The Hospital for Sick Children, Toronto, and the University of Toronto, Canada

STOECKEL, H., Dr. med., Anaesthesieabt. der Chirurg. Univ.-Klinik Heidelberg

STOFFREGEN, J., Prof. Dr. med., Anaesthesieabt. der Univ.-Kliniken Göttingen

VOGEL, H., Dr. med., Anaesthesieabt. des Krankenhauses Nord-West, Frankfurt/M.-Praunheim

VOLLMAR, J., Priv.-Doz. Dr. med., Chirurg. Univ.-Klinik Heidelberg

WAWERSIK, J., Dr. med., Anaesthesieabt. der Chirurg. Univ.-Klinik Heidelberg

WIDMER, L. K., Dr. med., Medizinische und Chirurgische Univ.-Kliniken, Bürgerspital Basel

WIEMERS, K., Prof. Dr. med., Anaesthesieabt. der Chirurg. Univ.-Klinik Freiburg i. Br.

ZÄHLE, R., Dr. med., Anaesthesieabt. der Universität Düsseldorf

ZINDLER, M., Prof. Dr. med., Anaesthesieabt. der Universität Düsseldorf

A. Anaesthesie in der Gefäßchirurgie

I. Vorträge

Anaesthesiologische Probleme bei gefäßchirurgischen Eingriffen

Von **O. H. Just, H. Lutz** und **C. Müller**

Aus der Abteilung für Anaesthesiologie der Chirurgischen Universitäts-Klinik Heidelberg (Vorstand: Prof. Dr. O. H. Just)

Operative Eingriffe an den verschiedenen Abschnitten des Gefäßsystems werden heute in zunehmendem Maße durchgeführt. Es ergibt sich deshalb für den Anaesthesisten die Notwendigkeit und Verpflichtung, sich mit der allgemeinen und speziellen anaesthesiologischen Problematik dieser Operationen vertraut zu machen.

Für uns sind zwei Gruppen besonders interessant: Einmal Patienten mit angeborenen Gefäßanomalien, welche vor allem in den ersten beiden Lebensjahrzehnten operiert werden, und zum anderen die Kranken mit erworbenen Gefäßleiden, die erst im höheren Lebensalter – etwa nach dem 5. Lebensjahrzehnt – zur Operation kommen. Die letzte Gruppe stellt das Hauptkontingent des Gesamt-Operationsgutes dar. Damit wird aber auch offensichtlich, daß die Problematik dieser Eingriffe nicht auf das Gefäßsystem beschränkt bleibt. Sie dehnt sich, entsprechend dem Allgemeinzustand dieser Patienten, auf fast alle Organe des Körpers aus. Erkrankungen der Atmungsorgane, wie Bronchitiden und Asthma bronchiale und Schädigungen des Herzens, wie Coronarinsuffizienz und Myokarddegeneration stehen im Vordergrund. Daneben sind Leber und Niere häufig funktionsgemindert und spezielle Stoffwechselerkrankungen, wie Diabetes mellitus, keine seltenen Begleiterkrankungen. Besonders die Erkrankungen des kardiovasculären Systems werfen die Diskussion um eine entsprechende kardiale Vorbehandlung auf. Die Ansichten über eine Digitalisierung dieser Patienten vor dem operativen Eingriff gehen weit auseinander. Wir glauben, daß das suffiziente Herz auch im höheren Lebensalter keiner Digitalismedikation bedarf. Sie kann sogar ein gewisses Risiko darstellen. Digitalisierte Patienten kommen mit einer fixierten Bradykardie zur Operation. Dadurch kann die Kompensation intraoperativer Notfallsituation erschwert werden. Da unter dieser Vorbehandlung außerdem die Erregbarkeit des Myokards erhöht wird, können Elektrolytstörungen, wie K-Erhöhungen, toxische Nebenerscheinungen auslösen. Auch eine erforderliche Calciumverabreichung kann unter diesen Umständen zum akuten Herzflimmern führen.

Bestehen allerdings präoperative Insuffizienzzeichen, ist eine Digitalisierung angezeigt. Dabei verwenden wir bei der rhythmischen Form Lanatosid C bis zur Volldigitalisierung, bei der absolutarrhythmischen Form Digitoxin bis zur Beseitigung eines evtl. bestehenden Pulsdefizits. Die erforderliche Dosis richtet sich nach der Herzfrequenz. Coronardilatierende Mittel erweisen sich bei Myokardschäden in der praeoperativen Phase oft als nützlich. Antihypertensiva sollten aber einige Tage vor der Operation abgesetzt werden, um Hypotonien während des Operationsverlaufes durch Kombination dieser Mittel mit den Anaesthetica zu vermeiden.

Hinsichtlich Praemedikation und Narkoseeinleitung ergeben sich bei den Gefäßoperationen keine Besonderheiten. Die Durchführung der Anaesthesie ist in herkömmlicher Weise, also mit Fluothane möglich oder kann in Form der Neuroleptanalgesie erfolgen. Wir haben beide Methoden mit gutem Erfolg bei diesen Eingriffen angewendet, und wir wagen nicht zu behaupten, daß die eine Narkoseart der anderen gegenüber bezüglich Komplikations- oder gar Mortalitätsrate überlegen ist.

Neben der Messung des systolischen und diastolischen Blutdruckes sowie der Pulsfrequenz sollten bei größeren gefäßchirurgischen Eingriffen folgende Größen zusätzlich erfaßt werden:

1. Das Blutvolumen mit J^{131}-Albumin mit Hilfe des Volemetron,
2. der Säure-Basen-Haushalt mit der Mikromethode nach Astrup,
3. die stündliche Urinausscheidung über einen Verweilkatheter in der Blase,
4. der Gesamt-Blutverlust,
5. der zentrale Venendruck.

Die Beatmung der Patienten wird stets maschinell durchgeführt. Sie wird so gesteuert, daß eine leichte Hyperventilation resultiert. Lediglich bei cerebralen Gefäßverschlüssen verzichten wir auf die Hyperventilation, um eine Senkung des arteriellen Kohlensäuredruckes unter die Norm zu vermeiden. Die Herabsetzung des pCO_2 führt zur Minderung der cerebralen Durchblutung und kann in bereits minderdurchbluteten Hirnabschnitten zur cerebralen Hypoxie führen.

Das wesentlichste Problem aller gefäßchirurgischen Eingriffe ergibt sich aus der Aufrechterhaltung eines möglichst konstanten Blutdruckes. Druckabfälle und Drucksteigerungen können ernste Folgezustände auslösen, wobei die Minderung des Blutdruckes das schwerwiegendere Ereignis darstellt. Besonders gefährdet sind die Hypertoniker, weil hier Coronar- und Cerebralkreislauf auf eine ganz bestimmte Druckhöhe eingestellt sind. Eine druckabhängige Minderdurchblutung kann dann zu schweren hypoxischen Schädigungen des Myokards und des Gehirns führen. Starke Blutdruckabfälle sind zu erwarten:

1. Bei der Einleitung der Narkose,
2. bei Öffnung der Gefäßklemmen während des Eingriffs und
3. selbstverständlich bei jeder größeren Blutung.

Steigerungen des Blutdruckes sind vor allem dann möglich, wenn große Gefäße, z. B. die Aorta, abgeklemmt werden. Der Druckanstieg ist um so ausgeprägter, je geringer die vasculäre Vorschädigung ist. Bei einer schweren Gefäßerkrankung haben sich nämlich sehr häufig schon Anastomosen ausgebildet, die dann einen Teil des Druckanstieges abfangen. Extreme Drucksteigerungen belasten vor allem das vorgeschädigte linke Herz. Da der Energieverbrauch des Herzens unter Druckbelastung wesentlich höher als unter Volumenbelastung ist, kann eine zu starke Blutdruckerhöhung zu einem Herzinfarkt oder durch Linksversagen zu einem Lungenödem führen. Weitere Folgen hypertoner Krisen können Blutungen der Hirngefäße oder ischämische Ausfälle im Bereich der Netzhautgefäße sein. Es ist daher außerordentlich wichtig, daß zwischen Operateur und Anaesthesist im gesamten Operationsverlauf ein guter Kontakt besteht. Durch gegenseitige rechtzeitige Information können viele unerwünschte Kreislaufreaktionen abgefangen werden. So können vom Anaesthesisten Drucksteigerungen, nach der Aorten-Abklemmung z. B., durch eine vorherige Vertiefung der Narkose bzw. durch Gabe von ganglien-blockierenden Substanzen vermieden werden. Druckabfall nach Abnahme der Aortenklemme, als „Declamping-Syndrom" beschrieben, kann von anaesthesiologischer Seite durch massive Volumensubstitution sehr rasch behoben oder sogar vermieden werden. Durch den Operateur lassen sich solche Druckabfälle durch eine verzögerte Freigabe oder eine erneute Abklemmung des Gefäßes beseitigen.

Blutvolumen

Die Aufrechterhaltung eines adäquaten zirkulierenden Blutvolumens ist bei gefäßchirurgischen Eingriffen von wesentlicher Bedeutung. Nach unseren Messungen betragen die (durchschnittlichen) Blutverluste bei diesen Eingriffen von 1,5 bis maximal 4,0 Liter Blut. Gewöhnlich wird der Blutverlust zu niedrig geschätzt. Das Auffangen der abgesaugten Blutmengen in graduierten Vorratsgefäßen erfaßt leider nur einen Teil des Blutverlustes exakt, die Verluste in Tücher und Tupfer lassen sich erfahrungsgemäß nur schwer schätzen. Die Verluste müssen unmittelbar ausgeglichen werden. Neben der Bestimmung von Hb, Hämatokrit und Blutvolumen sind die Messung des arteriellen und venösen Druckes sowie die periphere Durchblutung wichtige Kriterien für die Volumensubstitution. Eine Steuerung nur nach dem systolischen Druck kann gefährlich sein, weil Minderungen des Blutvolumens bis zu 20% ohne eine Reduzierung des arteriellen Druckes möglich sind.

Neben der Blutkonserve stehen zur Volumensubstitution die verschiedenen Blutflüssigkeitsersatzmittel zur Verfügung. Diese Substanzen sind – besonders bei akuten Blutungen – sofort gebrauchsfertig, frei von Nebenwirkungen, wie sie für die Bluttransfusion durchaus noch bestehen und können darüber hinaus noch die Viscosität des zirkulierenden Blutes herabsetzen. Dadurch nimmt auch die Rethrombosierungsgefahr nach künstlichem Gefäßersatz ab. Allerdings ist die Verweildauer dieser Präparate auf etwa 4–5 Stunden begrenzt, so daß dann ein weiterer Volumenersatz erfolgen muß.

Säure-Basen-Haushalt

Während und nach gefäßchirurgischen Eingriffen können Störungen des Säure-Basen-Haushaltes im Sinne einer metabolischen Acidose auftreten. Als Entstehungsursache kommen in Frage:

1. Die verminderte Gewebsperfusion,
2. die massive Bluttransfusion,
3. die Verabreichung großer Mengen Blutflüssigkeitsersatzmittel,
4. die gestörte Nierenfunktion.

Während der Ausschaltung bestimmter Gefäßgebiete von der normalen Zirkulation, entweder durch Okklusion oder durch eine reflektorische Vasokonstriktion, bedingt durch Hypovolämie und Körpertemperaturabfall, entstehen über eine Minderdurchblutung des Gewebes saure Stoffwechselmetabolite. Da Blutkonserven einen herabgesetzten pH-Wert besitzen, können massive Bluttransfusionen eine erhebliche Abnahme des Standardbicarbonats herbeiführen. Auch der pH-Wert aller Blutflüssigkeitsersatzmittel liegt nicht im physiologischen Bereich, und bei schon vermindertem Standardbicarbonat stellen diese Lösungen eine nicht unbedenkliche zusätzliche Belastung der körpereigenen Puffersysteme dar. Schließlich kann auch eine über Stunden bestehende Hyperventilation mit daraus resultierender respiratorischer Alkalose eine verstärkte Abgabe von Alkali durch die Niere verursachen und schließlich die Drosselung der Nierenarterien selbst eine Anhäufung saurer Metabolite begünstigen.

Jede metabolische Acidose schränkt die Funktion des kardiovasculären Systems ein. Bei Patienten mit erheblicher Vorschädigung kann sie deshalb eine schwere zusätzliche Belastung darstellen. Dabei kommt es nicht nur zu einer Minderung der Kontraktilität des Myokards, sondern ebenfalls zu einer Herabsetzung der Ansprechbarkeit des Gefäßsystems auf die Katecholamine. Die daneben bestehenden Verschiebungen des Na-K-Gleichgewichtes setzen die Zellfunktionen weiter herab.

Störungen des Säure-Basen-Haushaltes müssen durch entsprechende therapeutische Maßnahmen abgefangen werden. Es stehen uns dafür verschiedene Puffersubstanzen zur Verfügung. Wir verwenden die beiden Puffer THAM und Natriumbicarbonat, die sich in gleicher Weise wirksam erwiesen. In der Praxis hat sich jedoch herausgestellt, daß bei stärkerem Abfall der Pufferbase des Blutes THAM zu bevorzugen ist. Die erforderlichen Mengen lassen sich aus den bekannten Formeln mit Hilfe des Basendefizits berechnen.

Temperaturregulation

Keine chirurgische Intervention löst so starke Temperaturabfälle aus, wie die großen gefäßchirurgischen Eingriffe. Dabei kann die Körpertemperatur bis auf 34 °C absinken. Ursachen dafür sind:

1. Die Dauer des operativen Eingriffs,
2. die großzügige Eröffnung des Abdomens mit Vorlagerung großer Darmabschnitte,
3. die durch Konvektion erfolgende Wärmeabgabe bei entsprechender Umgebungstemperatur,
4. die Massivtransfusionen kalten Konservenblutes.

Die Hypothermie stellt ja bekanntlich während der Narkose keine Belastung für den Patienten dar, da die Gegenregulationen, besonders durch Muskelrelaxantien und Narkotica, blockiert sind. In der unmittelbaren postoperativen Phase am wachen Patienten können aber die Abwehrreaktionen des Patienten, wie Muskelzittern, periphere Vasokonstriktion und Blutdrucksteigerungen, über einen gesteigerten Sauerstoffverbrauch zu einer erheblichen Belastung des Organismus führen. Davon wird besonders das Myokard betroffen. Die hohen Blutdruckwerte können zunächst ein ausreichendes Blutvolumen vortäuschen. Bei zunehmender Erwärmung mit peripherer Vasodilatation kommt es dann zur Blutvolumenverschiebung in die Peripherie und zum deutlichen Abfall des Blutdruckes. Die Dauer dieser Wiederaufwärmphase ist abhängig vom Körpergewicht und der erreichten Minimaltemperatur. Sie beträgt im Durchschnitt etwa 2 Stunden. In Neuroleptanalgesie sahen wir diesen Temperaturabfall bei gleichartigen Eingriffen nicht.

Gerinnungsstörungen

Schon praeoperativ kann man bei Patienten mit Gefäßerkrankungen Störungen im Gerinnungsmechanismus finden. Während der Operation können diese durch längerdauernde Hypotonien, Verabreichung von Heparin, durch größere Mengen transfundierten ACD-Blutes verstärkt oder aber erst ausgelöst werden. Es würde zu weit führen, auf die Therapie dieser Störungen mit Vitamin K, Cohn'scher Fraktion, Epsilonaminocapronsäure oder Streptokinase einzugehen. Die Behandlung sollte in Zusammenarbeit mit einem Gerinnungslabor erfolgen.

Diese wesentlichen Punkte sollten Ihnen die Problematik der Anaesthesie in der Gefäßchirurgie aufzeigen. Sie können für den Erfolg so entscheidend sein, daß es eine lohnende Aufgabe ist, sich wirklich intensiv damit zu befassen.

Zusammenfassung

Die Probleme bei und nach gefäßchirurgischen Eingriffen werden diskutiert. Sie betreffen vorwiegend das zirkulierende Blutvolumen, den Säure-Basen-Haushalt, die Körpertemperatur und Störungen des Blutgerinnungssystems. Zur Frage der Vorbereitung des Patienten auf den Eingriff und der präoperativen Digitalisierung wird Stellung genommen. Die eigenen Erfahrungen mit verschiedenen Narkoseverfahren – Halothan und Neurolept-Analgesie – werden geschildert.

Hyper- und hypotone Druckkrisen intra- und postoperativ sind in jedem Falle zu vermeiden. Die Messung des zirkulierenden Blutvolumens ist wegen der bei diesen Eingriffen hohen Blutverluste erforderlich. Belastungen des Säure-Basen-Haushaltes können bei diesen Eingriffen durch eine metabolische Acidose auftreten, deren Maximum in der unmittelbar postoperativen Periode liegt. Temperaturabfälle während des Eingriffes sind stets zu erwarten. Gerinnungsstörungen in der postoperativen Phase bedürfen spezieller diagnostischer Klärung und Therapie.

Summary

A stable hemodynamic state is of decisive significance for a smooth course of vascular operations. In these operations the hemodynamic state is influenced above all by bloodloss, disturbances of acid base balance and changes of body temperature. Bloodloss is almost invariably underestimated according to authors' observations. When utilizing plasma expanders their retention in the body has to be considered. Metabolic disturbances, commonly metabolic acidosis, are to be expected in vascular operations. These changes should be compensated by buffer substances such as sodium bicarbonate and THAM. There is often a marked decrease of body temperature during prolonged operations; a post-operative rise in temperature, therefore, must be anticipated.

Literatur

[1] Boyan, C. P., and W. S. Howland: Anaesthesiol. **22**, 559 (1961).
[2] Brooks, D. K., and S. A. Feldmann: Anaesthesia **17**, 161 (1962).
[3] Bunker, J. B.: Anaesthesiol. **23**, 107 (1962).
[4] Cloves, G. H. A., G. A. Sabga, A. Konitaxis, R. Tomin, M. Hughes, and F. A. Simeone: Ann. Surg. **154**, 524 (1961).
[5] Gardiner, A. J. S., and H. A. F. Dudley: Brit. J. Anaesth. **34**, 653 (1964).

[6] Howland, W. S., and O. Schweizer: Anaesth. Analg. **41**, 636 (1962).
[7] Kenyon, J. R., et K. E. Cooper: Lancet **1**, 543 (1956).
[8] Krevans, J. R., and D. P. Jackson: J.A.M.A. **159**, 171 (1955).
[9] Litwin, M. S., L. L. Smith, and F. D. Moore: Surgery **45**, 805 (1959).
[10] Rader, L. E., H. B. Keith, and G. S. Campell: Surg. Forum **12**, 265 (1961).
[11] Rossi, G.: Osped. Ital. Chir. **8**, 65 (1963).
[12] Schweizer, O., and W. S. Howland: Anaesthesiol. **23**, 735 (1962).
[13] Thrower, W. B., T. D. Darby, and E. E. Aldinger: Arch. Surg. **82**, 56 (1961).
[14] Vetto, M. R., and E. J. Dunphy: Surg. Gyn. Obst. **5**, 119, 1026 (1964).
[15] Vollmar, J., u. H. G. Lasch: Langenbeck Arch. klin. Chir. **300**, 109 (1962).

Spezielle anaesthesiologische Probleme bei Gefäßoperationen

Von **F. Böhmert, G. Horkenbach*** und **M. Rummel**

Aus der Allgemeinen Anaesthesieabteilung der Städt. Krankenanstalten Bremen
(Leitender Arzt: Dr. W. F. Henschel)

Die Erfolge der operativen Therapie organischer Gefäßleiden während der letzten Jahre sind nicht zuletzt auch darauf zurückzuführen, daß wir heute in der Lage sind, für derartige – in der Regel langdauernde und schwere – Eingriffe schonende Anaesthesien durchzuführen.

Gerade aber bei derartigen Operationen wird der Anaesthesist mit speziellen prae-, intra- und postoperativen Problemen konfrontiert, deren wichtigste hier kurz beleuchtet werden sollen.

Bei den Kranken, die zu einer Gefäßoperation kommen, finden wir sehr oft bereits *praeoperativ* komplizierende pathologische Veränderungen, darüberhinaus sind diese Patienten nur selten jung.

So beobachteten wir bei unserem hier interessierenden Krankengut praeoperativ in 60% arteriosklerotische Coronarveränderungen und Herzleiden, in 30% Erkrankungen der Luftwege, in 35% Leber- und Nierenschädigungen und nur 15% waren frei von irgendwelchen komplizierenden Begleiterkrankungen.

Während einer Operation an den Gefäßen ist die Aufrechterhaltung der Kreislaufstabilität und einer ausreichenden Gewebsperfusion mehr als bei anderen Eingriffen unser Hauptproblem. Aber gerade bei Gefäßoperationen kann der Kreislauf durch mannigfaltige Momente erheblich beeinträchtigt werden:

1. Durch die falsche Wahl oder schlechte Handhabung eines Anaesthesieverfahrens. Narkotica und Adjuvantien, die zu einer Beeinträchtigung der Gefäßperipherie mit Erhöhung des peripheren Widerstandes oder zu einer kardialen Depression führen, sind ebenso ungeeignet wie Narkosen mit ungenügender Analgesie, da eine mangelhafte Analgesie nur allzuleicht Kreislaufveränderungen bewirkt. Daß weiterhin gerade bei langdauernden Eingriffen die Ventilation des Patienten die Kreislaufsituation beeinflussen kann und daher besonders beachtet werden muß, ist allgemein bekannt.

---

* Oberarzt an der Chirurgischen Klinik der Städt. Krankenanstalten Bremen (Direktor: Prof. Dr. W. Schütz).

2. Die Hauptgefahr für die Kreislaufsituation während einer Gefäßoperation ist natürlich durch den – nicht zu vermeidenden – mehrmaligen oder plötzlichen Blutverlust gegeben. Hierbei spielen zwei Faktoren eine Rolle:

a) Die Blutung nach außen, vor allem durch die Anastomosennahtlinie oder durch die Maschen eines Kunststoff-Transplantates und

b) die Füllung des vergrößerten Gefäßbettes.

3. Eine weitere Möglichkeit, die zu einem Abfall des Blutdrucks führen kann, ist bei Gefäßoperationen im Bauchraum durch die Evisceration der Baucheingeweide gegeben, wenn durch die Anaesthesie keine ausreichende vegetative Abschirmung vorhanden ist.

4. Die Gewährleistung einer guten Gewebsperfusion während und nach einer Gefäßoperation ist ein äußerst wichtiger Faktor für deren Erfolg. Pharmaka, die den peripheren Gesamtwiderstand erhöhen, können die periphere Durchblutung erheblich vermindern, wodurch die Gewebsoxygenierung herabgesetzt wird, so daß zusätzliche Gewebsschäden auftreten können, zumal durch Einschränkung der lokalen Zirkulation die betreffenden Abschnitte meist schon vorgeschädigt sind. Dieses Problem tritt natürlich besonders verstärkt beim länger anhaltenden haemorrhagischen Schock mit einer Zentralisation des Kreislaufs auf. Wenn noch zur Behebung eines solchen Schocks periphere Kreislaufmittel in größerer Menge gegeben werden, können Arterienspasmen ein derartiges Ausmaß erreichen, daß das Ziel der Operation in Frage stellende Schäden resultieren.

Neben solchen Kreislaufveränderungen müssen jedoch bei Gefäßoperationen noch andere Punkte berücksichtigt werden. So besteht bei abdominellen Operationen eine zusätzliche Gefahr dadurch, daß durch die Evisceration der Baucheingeweide bei langdauernden Operationen die Darmtätigkeit erheblich im negativen Sinne beeinflußt werden kann. Daher sollten möglichst Narcotika und Adjuvantien, die die Darmtätigkeit herabsetzen und größere Elektrolytverschiebungen zur Folge haben, nicht verabfolgt werden.

Bei lebergeschädigten Patienten, denen eine Porto-cavale-Anastomose angelegt werden muß, verbietet sich selbstverständlich die Verwendung von Substanzen, die eine zusätzliche Schädigung der Leber bewirken, wobei z. B. der ungünstige Einfluß der Barbiturate auf die Leberfunktion bekannt und die Diskussion über eine eventuelle Leberschädigung bei langdauernder Halothan-Anwendung noch immer nicht abgeschlossen ist.

Bei der operativen Beseitigung von Aneurysmen oder Angiomen der A. carotis oder ihrer Äste ist es unter Umständen aus chirurgischer Indikation oder wegen einer plötzlichen Blutung aus dem Aneurysma oder Angiom erforderlich, für einige Zeit die Zirkulation der Carotis zu unterbrechen. Ein derartiges Vorgehen erfordert aber von der Anaesthesie die Möglichkeit, durch Senkung des Sauerstoffverbrauches das Toleranzstadium für eine Hirnanoxie zu verlängern, was bisher zumeist durch die Anwendung einer kontrollierten Hypothermie ermöglicht wurde.

Gewisse Probleme bringt der – bei derartigen Operationen ja mitunter sehr erhebliche – Blutersatz mit sich. Werden auf der *einen* Seite nach der Infusion von mehreren Litern Konservenblut und eventuell Plasmaexpandern intraoperative Gerinnungsstörungen den Anaesthesisten zum Eingreifen zwingen, so bedeutet auf der *anderen* Seite ein solch exzessiver Blutersatz auch eine teilweise sehr erhebliche postoperative Belastung von Nieren und Leber des Patienten.

Damit sind für den Anaesthesisten die Probleme *nach Beendigung einer Gefäßoperation* noch nicht abgeschlossen. Auch jetzt steht die Sorge im Vordergrund, daß der Blutdruck in der postoperativen Phase stabil bleibt und dem präoperativen Druck entspricht, und zwar nicht nur in Hinsicht auf die allgemeine, sondern vor allem auch auf die lokale Zirkulation im operierten Bereich und durch das Transplantat, um dessen Thrombosierung zu verhindern. Dabei ist ganz besondere Vorsicht am 2. und 3. postoperativen Tag geboten. Wie verschiedene Autoren mitgeteilt haben, kann es nämlich zu diesem Zeitpunkt durch weitere Öffnung des Blutstrombettes zu einem Blutdruckabfall infolge Versackens des Blutes in die neueröffneten Gebiete kommen, vor allem dann, wenn das Gesamtvolumen zwar für die ursprüngliche Situation auszureichen schien – d. h., wenn ein scheinbar adäquater Blutersatz vorgenommen wurde –, dann aber den durch die Operation neugeschaffenen Verhältnissen nicht mehr ausreichend entspricht (Lit. Ref.). Auch wir konnten in unserem Krankengut zwei derartige Beobachtungen machen.

Besonders nach großen abdominellen Eingriffen muß unter allen Umständen eine differenzierte Elektrolytkontrolle und -therapie erfolgen, um der zusätzlichen Gefahr eines Ileus durch Elektrolytentgleisungen rechtzeitig begegnen zu können.

Aus diesen aufgezählten Problemen ist unschwer zu erkennen, welche speziellen Forderungen an ein für Gefäßoperationen optimales Anaesthesieverfahren zu stellen sind:

1. Geringstmögliche Toxizität,
2. gute Schockprotektion und Kreislaufstabilität,
3. keine Neigung zur Zentralisation, sondern zur Weitstellung der Gefäßperipherie,
4. gute vegetative Abschirmung,
5. keine Hemmung der Darmperistaltik,
6. keine Verschiebung des Elektrolyt- und Wasserhaushaltes,
7. keine Beeinträchtigung der Leber- und Nierenfunktion und
8. Verlängerung der hirnanoxischen Toleranzzeit.

Nach einer Umfrage sind die heute am häufigsten angewandten Anaesthesieverfahren bei Gefäßoperationen:

1. Die Barbiturat-Lachgas-Curare-Narkose,
2. die Barbiturat-Halothan-Narkose,
3. die Peridural-Anaesthesie und
4. neuerdings in immer größerem Ausmaß die Neuroleptanalgesie.

Die Barbiturat-Lachgas-Curare- und Barbiturat-Halothan-Narkose haben gerade für die hier zur Diskussion stehenden Eingriffe einen entscheidenden Nachteil: Die ungünstige Beeinflussung der Kreislaufverhältnisse durch Anstieg des elastischen und peripheren Gesamtwiderstandes und Absinken des Herzminutenvolumens. Beides geschieht – wie zwei typische Beispiele aus einer Untersuchungsserie, über die wir demnächst in extenso berichten werden, zeigen – in nicht unbeträchtlichem Maße, besonders, wenn es sich um sehr langdauernde Operationen handelt (Abb. 1 und 2).

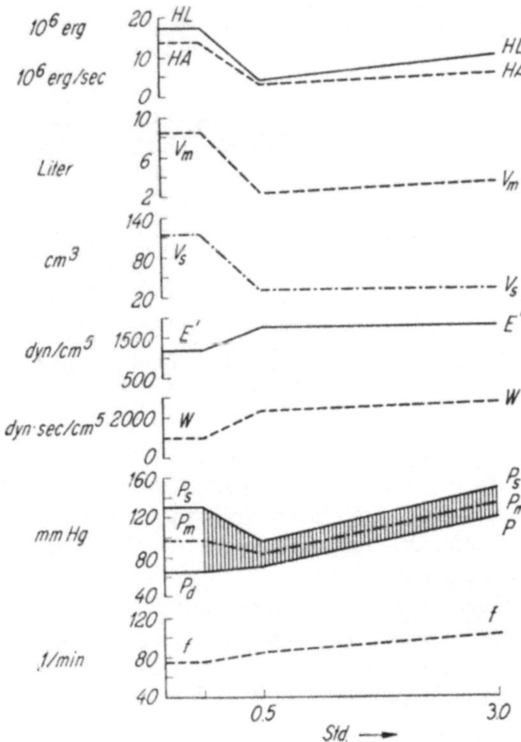

Abb. 1. Kreislaufanalysen während einer 3stündigen Barbiturat-Lachgas-Curare-Narkose.

Wenn auch die Peridural-Anaesthesie eine gute lokale Gefäßsituation schafft, so ist sie doch mit den Nachteilen einer Lokalanaesthesie behaftet, zum anderen ist ihre Wirkung zumeist zeitlich limitiert.

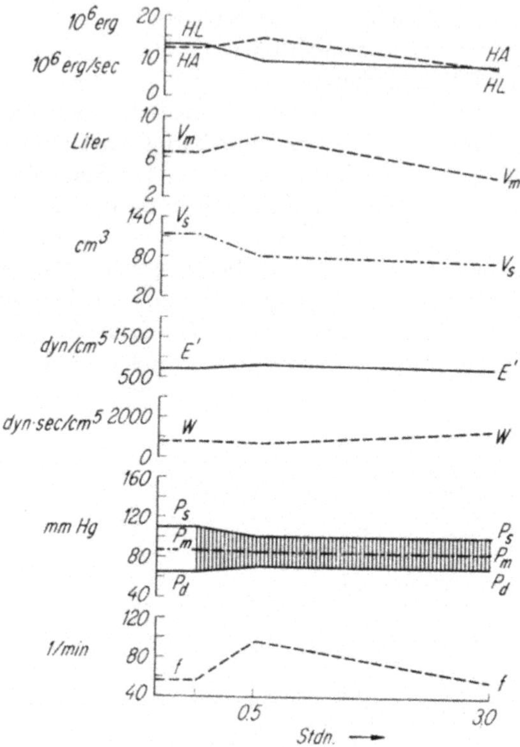

Abb. 2. Kreislaufanalysen während einer 3stündigen Barbiturat-Halothan-Narkose.

Nach unseren eigenen Erfahrungen, die wir mit den aufgezählten Anaesthesieverfahren machen konnten, kommt zur Zeit wohl die Neuroleptanalgesie den eben aufgeführten Forderungen am nächsten. Es ist heute allgemein anerkannt, daß sich die Neuroleptanalgesie auszeichnet durch

1. Geringe Toxizität,
2. gute Schockprotektion und Kreislaufstabilität,
3. keine Erhöhung des peripheren Widerstandes, sondern Weitstellung der Gefäßperipherie, wie ausführliche Untersuchungen von Henschel und Buhr gezeigt haben (Abb. 3),
4. sehr gute Analgesie,
5. gute vegetative Abschirmung,
6. keinen Einfluß auf die Darmperistaltik,
7. keine Beeinflussung des Wasser- und Elektrolythaushaltes,
8. keine Beeinträchtigung der Leber- und Nierenfunktion und
9. die Wahrscheinlichkeit einer Verlängerung der hirnanoxischen Toleranzzeit.

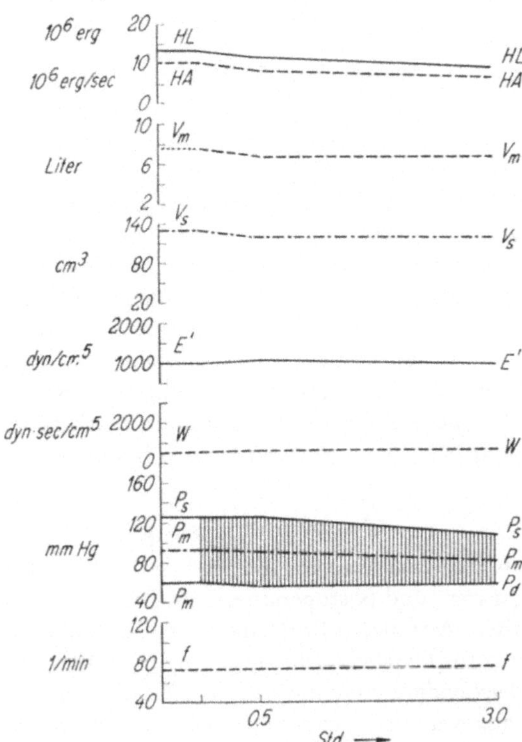

Abb. 3. Kreislaufanalysen während einer 3stündigen Neuroleptanalgesie.

Wir haben bisher an unserer Abteilung die Neuroleptanalgesie bei 117 Operationen an den großen Gefäßen angewandt. Es handelte sich im einzelnen um 28 Aneurysma- und Angiom-Exstirpationen im Bereich der A. carotis, 17 Porto-cavale-Shunt-Operationen, 8 Resektionen von Aortenisthmusstenosen, 58 Endarteriektomien bzw. Aorto-femorale-Bypass-Operationen und 5 Resektionen von Aneurysmen im Bereich der thorakalen bzw. abdominalen Aorta. Die Anaesthesiedauer betrug im Schnitt 4½ Stunden, die längste 13 Stunden. Das Durchschnittsalter der Patienten betrug 53 Jahre, wobei der älteste Kranke 69 Jahre alt war.

Bis vor etwa einem Jahr haben wir bei Operationen an Aneurysmen und Angiomen im Carotisbereich die Neuroleptanalgesie mit der Unterkühlung kombiniert. Ermutigt durch die Untersuchungen von Gemperle (Lit.) und eigene Beobachtungen (Lit.) – haben wir jedoch jetzt auf die Hypothermie verzichtet. Dabei wurden von mehreren Patienten unter NLA in Normothermie einzelne und mitunter mehrmalige Unterbrechungen der Blutzufuhr durch die Carotis bis zu 7½ Minuten ohne intraoperative Schwierigkeiten und postoperative Ausfallserscheinungen von Seiten des ZNS toleriert.

Wegen der vorhin zitierten Möglichkeit eines Volumenmangelschocks am 2. oder 3. postoperativen Tag ersetzen wir seit einiger Zeit nicht nur die bei der Operation verlorengegangene Blutmenge, sondern wir geben immer ca. 1000 ml darüber hinaus. Seitdem haben wir kein Absinken des Blutdruckes oder gar einen schweren Schockzustand in der postoperativen Phase mehr gesehen.

Es konnten hier nur einige wenige uns bei Gefäßoperationen wichtig erscheinende anaesthesiologische Probleme willkürlich herausgegriffen und skizziert werden. Wir glauben, daß wir heute durchaus Möglichkeiten in der Hand haben, diese Probleme so klein wie möglich zu halten. Wir glauben aber auch, daß die Entwicklung noch nicht abgeschlossen ist und daß wir im Laufe der Zeit weitere Verbesserungen in die Hand bekommen, so daß wir den Patienten mit derartigen Leiden noch besser helfen können.

Zusammenfassung

Operationen an den großen Gefäßen stellen den Anaesthesisten vor bestimmte prae-, intra- und postoperative Probleme, deren wichtigste hier aufgezeigt werden. Aus diesen Problemen resultieren die Forderungen, die man an ein heute für Gefäßeingriffe optimales Anaesthesieverfahren stellen muß. Bei vergleichender Betrachtung der zur Zeit für derartige Operationen am häufigsten angewandten Anaesthesiemethoden scheint die Neuroleptanalgesie besondere Vorteile zu besitzen.

Summary

Vascular operations present certain pre-, intra-, and postoperative problems for the anesthetist. These problems require appropriate precautions for an optimal anesthetic management in vascular operations. Comparing the most frequently used methods neurolept-analgesia seems to have special advantages for such operations.

Literatur

Buhr, G.: Anaesthesist **1**, 85 (1952).

Buhr, G., u. W. F. Henschel, in: Die Neuroleptanalgesie. Anaesthes. u. Wiederbelebung, Band 9. (Berlin–Heidelberg–New York: Springer 1966.

Just, O. H.: Anaesthesist **15** (1966), im Druck.

Weiss, K. H.: Anaesthesist **11**, 334 (1962).

Die kontinuierliche Messung des zentralen Venendruckes bei plastischen Eingriffen an der Aortenbifurkation

Von **U. Henneberg**

Aus der Anaesthesieabteilung der Medizinischen Fakultät der Freien Universität Berlin (Leiter: Prof. Dr. E. Kolb)

Der zentrale Venendruck hat in den letzten Jahren auch in der Klinik zunehmende Beachtung in der Beurteilung einer Kreislauffunktion gefunden [2, 3, 8]. Besonders in der Gefäßchirurgie unterliegen die Kreislaufabschnitte massiven Veränderungen. Während die Operateure vorwiegend am Hochdrucksystem arbeiten und den peripheren Widerstand zwischen einem Minimum (etwa beim *Flushen* der Aorta-Arterien-Prothese) und einem Maximum (bei der Aortenabklemmung) variieren und damit erhebliche arterielle Druckschwankungen provozieren, greift die erforderliche Volumensubstitution ebenso wie die Kreislaufwirkung der Beatmung am Niederdrucksystem an [1, 11, 12]. Obwohl der Volumenelastizitätskoeffizient des Niederdrucksystems 200mal kleiner ist als der des arteriellen Windkessels, werden die oft voluminösen und auch schnellen Transfusionen eine Erhöhung des zentralen Venendrucks nach sich ziehen müssen [5, 6, 7, 9, 14], auch wenn durch die Narkose eine Reihe von Regulationsvorgängen verändert sind. Wir haben von der offenen Herzchirurgie gelernt, daß ein Anstieg des zentralen Venendruckes auf Werte über 20 cm Wassersäule vermieden werden muß. Die kontinuierliche Messung erscheint daher bei Operationen an der Aortenbifurkation unerläßlich, zumal wir bei solchen Operationen oft in die Situation eines experimentellen Schocks gelangen.

Der zentrale Venenendruck (zV) ist abhängig von der Herzkraft, dem Blutvolumen, dem peripheren Widerstand, dem Kapillardruck, der Venenkapazität, dem Venenwandtonus und schließlich dem Thoraxinnendruck [13]. Bei narkotisierten, gut vorbereiteten Patienten unter heute möglichen optimalen Operationsbedingungen dürfen wir die Herzkraft ebenso wie die Venenkapazität und den Venenwandtonus im wesentlichen als konstant voraussetzen. Das Blutvolumen, der periphere Widerstand, der arterielle Druck und damit der Kapillardruck sind ebenso großen Schwankungen unterworfen wie der Thoraxinnendruck. Unsere Erfahrungen mit der kontinuierlichen Venendruckmessung an über 40 aorto-femoralen Bypassoperationen in den letzten 12 Monaten seien hier zusammenfassend dargestellt.

Die Indikation zur Anlage eines Vena-Cava-Katheters, ohne den ein zV nicht gemessen werden kann, ergibt sich bei diesen Operationen nicht nur aus der Meßnotwendigkeit. Ein weiter Venenzugang ist intraoperativ ebenso notwendig wie die postoperative parenterale Substitution über einige Tage [10].

Narkose und Registriertechnik

Die Narkosetechnik wich von unserer üblichen Methode nicht ab. Nach einer Einschlafdosis Thiopental (ca. 300 mg) Intubation unter Succinylcholin (60 bis 100 mg). Weitere Relaxation mit Methylcurare (10–15 mg) und Beatmung mit einem Lachgas-Sauerstoff-Gemisch 2:1. Der Halothanezusatz schwankte zwischen 0,7 und 0,2 Vol.-%, so daß eine flache, doch ausreichende Narkosetiefe resultierte. Alle Patienten waren bereits während der präoperativen Diagnostik einer intensiven kardialen und pulmonalen Vorbehandlung unterzogen worden, so daß sie unter den gegebenen Bedingungen in optimalem Zustand zur Operation kamen. Bei dem Durchschnittsalter von 56 Jahren ist, wie am übrigen Arteriensystem, mit Störungen der Coronardurchblutung zu rechnen.

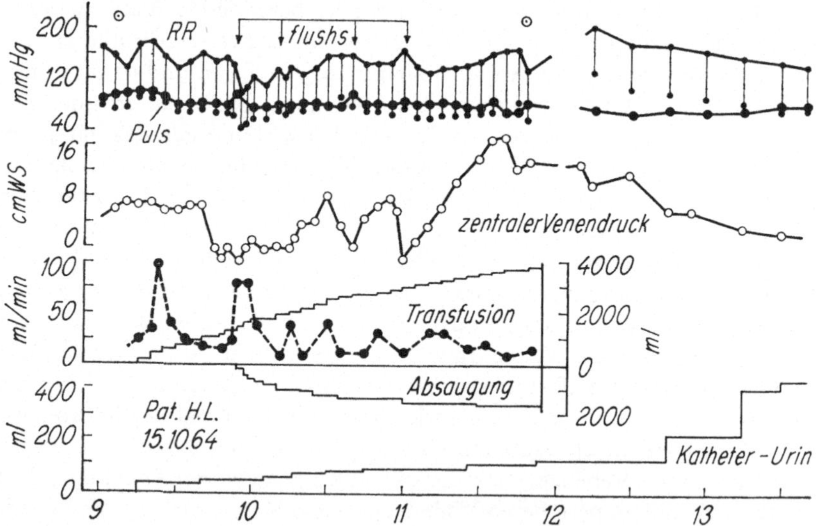

Abb. 1. Operation an der Aortenbifurkation bei 46jährigem Patienten. Oben arterieller Blutdruck und Pulsfrequenz, darunter zentraler Venendruck. Die Transfusionsgeschwindigkeit ist mit eigenem Maßstab in das Transfusionsvolumen eingezeichnet. Darunter der arterielle Blutverlust in der Absaugung. Ganz unten die Urin-Ausscheidung.

Der Cava-Katheter aus Polyäthylen wurde über eine Venae sectio, meist von der rechten Ellenbeuge, vorgeschoben und nach kontrollierter Position an ein geeichtes Statham-Element angeschlossen. Als Null-Ebene wurde bei Rückenlage das Manubrium sterni angenommen. Um auch nach Verstellen des Operationstisches den Nullpunkt leicht nachstellen zu können, markierten wir die

Ebene an der seitlichen Thoraxwand mit einem Fettstift. Auf einem Schwarzer-Achtfachschreiber registrierten wir neben dem zV drei EKG-Extremitäten-Ableitungen, den Beatmungsdruck über einen Statham-Druckrezeptor, die respiratorische CO_2 mit einem URAS-M im Nebenstromverfahren und schließlich das integrierte Pneumotachogramm, wobei von einem Fleisch'schen Kopf Größe 1 ein Elema-Gerät den Differentialdruck verstärkte und die Integration besorgte. Auf ein besonderes Protokoll wurde außerdem neben Blutdruck und Pulsfrequenz die Infusionsgeschwindigkeit, die Urinausscheidung und alle Zusätze in Minutenabständen eingetragèn.

Die Abb. 1 gibt einen Ausschnitt aus einem solchen Protokoll wieder. Die anfängliche Infusionsgeschwindigkeit ist mit 100 ml/min stark erhöht, was jedoch nur zu einer geringen Erhöhung des zV führt. Bis zum ersten größeren Blutverlust sind genau 1000 ml transfundiert, was bei normalem Elastizitätskoeffizienten zu einem Anstieg von 7 cm Wassersäule führen müßte. Die Befunde auch an weiteren Patienten zeigten, daß der Elastizitätskoeffizient in Narkose deutlich verringert sein muß. Im weiteren Verlauf dieser Operation nimmt der Blutverlust dann stark zu, er übersteigt die Geschwindigkeit der zweiten Schnellinfusion, der systolische Druck fällt auf 80 mmHg, der venöse auf 0. In den nächsten Minuten normalisieren sich die Werte, die venöse Transfusion und der arterielle Verlust bleiben im Gleichgewicht, so daß der Kreislauf stabil bleibt. Weiteres kurzfristiges *Flushen* macht weitere Transfusionen mit mittlerer Geschwindigkeit erforderlich, doch das transfundierte Volumen übersteigt schließlich deutlich

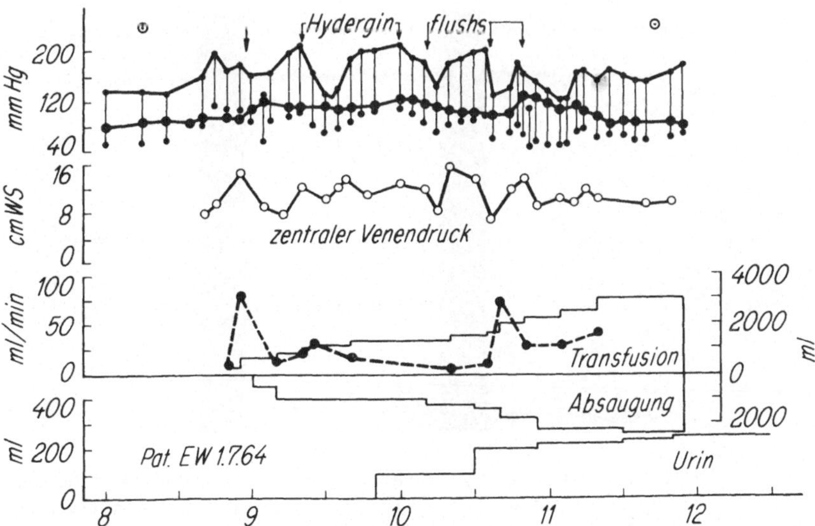

Abb. 2. Gleiche Operation bei 52jährigem Patienten. Transfusionsgeschwindigkeit und Gesamt-Transfusionsvolumen sind gut nach dem Venendruck abgestimmt.

den Verlust, was gegen Operationsende zu einem steilen Anstieg des zV führt. Postoperativ normalisiert sich der zV unter starker Diurese.

Die Abb. 2 zeigt ein ausgeglicheneres Bild in der Transfusion und dem arteriellen Blutverlust. Auch hier die initiale Spitze der Infusionsgeschwindigkeit am Anfang mit Anhebung des Venendruckes, der auf dieser Höhe trotz mehrfachen *Flushens* gehalten werden kann. Die recht stürmischen Schwankungen im arteriellen Blutdruck beunruhigen uns solange nicht, wie der Venendruck sein Plateau hält. Eine Hyderginwirkung zeigt sich hier nur am arteriellen Druck. Es gelingt jedoch in manchen Fällen, eine Venendruckerhöhung bei hohem Transfusionsvolumen mit Hydergin gut abzufangen.

Da wir bei allen solchen Operationen, neben dem *Flushen* der Prothese als dosierbarer arterieller Blutung, stets auch mit weniger kontrollierbarer Blutung rechnen müssen, wird der zV mit Vorteil um etwa 4 cm Wassersäule über dem normalen Ausgangswert angehoben. Die Volumendruckkurve zeigt mit zunehmendem Volumen einen exponentiellen Anstieg des Druckes, so daß bei solchen Vorinfusionen die Geschwindigkeit 50 ml/min nicht überschreiten sollte, um einen steilen Anstieg sofort erfassen und auch verhindern zu können. In der nächsten Abbildung (Abb. 3) ist ein Venendruckanstieg erst bei 400 ml zu erkennen, die in 9 min transfundiert wurden. Nach Reduzierung der Transfusionsgeschwindigkeit tritt sofort eine Senkung des zV ein.

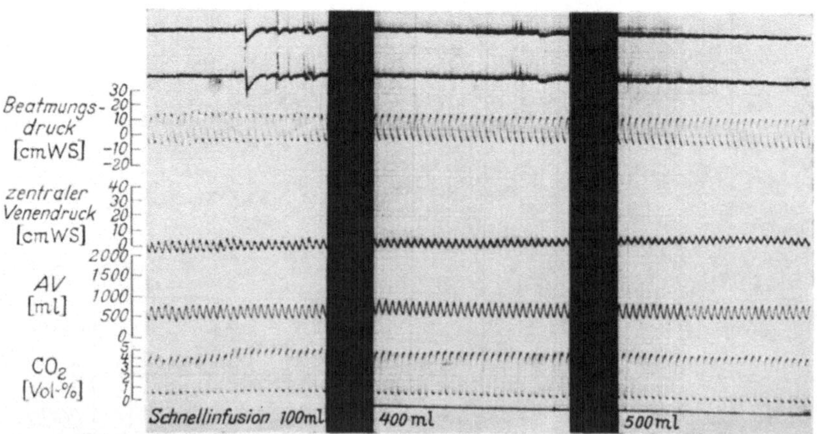

Abb. 3. Originalregistrierung von Beatmungsdruck, zentralem Venendruck, Atemzugvolumen und respiratorischer CO_2. Bei Beginn des ersten Ausschnittes setzt die Schnellinfusion ein, am Anfang des zweiten Ausschnittes sind 400 ml, am Anfang des dritten Ausschnittes 500 ml transfundiert, doch zeigt der Venendruck bei reduzierter Transfusionsgeschwindigkeit eher fallende Tendenz. Beatmung mit Pulmomat. Papiervorschub 7,5 cm/min (ganz oben 2 EKG-Ableitungen).

Einen weiteren Einfluß auf den zentralen Venendruck muß der Thoraxinnendruck haben. Wird bei Wechseldruck mit dem Spiromaten die negative Phase abgeschnitten (Abb. 4), so steigt der zV deutlich an. Dieser

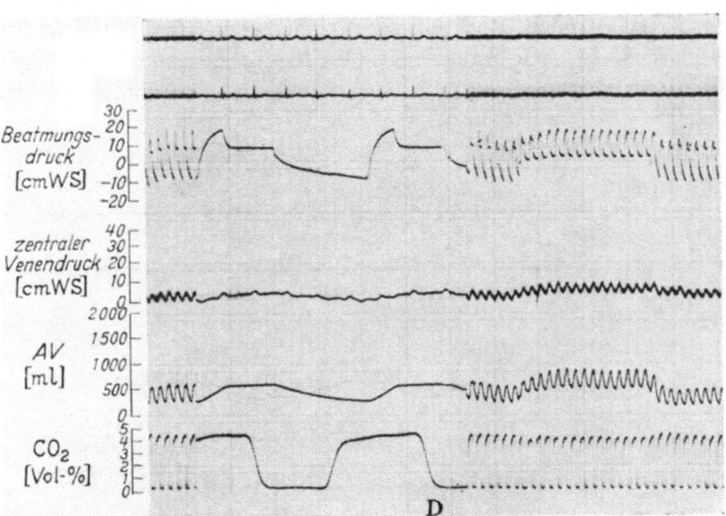

Abb. 4. Registrierung wie Abb. 3. Zwischendurch schneller Papiervorschub. Beatmung mit Spiromat mit kurzfristigem Abschalten des negativen Druckes. Prompte Reaktion von Venendruck, Atemmittellage und exsp. CO_2.

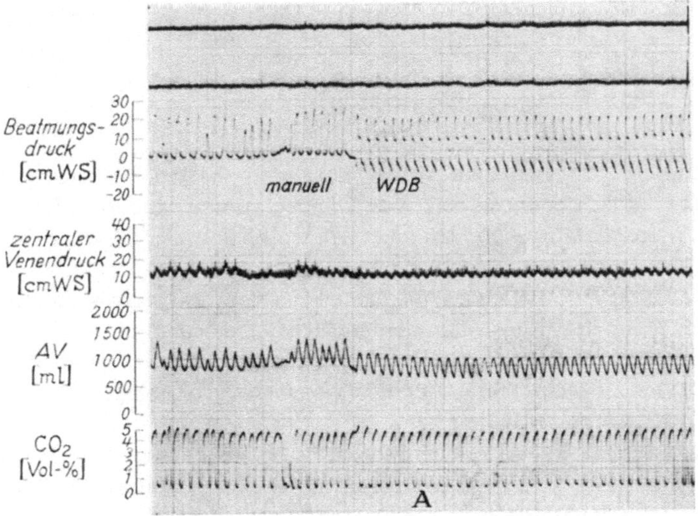

Abb. 5. Gleiche Registrierung. Es ist der Übergang von manueller Überdruckbeatmung (Spiromat) dargestellt. Der Venendruck bleibt unverändert.

bekannte Effekt hat zu einer Ablehnung der manuellen Druckbeatmung geführt. Die nächste Abbildung jedoch (Abb. 5) zeigt den Übergang von manueller Beutelbeatmung auf Wechseldruckbeatmung, wobei der zV konstant bleibt. Lediglich eine Veränderung des Beatmungsmitteldruckes (Abb. 6) hat prompte Reaktion auf Venendruck, Atemmittellage und exspiratorische CO_2. Wir brauchen also die manuelle Beatmung solange nicht zu fürchten, wie ein Beatmungsmitteldruck um Null eingehalten werden kann.

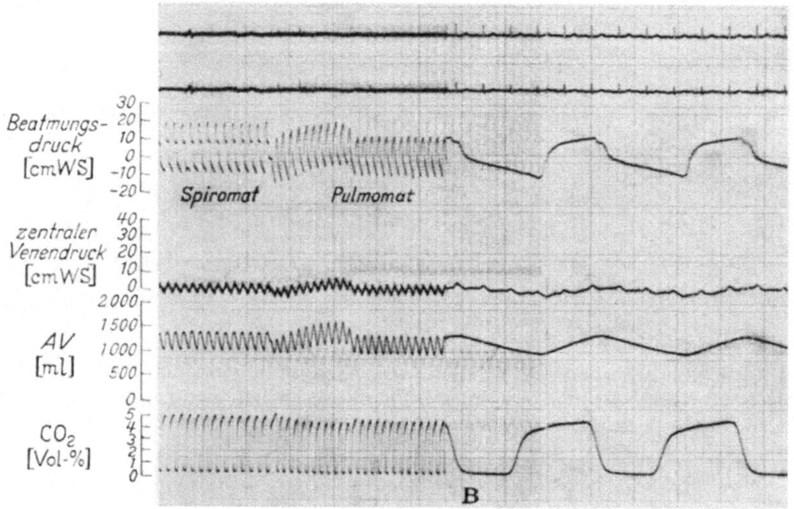

Abb. 6. Änderung des Atemmitteldruckes beim Übergang von Spiromat auf Pulmomat. Ähnliche Reaktion wie in Abb. 4.

Ergänzend sei erwähnt, daß wir bei allen unseren Beobachtungen eine Abhängigkeit der intraoperativen Diurese vom zV nicht finden konnten.

Unsere Erfahrungen bei der Kontrolle des zV lassen sich in drei Bestrebungen zusammenfassen:

1. Der zV soll nach Möglichkeit bei solchen Operationen stets leicht erhöht sein, damit aus dem Niederdrucksystem ein Blutverlust im Hochdrucksystem leicht aufgefüllt werden kann.

2. Der zV sollte 15 bis 20 cm Wassersäule nicht überschreiten, um eine Rechtsbelastung zu verhindern.

3. Der massive arterielle Blutverlust beim offenen Durchspülen der Prothese sollte jeweils nur kurzfristig erfolgen, wenn ein Druckabfall unter kritische Werte vermieden werden soll.

Eine vielfach diskutierte arterielle Transfusion ist unter diesen Bedingungen nicht erforderlich, zumal die Geschwindigkeit einer solchen

Transfusion aus technischen Gründen nicht wesentlich höher als die einer venösen Schnellinfusion sein kann. Zur Volumenauffüllung des Hochdrucksystems, das bekanntlich nur 15% (= 1000 ml) des gesamten Blutvolumens enthält, sind ca. 15 Schlagvolumina erforderlich, die in weniger als ¼ min erfolgen. Doch dieses Volumen muß im Niederdrucksystem vorrätig sein.

Die wenigen Beispiele sollten erklären, warum die kontinuierliche Kontrolle des zV bei Gefäßoperationen uns ebenso wichtig geworden ist wie Pulsfrequenz und arterieller Blutdruck. Der Anaesthesist hat damit eine wichtige Größe in der Hand, die bei allen Transfusionsproblemen einen *klaren* Maßstab *setzt*. Schließlich werden auch viele Differenzen zwischen den Operateuren, die meist den Blutverlust über- oder unterschätzen, und dem Anaesthesisten, der das Optimum anstrebt, dadurch beseitigt. Darüber hinaus kann der zV weitere Einblicke in Kreislaufveränderungen während der Narkose geben.

Zusammenfassung

An über 40 Operationen mit Implantation einer Aortenbifurkation wurde der zentrale Venendruck fortlaufend registriert. Die Abhängigkeit von der Transfusionsgeschwindigkeit, von der Differenz zwischen Transfusionsvolumen und arteriellem Blutverlust, schließlich auch vom Beatmungsmitteldruck werden an einigen Beispielen dargestellt. Neben arteriellem Blutdruck und Puls stellt der Venendruck die wichtigste Größe dar, die dem Anaesthesisten bei allen großen Transfusionen Sicherheit geben kann.

Summary

The insertion of vascular protheses in the region of the aortic bifurcation often causes considerable bloodloss which necessitates intravenous blood replacement simultaneously. During this process the "low pressure system" may become overburdened and the resulting venous pressure may exceed normal values. Investigations carried out in 30 cases show that during such overloading of the low pressure system the arterial blood pressure did not reach its original value. Even with a negative blood volume balance it is advisable, therefore, to adjust the speed of tranfusion according to the venous pressure rather than rely on arterial pressure alone.

Literatur

[1] Blömer, H.: Z. Biol. **107**, 468 (1955).

[2] Buchborn, E.: Schock und Kollaps, in Bergmann, Frey, Schwiegk: Handbuch der Inneren Medizin. Berlin–Göttingen–Heidelberg: Springer 1960.

[3] Feuerstein, V.: Grundlagen und Ergebnisse der Venendruckmessung zur Prüfung des zirkulierenden Blutvolumens. Berlin-Heidelberg-New York: Springer 1965.

[4] Frey, R., E. Kolb u. U. Henneberg: Allgemeine Anaesthesie, in Gohrbandt, Gabka, Berndorfer: Handbuch der plast. Chirurgie. Berlin: De Gruyter 1965.

[5] Gauer, O. H., u. J. P. Henry: Klin. Wschr. **34**, 356 (1956).

[6] — Verh. Dt. Kreislaufforschg. **22**, 61 (1956).

[7] — Kreislauf des Blutes. In Landois-Rosemann: Lehrbuch der Physiologie des Menschen. München-Berlin: Urban und Schwarzenberg 1960.

[8] Gersmeyer, E. F.: Der Kreislaufkollaps. Berlin-Göttingen-Heidelberg: Springer 1961.

[9] Gordh, T.: Acta Chir. Scand. **92**, Suppl. 102 (1945).

[10] Henneberg, U., u. M. Schröder: Chirurg **36**, 180 (1965).

[11] Krug, H., u. L. Schlicher: Die Dynamik des venösen Rückstromes. Leipzig 1960.

[12] Spitzbarth, H., u. E. F. Gersmeyer: Verh. Dt. Kreislaufforschg. **23**, 113 (1957).

[13] Sykes, M. K.: Ann. Roy. Coll. Engl. **33**, 185 (1963).

[14] Thauer, R.: Verh. Dt. Ges. Kreislaufforschg. **23**, 3 (1957).

Die Narkose in der Herz- und Gefäß-Chirurgie bei Kindern – Ein modifiziertes Engström-Gerät

Von **F. L. Seleny, M. D.**

Aus dem Department of Anaesthesia, Children's Memorial Hospital, Chicago, Ill.

Vor kurzem ist ein neuer Begriff in der Narkose-Literatur aufgetaucht, und zwar der Begriff der quantitativen Narkose. Dieser Begriff wird als der klinische Narkosezustand definiert, der erreicht wird, wenn man genau abgemessene physiologische und pharmakologische Parameter benutzt. Anders ausgedrückt, der Narkosearzt muß, um seine Aufgabe genau ausführen zu können, die physiologischen Veränderungen, die er verursacht, sowohl vom chirurgischen als auch vom medizinischen Standpunkt her voll erkennen. Darüber hinaus muß er genauestens mit allen Eigenschaften der Medikamente vertraut sein, die er benützt, um den gewünschten Narkosegrad hervorzurufen und um, wenn nötig, Unfälle zu verhüten. Obwohl diese Feststellung für alle Arten von Narkose gilt, kann man sie besonders gut auf die Narkose in der Herz- und Gefäßchirurgie anwenden.

Die Parameter, welche wir bei der Untersuchung der Herz- und Gefäßnarkose anwenden, sind:

1. Regulierung der Atmung
2. Regulierung der Konzentration der verabreichten Narkosemedikamente
3. Regulierung des Herz- und Gefäßsystems
4. Regulierung der Temperatur
5. Regulierung des Flüssigkeitsersatzes

Die Anaesthesie wird mit der Anwendung der Thiopental-Succinylcholin Intubationsfolge eingeleitet. Sehr vorsichtig wird Thiopental 2½%ig intravenös verabreicht, um jede unnötige Herzdepression zu vermeiden, während der Patient 100%igen Sauerstoff einatmet. Das Succinylcholin wird langsam intravenös injiziert, um übermäßiges Muskelfibrillieren zu verhüten. Bei Kleinkindern wird statt Thiopental die Halothan-Sauerstoff-Einleitung angewandt.

Normalerweise wird für die Unterhaltung der Narkose 1–1,5%iges Halothan in einem 50%igen Stickstoffoxydul-Sauerstoff-Gemisch bei allen offenen Herzoperationen und auch bei jenen geschlossenen Herzoperationen angewandt, bei denen das transsternale Verfahren benutzt wird. Bei geschlossenen Herzoperationen und verwandten Fällen, bei welchen das transsternale Verfahren nicht angewandt wird, preßt man den einen Lungenflügel durch einen Retraktor zusammen, um dem Chirurgen ein freies Operationsfeld zu gewährleisten. Dadurch wird ein intrapulmonaler „shunt" dem bestehenden intracardialen Kurzschluß (shunt) hinzugefügt und der arterielle pO_2 gefährlich vermindert. In diesem Falle wird die Anwendung von Stickstoffoxydul (Lachgas) vermieden, und Halothan wird in 100%igem Sauerstoff verabreicht. Das Fehlen von Stickstoffoxydul im Gasgemisch macht jedoch eine Erhöhung der Halothankonzentration notwendig, damit eine ausreichende Narkosewirkung gewährleistet wird, wenn nicht Mittel zur Muskelerschlaffung gegeben werden. Unsere Bedenken gegen die Verabreichung von Muskelrelaxantien sind dadurch hervorgerufen, daß wir nach deren Anwendung schädliche Nachwirkungen in dem Zeitraum unmittelbar nach der Operation festgestellt haben. Diese Wirkungen werden durch Mangel an notwendiger Kraft der Ein- und Ausatmungsmuskeln, durch außerordentlich geringe Atemvolumina und niedrige arterielle pO_2-Werte, die sich nicht durch chirurgische Eingriffe in der Brusthöhle allein erklären lassen, hervorgerufen. Diese Werte verbesserten sich jeweils bedeutend nach Verabreichung von Tensilon und Prostigmin, was auf eine restliche myoneurale Blockierung hindeutet. Diese Anticholinesterase-Präparate haben eine tiefgreifende Eigenwirkung auf das Herz, zusammen mit dem Atropin, welches vor jenen verabfolgt werden muß. Anstatt dem Herzen diese weiteren Lasten aufzuerlegen, das schon seine höchste Leistungsfähigkeit erreicht und möglicherweise mit Hypoxämie zu kämpfen hat, ziehen wir die einfachere Alternative vor, nämlich eine Erhöhung der Halothankonzentration. Dies kann gefahrlos durchgeführt werden, vorausgesetzt, daß ständige Überwachung, unterstützt durch verschiedene Kontrollgeräte, besteht. (Letztere werden später noch ausführlich behandelt.) Auf der anderen Seite glaube ich, daß in Fällen, wo außerordentlich hohe Halothankonzentrationen erforderlich wären, oder wo höhere Halothankonzentrationen nicht vertragen würden, die genaue Verabreichung von wiederholten kleineren Dosen von Succinylcholin gerechtfertigt ist. Dies bezieht sich auf Kleinstkinder mit einem hohen Stoffwechsel und einem sehr hohen kompensatorischen Herzzeitvolumen, sowie auf Patienten mit besonders schlechtem Herzzustand.

Bei der offenen Herzchirurgie mit dem transsternalen Verfahren ist die Verabreichung von Muskelrelaxantien gewöhnlich nicht erforderlich, und wir sehen keinen Vorteil in der Verwendung anderer Medikamente als Halothan. (Auf die Frage der Überlegenheit von Inhalationsanaesthetica gegenüber parenteral verabreichten Narkosemitteln kann hier nicht eingegangen werden.)

Wir werden nun die 5 Parameter untersuchen, die notwendig sind, um eine quantitative Narkose in der Herz- und Gefäßchirurgie anzuwenden.

1. Regulierung der Atmung

Dies geschieht mit Hilfe des Engström-Respirators. Die empfohlenen Ventilationsnomogramme dienen als Grundlage für die Berechnung der benötigten Volumina pro Minute und der Atmungsfrequenz. Die Richtigkeit dieser geschätzten Werte wird durch den arteriellen pO_2 und pCO_2 überprüft, die mit Blutproben aus einem arteriellen Katheter bestimmt werden. Nach unserer Erfahrung mußten wir in den meisten Fällen etwas höhere Werte benutzen, als die vom Nomogramm empfohlenen, um die Atmung zu regulieren. Dies kann natürlich von der Notwendigkeit für leichte Überventilation herrühren, da wir Muskelrelaxantien vermeiden wollen. Eine Auswertung des Nomogramms für Kleinst- und Kleinkinder, veröffentlicht von C. G. Engström et al., befindet sich in Vorbereitung im Children's Memorial Hospital in Chicago.

Obwohl der Engström-Respirator ein vielseitiges und wirkungsvolles Gerät ist, das bemerkenswerte klinische Erfolge zu verzeichnen hat, gibt es einen Fall, wo dieses Beatmungsgerät die Hand des Narkosearztes nicht zu ersetzen vermag. Bei Shunt-Operationen, wo sich der Zustand durch Hinzufügen eines künstlichen, lungeneigenen Shunt aufgrund der kollabierten Lunge verschlechtert, werden Zwerchfellzuckungen vom Operateur als störend empfunden. Die schnellen, rhythmischen Kontraktionen des Zwerchfells sind auf den Sauerstoffhunger des Patienten zurückzuführen, und ihre Frequenz ist immer verschieden von der des Herzens. Das ergibt für den Chirurgen ein unruhiges Operationsgebiet, denn er hat mit zwei nicht aufeinander abgestimmten Rhythmen zu kämpfen, während er an einer schwierigen Anastomose arbeitet. Da das arterielle pO_2 bei herz- oder lungeneigenen Kurzschlüssen wegen venöser Beimischungen nicht beträchtlich erhöht werden kann, ist es unmöglich, den Sauerstoffhunger des Patienten nur durch Verabreichung von 100%igem Sauerstoff allein zu befriedigen. Man hat auch vorgeschlagen, den Sauerstoffhunger durch Druck auf die Dehnungsrezeptoren der Lunge zu verringern, indem man die Alveolen während des Ausatmens leicht aufgebläht hält. Dies hat offensichtlich eine Vergrößerung des physiologischen Totraumes zur Folge. Damit so viel Sauerstoff wie möglich geliefert wird, können zwei zusätzliche Maßnahmen ergriffen werden.

1. Man erhöht das Volumen der alveolaren Ventilation. Diese Maßnahme hat eine bestimmte Grenze, die vom Brustkorb und der Lunge her bedingt ist. Bei Kleinstkindern sind die Lungen unzulänglich als Ventilationsorgane, da die Atmungsoberfläche pro Gewichtseinheit nur $^1/_3$ derjenigen Erwachsener entspricht. Bei vergrößertem physiologischen Totraum ist jedoch die relative Erhöhung der alveolaren Ventilation durch diese Maßnahme allein nicht ausreichend, um den peripheren Sauerstoffbedarf zu decken.

2. Man erhöht die Ventilationsrate bis auf 45–50/min.

Die Hauptpunkte dieses Teils der Diskussion werden noch einmal zusammengefaßt: Um bei Shuntoperationen störende Zwerchfellzuckungen zu verringern und ein gefährlich tiefes Absinken des pO_2 zu verhindern, muß man zusätzlich zu dem 100%igen O_2 die nötige Ventilation liefern, indem man:

1. das Atemluft-Volumen erhöht,
2. den physiologischen Totraum vergrößert
3. die Ventilationsrate erhöht.

Stufen 1 und 2 können ohne Schwierigkeiten mit dem Engström-Respirator durchgeführt werden. Stufe 3 wird jedoch problematisch, da gegenwärtig die höchste auf unseren Geräten erreichbare Rate 35/min beträgt und damit erheblich unterhalb der notwendigen 45–50/min liegt. Diese Unzulänglichkeit des Gerätes läßt sich korrigieren und wird bei unseren Respiratoren beseitigt werden. Dr. HERZOG schlug vor, einen beschleunigten Spitzendruck auf den Atembeutel des Engström-Respirators auszuüben, so daß die ventilierenden Gase sich zu den Alveolen hin in einem mehr laminaren und weniger turbulenten Strom bewegen. Dies würde trotz des vergrößerten Totraumes eine wirkungsvollere alveolare Zirkulation der Gase bewirken. Der klinische Test ergab, daß diese Abänderung bei unseren Patienten unzulänglich war.

Daher beatmen wir diese Kinder gegenwärtig erfolgreich manuell, ohne dabei einen gefährlichen Narkosezustand hervorzurufen oder Medikamente zur Muskelerschlaffung anwenden zu müssen. Wir sorgen damit für ein ruhiges chirurgisches Feld und genügende Sauerstoffzufuhr.

2. Regulierung der Konzentration der verabreichten Narkose-Medikamente

Diese wird durch den Fluotec-Verdampfer und ein besonderes Kinderkreislaufsystem, das von Dr. DAVID ALLAN in unserem Krankenhaus entwickelt wurde, durchgeführt (Abb. 1). Das Gasgemisch mit der bekannten Konzentration von Halothan wird in den Atembeutel geleitet. Dadurch empfängt der Engström-Respirator die erforderliche Gasmenge aus diesem Beutel und nicht direkt vom Fluotec. Das Ablaß-Ventil gestattet den überflüssigen Gasen, vom Atembeutel in die Luft zu entweichen.

Die Vorteile dieses „Kinder-Systems" sind folgende:

1. Der Rück-Druck auf den Fluotec wird während des Zeitraumes beseitigt, in welchem positiver Druck auf den Beatmungsbeutel des Respirators ausgeübt wird

2. Im Atembeutel herrscht eine konstante Konzentration von Halothan.

3. Der Mindestfluß von 4 l/min durch den Verdampfer, der wegen der Genauigkeit der Konzentration empfohlen wird, kann sogar für sehr

kleine Kleinkinder benutzt werden, bei denen das Volumen pro Minute für den Patienten weniger als 4 l/min beträgt.

Da der ursprüngliche Rückatmungsschlauch des Gerätes vom Rückatmungsbeutel getrennt wird, um dem Schlauch Platz zu machen, der unverbrauchte Gase vom Fluotec-Verdampfer liefert, ist dies in der Tat ein Nicht-Rückatemsystem (non-rebreathing system). Wenn ein *Verzögerungs*ventil am Rückatmungsschlauch angebracht wird, kann das System

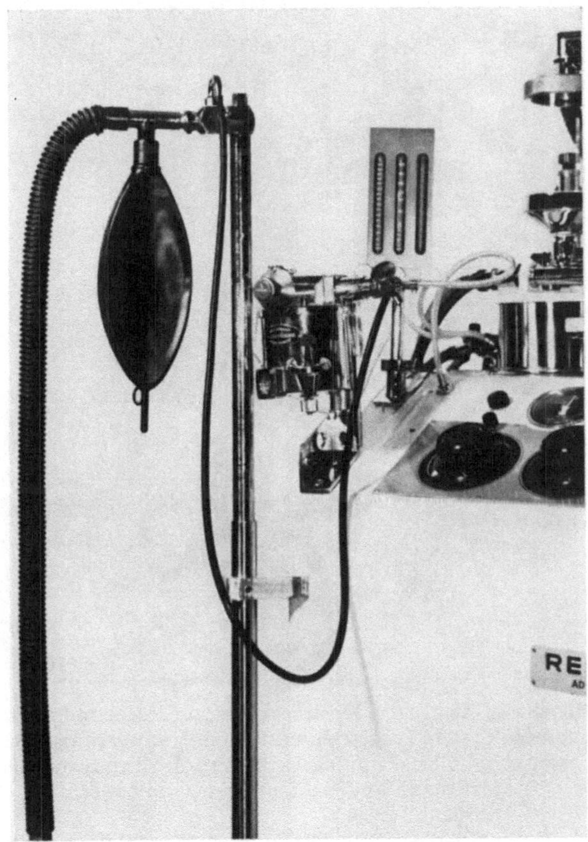

Abb. 1. Das System zur Anaesthesie-Einleitung, bestehend aus Rotameter und Verdampfer, ist auf der linken Seite des Respirators angebracht.

in entsprechenden Fällen benutzt werden, um die Alveolen während des Ausatmens in aufgeblähtem Zustand zu halten.

Die Narkose wird mit einem gewöhnlichen Nicht-Rückatmungs-System eingeleitet (Abb. 2), das an der Seite des Respirators befestigt ist. Das am

Ausgang des Fluotec-Verdampfers angebrachte Nadelventil lenkt die Gase nach Bedarf zum Respirator oder zu dem Inductions-System.

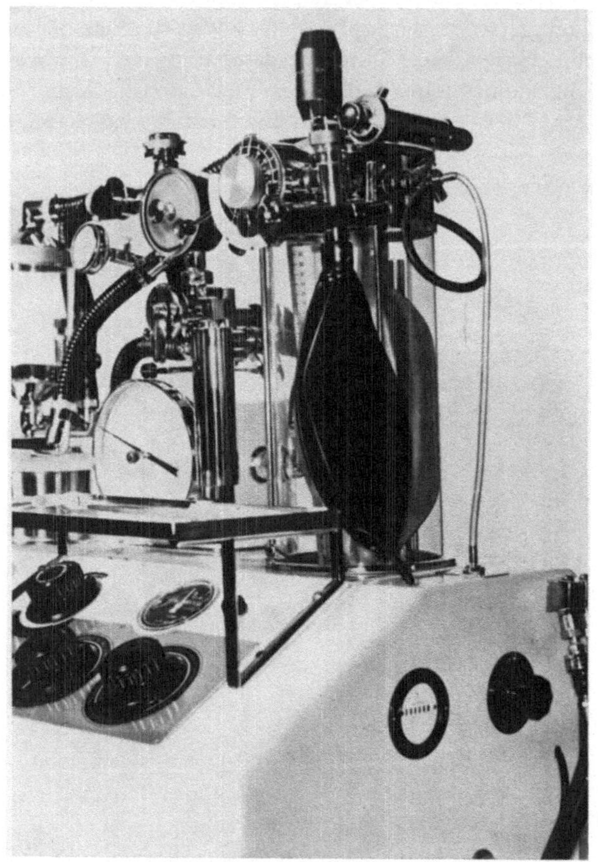

Abb. 2. Obgleich der Zeiger des Dosierventiles auf Rückatmung eingestellt ist, ist das geschlossene System ausgeschaltet und ein Verzögerungsmechanismus ist jetzt in das System ohne Rückatmung eingebaut. An dem Sammelbeutel ist ein Ablaßventil von leichtem Gewicht montiert.

3. Regulierung des Herz- und Gefäß-Systems

Eine der wirkungsvollsten Möglichkeiten, das Kreislaufsystem des Patienten während des chirurgischen Eingriffs und in dem Zeitraum unmittelbar nach der Operation zu beurteilen, ist das Messen des zentralen Venendrucks. Diese Messung ist ein Indikator für die Leistungsfähigkeit des Herzens und seine Fähigkeit, mit dem zurückkehrenden venösen Blut fertig zu werden. Es muß nachdrücklich betont werden, daß der venöse Druck das Blutvolumen des Patienten zu keiner Zeit genau angibt. In unserer Praxis wird eine plastische Kanüle in die äußere Jugularvene eingeführt, und der Druckmesser mit einem Absperrhahn wird in Höhe des Atriums an einer Meßstange befestigt.

Der venöse Druck ist während der postoperativen Periode ein ausgezeichnetes Hilfsmittel zur Bestimmung des nötigen Blut- und Flüssigkeitsersatzes.

Nach Beendigung der Operation wird in die A. femoralis eine Polyaethylen-Kanüle eingelegt. Der Arteriendruck wird direkt mit einem Sanborn-Registrierapparat überwacht. Dies erleichtert die Pflege des Patienten in der "Intensive Care Unit", indem fortlaufend der Arteriendruck im Oszilloskop aufgezeigt wird.

Das EKG wird routinemäßig registriert, um die elektrische Tätigkeit des Herzens während und nach dem chirurgischen Eingriff zu überprüfen.

Für die extrakorporale Zirkulation verwenden wir die Olson-Rollpumpe mit einem Kay-Cross-Scheiben-Oxygenator. Ein Gemisch aus 98% Sauerstoff und 2% Kohlendioxyd wird zum Gasaustausch in den Oxygenator mit einer Gesamtmenge von 15 l/min geleitet. Das erforderliche Perfusionsvolumen, das von der Pumpe geliefert wird, wird als 2000 ml/m^2 Oberfläche des Körpers des Patienten pro Minute angegeben; die normale Umdrehungsgeschwindigkeit der Scheiben im Oxygenator beträgt 95 U.p.M.

Die Wirksamkeit der Pumpe wird während des Betriebes ständig überprüft. PO_2-, pH-, pCO_2- und Standard-Bikarbonat-Werte werden jede halbe Stunde mit dem Astrup-pH-Meßgerät und dem Anderson-Nomogramm bestimmt. Bei unkomplizierten Fällen, bei denen die Laufzeit der Pumpe gewöhnlich weniger oder höchstens eine Stunde beträgt, entsteht normalerweise keine wesentliche unkompensierte metabolische Acidose. Eine Behandlung ist dann nicht notwendig. In Fällen, in denen eine bedeutende metabolische Acidose auftritt, die entweder auf lange Pumpenlaufzeit oder auf bereits vorher bestehende Hypoxie zurückzuführen ist, werden die Blutkonserven, die zur Blutübertragung verwendet werden, mit „Tris-Puffer THAM" vorbehandelt; 65 ml einer 0,3 molaren Lösung des Puffers werden 500 ml ACD-Blut zugefügt.

4. Regulierung der Temperatur

Die Temperatur wird automatisch durch die K-*Thermia*-Einheit kontrolliert. Der Patient wird mit einer elektrischen Thermometeranlage durch eine rektale Leitung verbunden. Das Thermometer ist auf die erforderliche Temperatur eingestellt, und das Gerät hält die Temperatur des Patienten automatisch auf diesem Wert, indem es die 20%ige Alkohol-Kühlflüssigkeit in der Kunststoff-Matratze zirkuliert. Bis zu vier Matratzen können an eine Einheit angeschlossen werden.

5. Regulierung des Flüssigkeitsersatzes

Unmittelbar vor dem chirurgischen Eingriff wird das Kind gewogen. Während der Operation wird jeder Blutverlust sorgfältig gemessen, indem die Tupfer gewogen werden und zu dieser Zahl das Blutvolumen in der Saugflasche addiert wird. Spielraum für das Blut auf den Tüchern wird freigelassen. Gewöhnlich ist der Blutverlust minimal, bevor der Patient mit der Pumpe verbunden wird. Der Verlust wird durch citriertes Konservenblut ersetzt. Nach Beendigung der extrakorporalen Zirkulation wird, während die Katheter noch an ihrem Platz belassen sind, der klinische Zustand des Patienten noch einmal sorgfältig überprüft. Der Blutverlust wird abgeschätzt, Arterien- und Venendruck werden überprüft und das EKG ausgewertet. Blutkonserven oder frisches Blut werden als Ersatz gegeben, während obige Parameter ständig unter Kontrolle gehalten werden. Nach Beendigung der chirurgischen Behandlung wird das Kind wieder gewogen; jedes Gramm Gewichtsveränderung wird mit 1 ml verlorenem oder gewonnenem Blut gleichgesetzt.

Der tägliche Flüssigkeitsbedarf wird aufgrund der Körperoberfläche und nicht nach dem Gewicht berechnet. Dadurch wird die Berechnung einfacher, da eine einzige Formel auf alle Patienten ohne Unterschied des Alters anwendbar ist. Wir sind uns klar darüber, daß sich über diese Rechtfertigung streiten läßt. OLIVER et al. kamen 1958 zu dem Schluß, daß die Benutzung der Körperoberfläche als Grundlage für die Flüssigkeitsersatz-Berechnung nicht genauer als das Gewicht ist. CARRÉ aus Belfast empfiehlt eine Spezialtabelle für die Berechnung, die sich im Laufe der Jahre als sehr befriedigend erwiesen hat.

Es muß nachdrücklich betont werden, daß diese Methoden nur als Anleitung dienen und nicht als Ersatz für häufige klinische Untersuchungen des Patienten gelten können. Unsere Chirurgen bevorzugen die Körperoberfläche als Grundlage für die notwendige Flüssigkeitsdosierung, da sie damit gute Ergebnisse erzielt haben. Wir schließen uns dieser Methode an, um unsere Studenten nicht durch verschiedene Methoden zu verwirren. Die Zahlen, welche wir benutzen, sind:

Täglicher Flüssigkeitsbedarf = 1200 ml/m^2 Körperoberfläche

Elektrolyte: Na = 51 mEq/m^2
K = 27 mEq/m^2
Cl = 34 mEq/m^2.

In der "Intensive Care Unit" wird der Patient in ein Sauerstoffzelt gelegt. Die darin herrschenden Verhältnisse sind in Bezug auf Sauerstoff-Konzentration, Feuchtigkeit und Temperatur der zirkulierenden Luft reguliert. Mit dem wirkungsvollen Mistogen-Zerstäuber kann eine relative Luftfeuchtigkeit von 90% erreicht werden. Die Kühleinheit kann die Temperatur um 8 °C unter der umgebenden Temperatur halten, selbst wenn die Wärmeabgabe des Patienten gleich oder geringer ist als die einer elektrischen 5 Watt-Birne.

Der optimale Gaszufluß in das Zelt ist 13 l/min. Wiederholte Analysen zeigten keine nennenswerte Ansammlung von CO_2 bei dieser Zuflußrate im Zelt.

Zusammenfassend kann gesagt werden, daß genaue physiologische Messungen notwendig sind, um eine befriedigende Anaesthesie für Herz- und Gefäßchirurgie geben zu können. Die fünf in dieser Abhandlung genannten Parameter dienen uns als die nützlichsten Maßnahmen für diesen Zweck.

Zusammenfassung

Es besteht die Tendenz, genaue physiologische und pharmakologische Parameter anzuwenden, um den klinischen Zustand der Narkose hervorzurufen. Fünf dieser Parameter: Regulierung der Atmung, Regulierung der Konzentration der Narkosemedikamente, Regulierung des Herz- und Gefäßsystems, Regulierung der Temperatur und schließlich Regulierung des Flüssigkeitsersatzes wurden als die wichtigsten für die Narkose in der Herz- und Gefäßchirurgie bei Kindern ermittelt. Sie wurden alle im einzelnen behandelt.

Summary

The trend is to employ exact physiological and pharmacological parameters to produce the clinical state of anaesthesia. Five of the parameters: respiratory control, control of the concentration of anesthetic agents, control of the cardiovascular system, temperature control and finally control of fluid replacement were found to be the most important in pediatric cardiovascular anesthesia. They are discussed in detail.

Anaesthesietechnik zur Herzkatheteruntersuchung bei Säuglingen und Kleinkindern

Von **J. Wawersik**

Aus der Abteilung für Anaesthesiologie der Chirurgischen Universitäts-Klinik Heidelberg (Vorstand: Prof. Dr. med. O. H. Just)

Es dürfte keinen Zweifel darüber geben, daß eine Narkose bei Herzkatheteruntersuchungen die Situation zusätzlich kompliziert. Zwar stören gasförmige Narkotika dank moderner photometrischer Meßgeräte die Bestimmung der Sauerstoffsättigung nicht mehr. Aber die Forderung nach gleichmäßiger und physiologischer Ventilation sowie ausgeglichenen intrathorakalen Druckverhältnissen ist nicht in allen Fällen optimal zu erfüllen. Deshalb dürfte auch bei Kindern die Durchführung der Untersuchung unter mehr oder weniger starker medikamentöser Dämpfung günstiger sein. Bei Säuglingen muß die Sedierung zu befriedigender Ruhigstellung allerdings so stark sein, daß sie nach Tiefe und Dauer einer Narkose sehr nahe kommt. Außerdem zieht sich infolge besonders subtiler Technik der Eingriff oft in die Länge. Darüberhinaus besteht ein relativ hohes Risiko ernsthafter Zwischenfälle, da es sich im allgemeinen um schwerkranke Kinder handelt, so daß die Nachteile einer Narkose in diesem Lebensabschnitt durch den Gewinn größerer Sicherheit und die Möglichkeit sofortiger Hilfsmaßnahmen aufgewogen werden.

Wir erlebten während 72 Herzkatheterisierungen bei Säuglingen und Kleinkindern in Narkose 4 Herzstillstände, das sind 5,5%. In allen Fällen wurde die Untersuchung nach erfolgreicher Wiederbelebung wie geplant zu Ende geführt und die Kinder kamen wach und in befriedigendem Allgemeinzustand auf die Station zurück.

Die Diskussion über Narkosen zu Herzkatheteruntersuchungen konzentriert sich vor allem auf drei Fragen [1, 2]:

1. Soll die Prämedikation ein Belladonna-Derivat enthalten?

2. Soll eine Maskennarkose oder eine Intubationsnarkose durchgeführt werden?

3. Soll der Patient spontan atmen oder beatmet werden?

1. Applikation von Parasympathikolytika

Um einen Anhalt dafür zu finden, inwieweit Atropin die Herzfrequenz erhöht, wurden die durchschnittlichen Frequenzen von 52 Kindern gegenübergestellt, wie sie 1. während einer Herzkatheteruntersuchung (Abb. 1, schwarze Kreise) und 2. während EKG-Untersuchungen an denselben, wachen, nicht sedierten Kindern (Abb. 1, weiße Kreise) aufgetreten waren. Die Atropindosierung betrug 0,15 mg bei einem Körpergewicht bis zu 10 kg und 0,2 mg bei einem Körpergewicht über 10 kg. Der Vergleich (Abb. 1) zeigt keinen überzeugenden Unterschied. Zwar traten in wenigen Fällen während der Katheterisierung sehr hohe Frequenzen auf (Abb. 1), jedoch steht dem eine annähernd gleiche Zahl mit sehr niedrigen Frequenzen, trotz Atropin-Applikation, gegenüber (Abb. 1). Es ist also sehr unwahrschein-

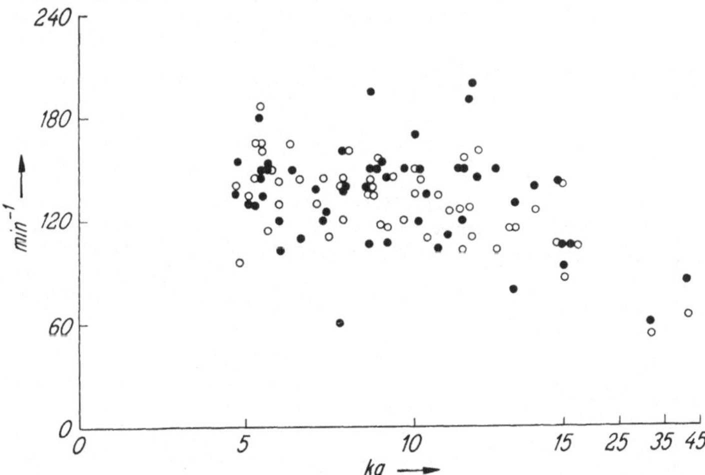

Abb. 1. Herzschlagfrequenz bei Kindern während Herzkatheteruntersuchung in Narkose nach Prämedikation mit Atropin gegenüber Kontrollbefunden am wachen, nicht sedierten Kind. – Atropindosierung: 0,15 mg bis 10 kg Körpergew., 0,2 mg über 10 kg Körpergew. $n = 52$, ● = Narkose, ○ = Kontrolle.

lich, daß Atropin für das Auftreten von Tachykardien allein verantwortlich ist. Andererseits besteht aber auch der Eindruck, daß gerade herzkranke Kinder sehr leicht auf parasympathische Reize reagieren. Wir beobachteten mehrfach ausgeprägte Sinusbradykardien nach Barbituratinjektionen (Abb. 2). Angesichts des unmittelbaren zeitlichen Zusammenhanges (Abb. 2) ist die Annahme einer reflektorischen Ursache naheliegend. Da also von Belladonna-Derivaten kaum ein Schaden, im Zweifelsfalle jedoch eher ein Nutzen zu erwarten ist, scheint es empfehlenswert, auch vor Herzkatheter-Untersuchungen Atropin oder ein Äquivalent routinemäßig zu applizieren.

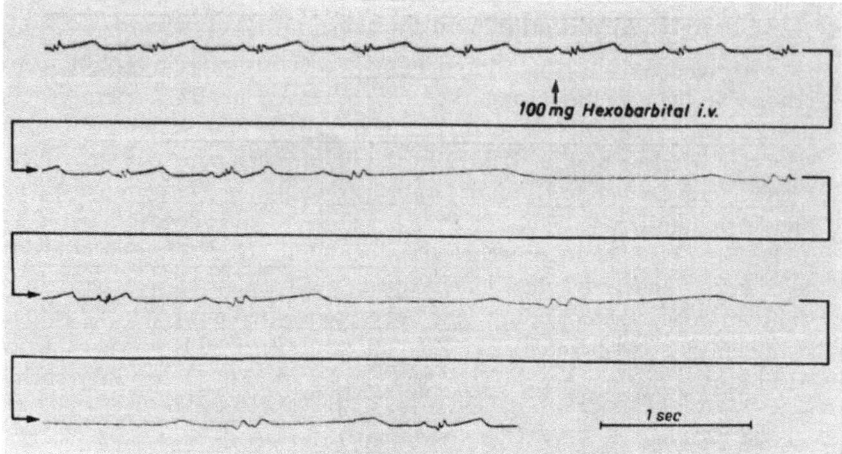

Abb. 2. B. W., $3^3/_4$ J., 13,1 kg, Fallot'sche Tetralogie – Sinusbradykardie nach i.v. Injektion von 100 mg Hexobarbital.

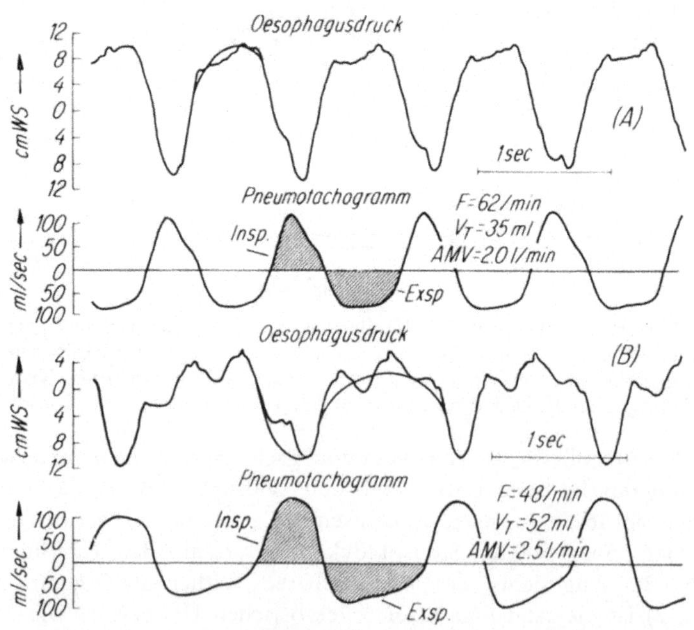

Abb. 3. M. W., 4 Mo., 6900 g – Maskennarkose, A: Spontanatmung bei Operationsbeginn, inspiratorischer Stridor, Oesophagusdruckamplitude ± 9,5 cmWS, Atemarbeit 0,156 mkp/l – B: Freiere Atmung nach Vertiefung der Narkose, Druckamplitude ± 6,0 cmWS, Arbeit 0,09 mkp/l.

2. Maskennarkose oder Intubation

Jedem Anaesthesisten ist die heftige Reaktion geläufig, die Säuglinge schon beim Aufsetzen einer Maske zeigen können. Selbst bei guter Sedierung und ausreichender Narkosetiefe tritt unter Umständen eine starke Hyperventilation auf (Abb. 3), die manchmal mit einem ausgeprägten inspiratorischen Stridor und daraus resultierend einer erheblichen Zunahme der Atemarbeit (Abb. 3) verbunden ist. Das kann, abgesehen von der unzweifelhaften Rückwirkung auf die Hämodynamik, vor allem bei cyanotischen Kindern zu ernsthaften Komplikationen führen.

Aber auch aus anderen als narkosetechnischen Gründen treten zuweilen im Verlauf der Untersuchung ischämische Reaktionen am Myokard auf (Abb. 4), die erfahrungsgemäß durch sofortige Beatmung mit reinem Sauerstoff in kürzester Frist rückbildungsfähig sind. Aus all diesen Gründen geben wir der Intubationsnarkose grundsätzlich den Vorzug, weil sie im allgemeinen eine gleichmäßigere und physiologischere Atmung als die Maskennarkose garantiert und im Falle von Schwierigkeiten ein sofortiges Einschreiten erlaubt.

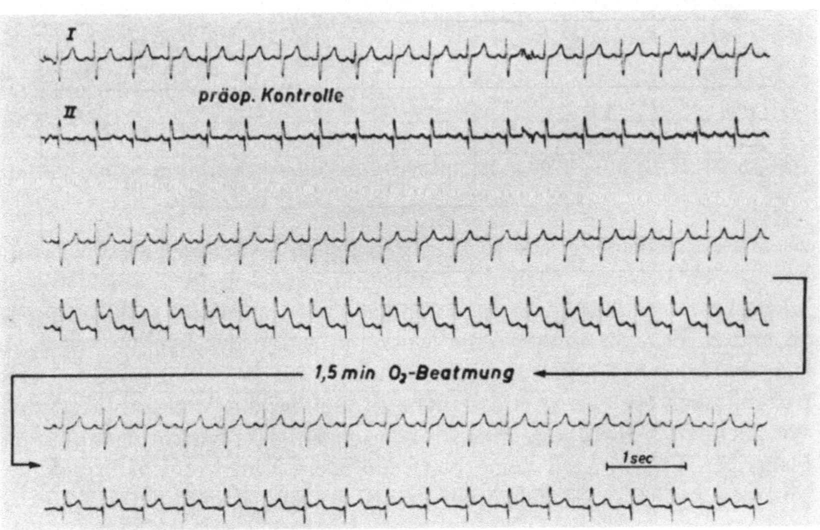

Abb. 4. K. H., 1 ½ J., 7420 g – Fallot'sche Tetralogie – ischämische Reaktion während Herzkatheterisierung.

3. Spontanatmung oder Beatmung

Hierfür läßt sich keine feste Regel geben. Daß die Spontanatmung im höchsten Grade unphysiologisch sein kann, wurde gezeigt (Abb. 3). Manchmal wird vor allem bei obstruktiven Ventilationsstörungen die Aufzeichnung intrakardialer Druckkurven durch die respirationsbedingten intrathorakalen Druckschwankungen wesentlich mehr entstellt, als das unter Beatmung der Fall ist (Abb. 5).

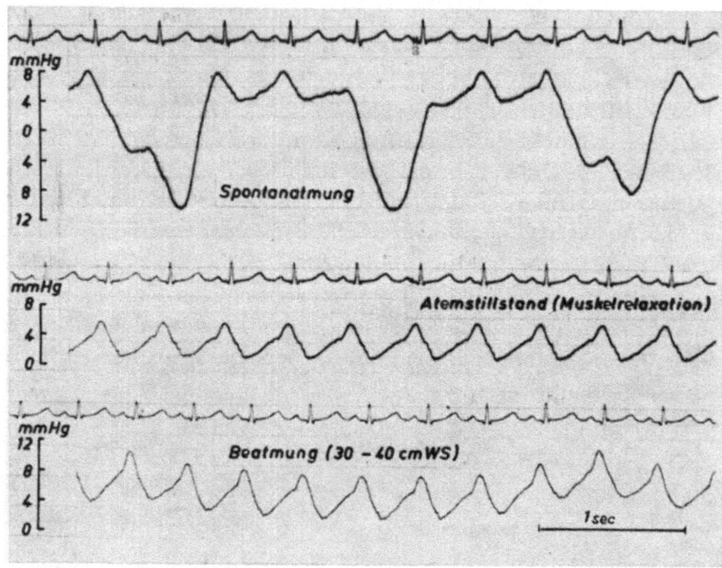

Abb. 5. M. H., 8 Mo., 7700 g. Fallot'sche Tetralogie – Druck im rechten Vorhof.

Diese Erscheinung ist aber nicht regelmäßig zu beobachten. Insgesamt hat es sich bewährt, nach der Intubation zunächst die Spontanatmung wiederkehren zu lassen, um dann von Fall zu Fall über eine evtl. Beatmung zu entscheiden, die immer ohne Muskelrelaxation durchgeführt wird, da sich die Säuglinge erfahrungsgemäß sofort dem Beatmungsrhythmus anpassen. Auch für eine grundsätzliche Beatmung zur Angiokardiographie, vor allem als Vorbeugung von Bronchospasmen [1] besteht nach unseren bisherigen Erfahrungen keine Notwendigkeit. Eine vergleichbare Komplikation trat unter 50 Fällen nur einmal auf und konnte durch sofortige vorübergehende Sauerstoffbeatmung rasch behoben werden.

Unser Vorgehen an der Anaesthesieabteilung der Chirurgischen Universitäts-Klinik Heidelberg sei wie folgt zusammengefaßt:

1. Prämedikation:

   0,15 mg Atropin bis zu einem Körpergewicht von 10 kg und 0,2 mg Atropin bei einem Körpergewicht über 10 kg.

Bei cyanotischen Kindern keine Sedativa oder Analgetica. Bei nichtcyanotischen Kindern evtl. 1 mg Dolantin/kg Körpergewicht.

2. Narkoseeinleitung:
   Bei nicht-cyanotischen Kindern Inhalation von Lachgas-Sauerstoff und 2–4 Vol.-% Halothan oder Injektion von Hexobarbital.
   Bei cyanotischen Kindern Injektion von Hexobarbital nach vorheriger Sauerstoffinhalation für 3–4 min.
3. Narkoseführung:
   In allen Fällen unmittelbar nach Narkoseeinleitung Intubation unter Muskelrelaxation mit Succinylbischolin (1 mg/kg KG.).

Danach fakultative Spontanatmung mit Lachgas-Sauerstoff und Zugabe von 0,3–1 Vol.-% Halothane.

Bei schwer-cyanotischen Kindern oder bei nachgewiesenen obstruktiven oder restriktiven Ventilationsstörungen dagegen kontrollierte Beatmung, Vermeidung von Halothan und gegebenenfalls Aufrechterhaltung des Schlafes durch Nachinjektion von Hexobarbital.

Summary

At the Department of Anaesthesia, University of Heidelberg, Germany, the anaesthetic management for cardiac catheterization of infants and children is as follows: 1. Premedication: Atropin 0.15 mg if body weight is less than 10 kg, Atropin 0.2 mg if body weight is more than 10 kg. No additional sedatives or analgesics if the children are cyanotic. In non-cyanotic children 1 mg Meperidine per kg body weight is permissible. 2. Induction: In non-cyanotic children injection of a short-acting barbiturate (Hexobarbital) or inhalation of nitrous oxide-oxygen and Halothane 2–4 vol% additionally. In cyanotic children induction with hexobarbital after inhalation of oxygen for three to four min. 3. Maintenance: All cases are intubated immediately after relaxation with succinylcholine (1 mg/kg body weight). Anaesthesia is then maintained with nitrous oxide-oxygen (3:1) and Halothane 0.3 to 1.0 vol% with the patients breathing spontaneously. In very cyanotic patients, especially those with obstructive or restrictive ventilatory impairment, however, controlled ventilation is used. In such cases Halothane is avoided and small doses of hexobarbital are repeated, if necessary.

Literatur

[1] Hay, J. D., and G. J. Rees: Types of congenital heart disease and their investigation, in Evans, F. T., and T. C. Gray: General Anaesthesia, Vol. II. London: Butterworths 1965.

[2] Norris, W.: Cardiac catheterization and the anaesthetist. Brit. J. Anaesth. **34**, 269, 1962.

II. Panel-Diskussion

Leitung:

Prof. Dr. med. O. H. JUST, Vorstand der Anaesthesie-Abteilung, Chirurgische Universitäts-Klink Heidelberg

Teilnehmer:

Prof. Dr. med. H. G. LASCH, Medizinische Universitätskliniken Gießen

Dr. med. H. LUTZ, Anaesthesieabteilung der Chirurgischen Universitäts-Klinik Heidelberg

Dr. med. K. G. PULVER, Abteilung für Anaesthesiologie der Universität Düsseldorf

Dr. med. H. STOECKEL, Anaesthesieabteilung der Chirurgischen Universitäts-Klinik Heidelberg

Privatdozent Dr. med. J. VOLLMAR, Chirurgische Universitäts-Klinik Heidelberg

Dr. med. L. H. WIDMER, Medizinische und Chirurgische Universitätskliniken Basel, Schweiz

Einleitung

O. H. JUST:

Operative Eingriffe an den verschiedenen Abschnitten des Gefäßsystems werden heute in zunehmendem Maße durchgeführt. Es ergibt sich daraus für den Anaesthesisten die Notwendigkeit und Verpflichtung, sich mit der allgemeinen und speziellen anaesthesiologischen Problematik dieser Operationen vertraut zu machen. Wir wollen deshalb diesen Gesamtkomplex auch ziemlich umfassend besprechen und Besonderheiten aus chirurgischer, internistischer und anaesthesiologischer Sicht aufzeigen.

Eine Übersicht der heute möglichen vaskulären Eingriffe wird Herr Priv.-Doz. Dr. VOLLMAR geben.

Die gefäßchirurgischen Eingriffe und ihre gemeinsame Problematik

Von **J. Vollmar**

Aus der Chirurgischen Universitäts-Klinik Heidelberg
(Direktor: Prof. Dr. F. Linder)

Für die Wiederherstellung krankhaft veränderter oder verletzter Gefäßabschnitte kommen grundsätzlich *drei Methoden* in Betracht (Abb. 1):

1. Das *direkte Nahtverfahren.*
2. Die *Transplantatrekonstruktion* in Form der Exstirpation mit Überbrückungstransplantat oder in Form des Umgehungs- oder Bypass-Transplantates.
3. Die *desobliterativen Eingriffe* in Form der *Embolektomie* oder in Form der *Ausschälplastik* (Thrombendarteriektomie). Die Gefäßinnenschicht wird hierbei mitentfernt.

Für das Arteriensystem bestehen 7 *Hauptindikationen:*

1. Kongenitale Gefäßmißbildungen;
2. Verletzungen;
3. Chronische Arterienverschlüsse (arterielle Verschlußkrankheiten);
4. Akute (embolische) Arterienverschlüsse;
5. Aneurysmen;
6. A.V.-Fisteln;
7. Arterienresektionen im Rahmen von Geschwulstoperationen.

Rund $^3/_4$ aller rekonstruktiven Gefäßeingriffe werden heute wegen arterieller Verschlußkrankheiten durchgeführt (Tab. 1). An zweiter Stelle folgen akute embolische Arterienverschlüsse.

Tabelle 1. *Indikationen zu gefäßchirurgischen Eingriffen bei 216 Patienten (Jahresstatistik 1964, Chirurgische Universitäts-Klinik Heidelberg)*

Total	Art. Verschlußkrankheiten	Art. Embolie	Aneurysmen	AV.-Fisteln	Art. Verletzung
216	160	30	13	8	3
100 %	74 %	14 %	6 %	4 %	2 %

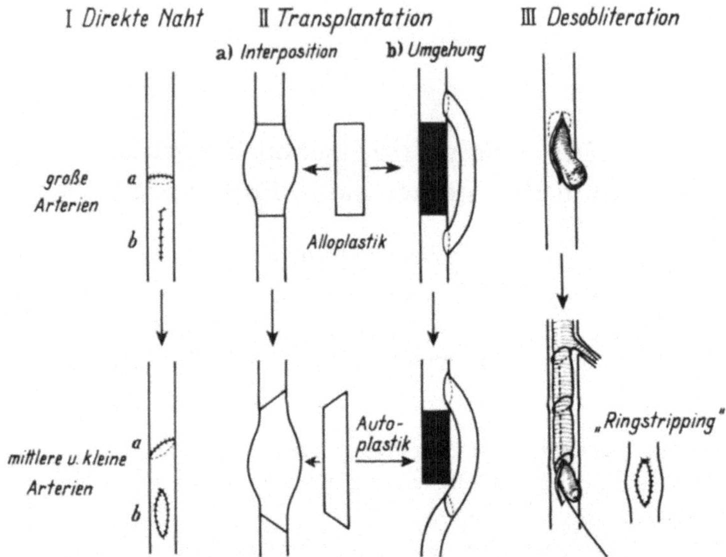

Abb. 1. Gegenüberstellung der verschiedenen Rekonstruktionsprinzipien an großen Arterien (obere Reihe) und mittleren bis kleinen Arterien (untere Reihe). Für letztere gilt *I: direkte Naht* a) angeschrägte End-zu-End Naht; b) Längsinzisionen werden zur Vermeidung einer Stenose durch ein Streifentransplantat (Patch) geschlossen; *II: Rekonstruktion durch Gefäßtransplantate:* a) nach Exstirpation des geschädigten Gefäßsegmentes erfolgt die Überbrückung des resultierenden Gefäßdefektes durch ein Transplantat (große Arterien: Alloplastik; kleine Arterien: autoplastisches Venentransplantat mit angeschrägten End-zu-End Anastomosen); b) Umgehungs- oder Bypass-Operation. An kleinen Arterien erfolgt der distale Anschluß zweckmäßigerweise angeschrägt End-zu-End; *III: Desobliteration:* Embolektomie (direkte oder indirekte intraluminale Desobliteration); Ausschäloperation (Thrombendarteriektomie). Sie sollte grundsätzlich von Gefäßgabel zu Gefäßgabel erfolgen (offen oder halbgeschlossen durch Ringstripping). Der Verschluß der Arteriotomie erfolgt an kleinkalibrigen Arterien durch ein Streifentransplantat.

Unter den *kongenitalen Gefäßanomalien* nimmt die Coarctatio aortae einen dominierenden Platz ein. Die Beseitigung der Gefäßenge kann in rund 90% der Fälle durch eine Kontinuitätsresektion mit direkter End-zu-End-Vereinigung der Aortenstümpfe erfolgen. Eine langstreckige Stenose macht ein Überbrückungstransplantat notwendig. In den letzten Jahren hat die indirekte Isthmusplastik nach Vossschulte, d. h. Längsspaltung des stenosierten Aortenabschnittes und die Erweiterung durch ein ovalär zugeschnittenes Streifentransplantat, wachsende Bedeutung erlangt. Die Abklemmung des stenosierten Aortensegmentes wird bei diesen Eingriffen dank des in der Regel gut entwickelten Kollateralkreislaufes meist anstandslos über 1 bis 2 Std toleriert. Anaesthesiologisch bedeutungsvoll ist der bei querer

Abklemmung der Aorta (zentral der linken A. subclavia) resultierende, manchmal erhebliche Druckanstieg im Aortenbogen und den supraaortischen Ästen, andererseits der plötzliche Druckabfall nach Freigabe des Blutstromes in die untere Körperhälfte.

Diesem hämodynamischen Phasenwechsel muß der Anaesthesist gewappnet gegenüberstehen, besonders wenn die Operation im Spätstadium, d. h. jenseits des 30. Lebensjahres erfolgt. Beim „Clamping" besteht hier die Gefahr des plötzlichen Linksherzversagens, der Aortenruptur oder der Auslösung einer intrazerebralen Blutung, beim „Declamping" die Gefahr einer ischämischen Hirnerweichung, bzw. eines Herzinfarktes durch den Blutdruckabfall. Die Konsequenz lautet: kein Blutersatz bei der Thoraxeröffnung und Aortenfreilegung; Blutdrucksenkung während der Strombahnunterbrechung evtl. durch temporären Blutentzug; Volumenersatz erst bei Freigabe des Blutstromes, der gegebenenfalls schrittweise zu erfolgen hat.

Einige kurze Bemerkungen zur *arteriellen Embolie*. Die chirurgische Desobliteration der verlegten Strombahn ist immer dann anzustreben, wenn es sich um die Verlegung einer Hauptarterie zentral der Ellenbeuge und des Kniegelenkes handelt, oder wenn ein Verschluß lebenswichtiger Organarterien, wie der Mesenterica superior oder der Karotiden vorliegt. Die Einführung der modernen Fibrinolytika hat an dieser chirurgischen Indikationsstellung bislang nichts zu ändern vermocht.

Wie soll man operieren? Da die Kranken meist im Schock oder im Stadium der Herzinsuffizienz sind, soll der Eingriff so klein und so kurz als möglich gehalten werden. Die *indirekten Desobliterationsverfahren* stellen in dieser Hinsicht einen wesentlichen Fortschritt dar. Das *Prinzip* ist folgendes (Abb. 2): Eröffnung einer leicht und rasch zugänglichen Arterie

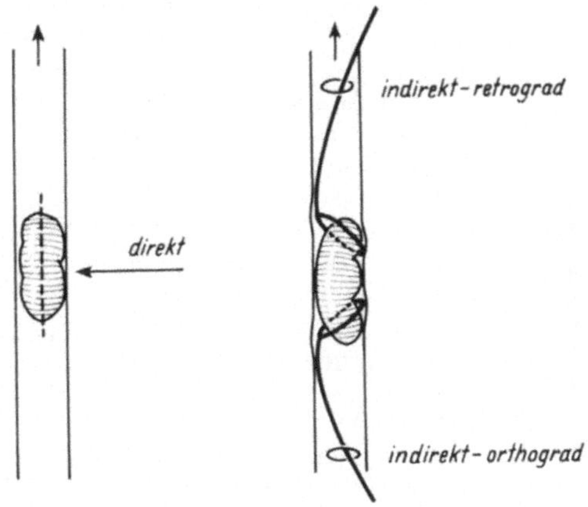

Abb. 2. Prinzipien der intraluminalen Desobliteration. a) Direkte Embolektomie (Eröffnung der Arterie am Orte des Verschlusses); b) indirekte Fernembolektomie: Eröffnung der Arterie vor oder hinter dem Gefäßverschluß mit retrograder oder orthograder instrumenteller Ausräumung der Gefäßbahn.

vor oder hinter dem Verschluß. Von hier aus Einführung eines ringförmigen Abstreifinstrumentes, mit dessen Hilfe Embolus und Schwanzgerinnsel ausgestreift werden. Als Alternativverfahren kommt auch die Benutzung eines Ballon-Katheters (nach FOGARTY) in Frage. *Arteria subclavia* und Axillarisverschluß: retrogrades Ausstrippen von der Arteria brachialis aus. *Aortengabelverschluß:* retrograde Embolektomie von beiden Femoralarterien aus. Die belastende Eröffnung der Bauchhöhle läßt sich auf diese Weise vermeiden.

Seit Einführung der indirekten Ringdesobliteration sank die Letalität der Bifurkationsembolie von 55% auf 41%, die Amputationsquote von 40% auf 5,6%.

Die Lokalanaesthesie hat bei der Freilegung oberflächlicher Arterien, wie der A. femoralis communis oder der A. brachialis nach wie vor volle Existenzberechtigung. Eine *kausale Therapie* ist bei Kranken mit arteriellen Embolien erst dann erreicht, wenn es gelingt, in derselben Sitzung oder zu

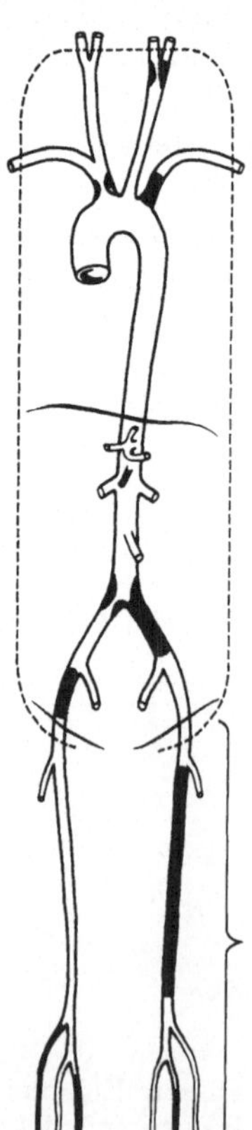

Zentrale Arterien:

segmentäre Verschlüsse dominieren;
Meist in der Einzahl auftretend!

Operative Korrektur:

in ca. 80% möglich.

Op.-Methoden:

supraaortische Äste Mesenterialarterien	Bypass Thrombendarteriektomie Resektion
terminale Aorta:	Thrombendarteriektomie Bypass

Periphere Arterien:

langstreckige Verschlüsse dominieren!
Meist in der Mehrzahl auftretend!

Operative Korrektur:

nur begrenzt möglich (in ca. 20–30% der Fälle)

Op.-Methoden:

Bypass

Abb. 3. Häufigste Verschlußlokalisationen bei arteriellen Verschlußkrankheiten.

einem späteren Zeitpunkt den Embolusstreuherd, z. B. einen Herzklappenfehler oder ein zentrales Aortenaneurysma, operativ zu korrigieren bzw. auszuschalten.

Die *chronischen Arterienverschlüsse* sind in 90% der Fälle arteriosklerotischen Ursprunges. Die wichtigsten Verschlußlokalisationen sind hier schematisch wiedergegeben (Abb. 3).

Verschlußprozesse der *supraaortischen Äste* betreffen in 50% der Fälle die Karotisgabel. Ihre große klinische Bedeutung beruht auf der Tatsache, daß rund 20–30% der zerebralen Durchblutungsstörungen durch chirurgisch korrigierbare Verschlußprozesse im extracraniellen Gefäßabschnitt hervorgerufen werden. Die rekonstruktiven Eingriffe an den supraaortischen Gefäßen haben in erster Linie prophylaktischen Charakter. Sie stellen heute die wirksamste Maßnahme zur Vermeidung eines ischämischen Hirninsultes dar. Eine optimale Indikation gibt die intermittierende Durchblutungsinsuffizienz des Gehirns, meist hervorgerufen durch eine Gefäßstenose. Die Korrektur erfolgt im Bereich der Karotisgabel durch eine *Ausschälplastik*, an den großen supraaortischen Ästen in erster Linie durch *Umgehungstransplantate*. Wegen der kurzen ischämischen Toleranzzeit des Gehirns muß bei der Strombahnunterbrechung an der Karotis von besonderen *protektiven Maßnahmen* Gebrauch gemacht werden (Tab. 2). Die früher bevorzugte Hypothermie wurde mittlerweile von den meisten Gefäßchirurgen zugunsten eines intraluminalen Shunts aufgegeben. Der Vorteil der Lokalanaesthesie, während des Eingriffes in Sprechverbindung mit dem Patienten zu stehen, wird durch den Nachteil aufgewogen, daß intraoperativ auftretende Komplikationen wie Krämpfe, Erbrechen, Blutung u. a. außerordentlich schwer zu beherrschen sind. Die Allgemeinbetäubung ist daher heute als Methode der Wahl anzusehen.

Tabelle 2. *Protektive Maßnahmen bei rekonstruktiven Eingriffen an der Carotis*

1. intraluminaler Shunt
2. Hypothermie (32–34° C)
3. induzierte Hypercarbie (Hypoventilation)
4. temporäre Hypertension ($pCO_2 \uparrow$; Arterenol i.v.)
5. hoher pO_2 (Cyclopropan-Narkose)

Als weitere Maßnahmen, die Gehirndurchblutung intraoperativ zu steigern, stellen die durch Hypoventilation erreichte CO_2-Anreicherung und die künstliche Anhebung des Blutdruckes dar. Bei Patienten in schlechtem Allgemeinzustand läßt sich in vielen Fällen eine transthorakale Freilegung der großen Aortenäste vermeiden, indem ein *extrathorakaler Bypass* angelegt wird, z. B. im Falle eines linksseitigen Subclaviaverschlusses von der li. A. carotis communis zur li. A. subclavia distal des Verschlusses.

Verschlußprozesse anderer lebenswichtiger Organarterien, z. B. der Coeliaca, Mesenterica superior und A. renalis lassen sich nach denselben Rekonstruktionsprinzipien mit einer beachtlichen Erfolgschance korrigieren.

Die *Verschlußprozesse im Becken und Oberschenkelabschnitt* sind heute am häufigsten Gegenstand gefäßchirurgischer Eingriffe. Bei der Indikationsstellung sollte man sich stets vor Augen halten, daß diese Eingriffe praktisch ausschließlich Gliedmaßen erhaltend, aber nicht lebensverlängernd sind. Beim Bifurkationsverschluß, ebenso bei bilateralen Beckenarterienverschlüssen ist der alloplastische Bifurkationsbypass als die Methode der Wahl anzusehen (Abb. 4). Die Ausschälplastik bleibt in erster Linie unilateralen Beckenarterienverschlüssen oder segmentären Verschlußprozessen der

Tabelle 3. *Wiederherstellungsoperationen im aorto-iliacalen Gefäßabschnitt (1959 bis 30. 6. 65)*

Art der Operation		Zahl der Op.	†	auswertbare Plastik	funktionstüchtig	Versager
Thrombendarteriektomie		31	1 (–)	30	29 (96,6 %)	1
Bypass (Alloplastik)	bilateral	172	11 (5)	156	147 + 5 ← (97,1 %)	8 × R:5 A:3
	unilateral	21	2 (–)	19	16 (80 %)	3 R:0 A:1
	unilateral bis Poplitea	13	2 (1)	10	4 + 1 ← (50 %)	6 R:1 A:2
Summe:		237	16 (6) 6,9 %	215	202 (94 %)	18 (8,4 %)

Stand: 30. 6. 65 (Reg.Nr. 1–647).
× jeweils Verschluß eines einzelnen Prothesenschenkels.
( ) Spättodesfälle nach Entlassung.
R erfolgreiche Rekonstruktionen.
A Amputation.

Aorta vorbehalten (Abb. 5). Durch beide Wiederherstellungsverfahren gelingt es, in rund 90% der Fälle die aorto-iliacale Strombahn langfristig offen zu halten (Tab. 3). Diese günstigen Behandlungsergebnisse müssen durch eine relativ hohe Operationsletalität, die zwischen 3 und 10% liegt, erkauft werden. Die Gefahrenmomente liegen bei der Operation dieser Kranken

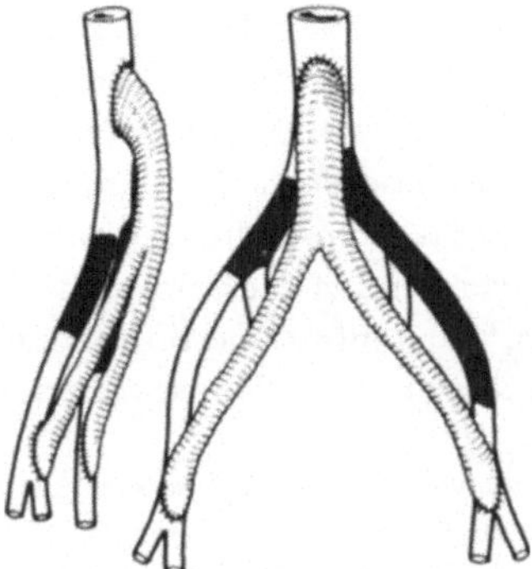

Abb. 4. Prinzip des aorto-femoralen Bifurkationsbypass bei bilateralen Beckenarterienverschlüssen. Der zentrale Anschluß erfolgt entweder End-zu-Seit oder End-zu-End.

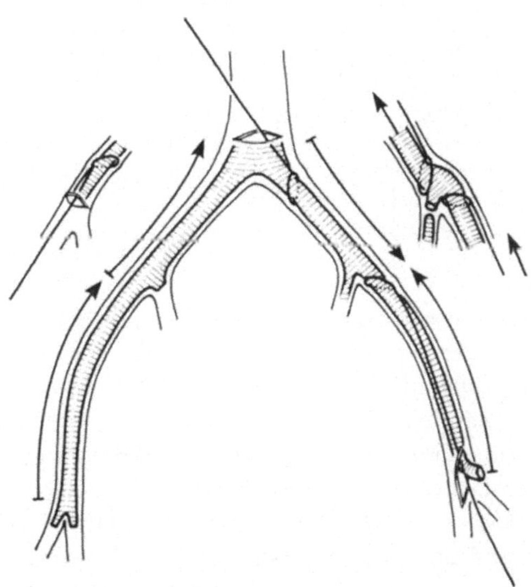

Abb. 5. Prinzipien der Ausschälplastik im aorto-iliacalen Gefäßabschnitt. Hauptindikationen sind unilaterale kurz- oder langstreckige Beckenarterienverschlüsse oder lokalisierte Verschlußprozesse im Bereich der Aortengabel. Die Ausschälung erfolgt grundsätzlich von Gabel zu Gabel. Iliaca externa: retrograd von der Femoralis communis aus; Iliaca communis: orthograd von der Aortengabel aus; Iliaca communis et externa: von 2 Arteriotomien in der Femoralis communis und Aorta aus. Die in Mit- und Gegenstromrichtung eingeführten Ringe treffen sich an der Iliacagabel. Durch weitere Hochführung des unteren Ringes gelingt es, die Intimamanschette aus der Iliacagabel auszureißen und den gesamten Intimazylinder meist an einem Stück durch die beiden Arteriotomien zu entfernen.

in erster Linie in konkomittierenden Begleiterkrankungen (Tab. 4): Hypertension, Koronarinsuffizienz; zerebrale Durchblutungsstörungen; Fettsucht; Diabetes; Lungenemphysem mit respiratorischer Insuffizienz.

Der Myokardinfarkt ist Todesursache Nummer 1. Patienten mit mehreren der genannten Risikofaktoren sollten von einer aorto-iliacalen Gefäßplastik ausgeschlossen werden. Bei der Durchführung des Eingriffes kommt es wesentlich darauf an, jeden intra- und postoperativen Blutdruckabfall zu vermeiden. Bei Verwendung poröser Kunststoffarterien ist eine präoperative

Tabelle 4. *Häufigkeit konkomittierender Begleiterkrankungen bei chirurgisch korrigierbaren arteriosklerotischen Gefäßprozessen* *(nach* Keats *u.* Jackson, *Clinical Anaesthesia 2, 48–70, 1963).*

Chirurgische Gefäßläsion	Hypertension	Herzerkrankung	Verschlüsse in anderen Hauptarterien	Aneurysmen (Aorta; iliaca; femoro-popliteal)	Nierenerkrankung
Karotisstenosen	40 %	30 %	7 %		
Verschlüsse der Ao.-bogenäste	35 %	37 %	58 %	6 %	
periphere Aneurysmen	40 %	51 %		55 %	
abdom. Aneurysmen	57 %	40 %			48 %
aorto-iliacale Verschlüsse	43 %	52 %			30 %
femoro-popl. Verschlüsse	45 %	38 %			53 %

Überprüfung des Gerinnungssystems eine Conditio sine qua non. Das Operationsrisiko steht bei allen Arteriosklerotikern in direkter Beziehung zur Zeitdauer der Operation. Der flinke Operateur wird immer der erfolgreichere sein. Es wäre ein Trugschluß zu glauben, daß eine lange Operationszeit durch ein schonendes Anaesthesieverfahren wettgemacht würde.

Wesentlich einfacher liegen die Verhältnisse bei der Korrektur *femoropoplitealer Verschlüsse.* Als Wiederherstellungsverfahren stehen heute die Ausschälplastik und die Umgehungsoperation mit autoplastischen Venentransplantaten ganz im Vordergrund (Abb. 6a und b). Kunststoffarterien haben als Gefäßersatz unterhalb des Leistenbandes praktisch keine Existenzberechtigung mehr: nach 3–5 Jahren sind 40–50% dieser Transplantate thrombosiert mit einer sekundären Amputationsquote von über 30%. Nach Ausschälplastik und Venen-Bypass sind dagegen: nach 5 Jahren noch 70 bis 80% der Gefäße offen (Tab. 5). Die Operationsletalität liegt unter 2%. Die hämodynamischen Rückwirkungen der Blutstromunterbrechung während des operativen Eingriffes sind in der Gliedmaßenperipherie außerordentlich gering und stellen anaesthesiologisch kein Problem dar.

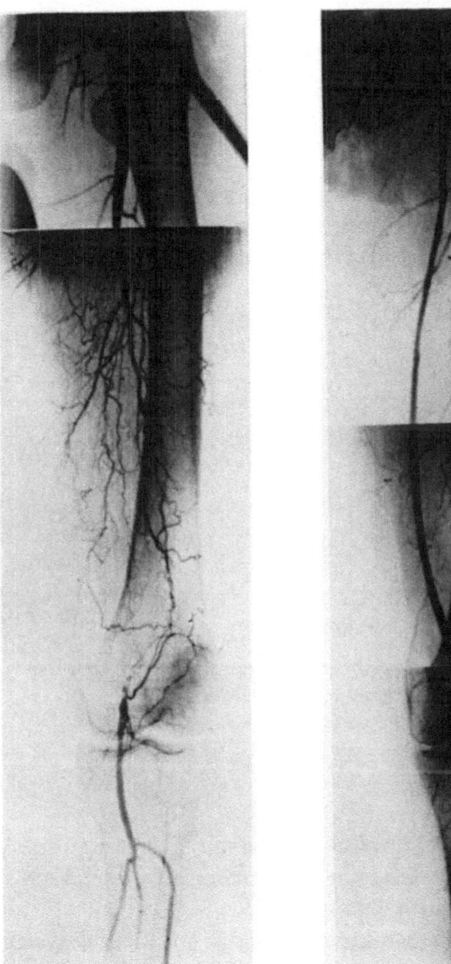

Abb. 6a u. b. Langstreckiger Verschluß der linken A. femoralis superficialis und der Anfangsstrecke der A. poplitea. Stadium II (Claudicatio intermittens; Gehstrecke 50 m). Eine Ausschälplastik führte nach 14 Mon. zu einem Rezidivverschluß. Für die Nachkorrektur fand ein femoro-poplitealer Bypass unter Benutzung der gleichseitigen Vena saphena magna (reziproke Insertion) Anwendung. Postoperativ: unbegrenzte Gehstrecke.

Zusammenfassend läßt sich feststellen:

1. Die arteriellen Verschlußkrankheiten stellen den Hauptgegenstand gefäßchirurgischer Eingriffe dar. Ihre Gefährlichkeit hängt in erster Linie von der Existenz konkomittierender Risikofaktoren ab. An erster Stelle ist hier eine koronare Herzbeteiligung zu nennen. Kritische Auswahl der

Tabelle 5. *Wiederherstellungsoperationen im femoro-poplitealen Gefäßabschnitt (1959 bis 30. 6. 65)*

Art der Operationen			Zahl der Op.	†	Auswertbare Plastik	Funktionstüchtig	Versager
Thrombend-Arteriektomie		offen	23		23	18 + 1 ← (82,6 %)	R:1 5 A:∅
		halb-geschl.	173	2 (1)	170	151 + 4 ← (85 %)	R:4 19 A:∅
Bypass	kurz	Allopl.	59	— (4)	54	30 + 7 ← (68,5 %)	R:7 24 A:4
		Vene	—	—	—	—	—
	lang	Allopl.	35	— (4)	31	8 + 1 ← (29 %)	R:1 23 A:11
		Vene	5	—	5	5 (100 %)	—
Resektionen			8	—	8	6	R:∅ 2 A:∅
Summe:			303	2 (9)	291	231 (79,3 %)	73

( ) Spättodesfälle nach Entlassung.
R Erfolgreiche Rekonstruktionen.
A Amputationen.

Patienten, kurze Operationszeiten und die Erhaltung stabiler Kreislaufverhältnisse durch den Anaesthesisten stellen bei diesen Kranken die Angelpunkte des chirurgischen Erfolges dar.

2. Die meisten rekonstruktiven Eingriffe am Arteriensystem machen eine temporäre Blutstromunterbrechung und hierdurch bedingte Änderungen der Hämodynamik nötig. Das „Clamping" erfordert die Berücksichtigung der ischämischen Toleranzzeit des Versorgungsgebietes. An der thorakalen Aorta kommt die Gefahr der akuten Linksüberlastung hinzu. Die hämodynamischen Rückwirkungen der Strombahnfreigabe sind bei peripheren Rekonstruktionen an den Gliedmaßenarterien meist geringfügig, sie gewinnen aber wachsende Bedeutung je weiter herzwärts die Strombahn unterbrochen wird. Die Gefahren des *Clamping* und *Declamping* lassen sich chirurgisch und anaesthesiologisch heute wirksam steuern und unter Kontrolle halten.

Wohl kein Gebiet der operativen Medizin führt uns die Notwendigkeit einer engen Zusammenarbeit von Operateur und Anaesthesist eindringlicher vor Augen, als gerade das der rekonstruktiven Gefäßchirurgie.

Summary

Correction of occlusive arterial disease is the main object of reconstructive vascular surgery. The risks involved in vascular surgery depend mainly on other coexisting complicating factors such as obesity, coronary heart disease and diabetes. Of these complications coronary heart disease is the most dangerous. Careful selection of patients, avoidance of prolonged operations and maintenance of stable circulatory conditions by the anaesthetist are the most important factors for surgical success. In most reconstructive arterial operations it is necessaty to interrupt the bloodflow temporarily, thereby causing hemodynamic changes. This clamping necessitates close attention to the ischemic tolerance time of the deprived area. In clamping the thoracic aorta there is the added danger of left heart overloading. Only minor hemodynamic effects are to be expected in reconstruction of peripheral arteries. The hemodynamic changes are of steadily increasing importance the closer to the heart the occlusion clamp has to be applied. Both, surgeon and anaesthetist are in a position to day to keep the dangers of clamping and release within safe limits. In fact, this type of surgery is a good example for the need of a close cooperation between surgeon and anaesthetist.

Literatur

CANNON, J. A., and W. F. BARKER: Successful management of obstructive femoral arteriosclerosis by endarterectomy. Surgery **38**, 48 (1955).

CANNON, J. A., W. F. BARKER and J. G. KAWAKMI: Femoral popliteal endarterectomy in treatment of obliterative atherosclerotic disease. Surgery **43**, 76 (1955).

DE BAKEY, M. E., and D. A. COOLEY: Surgical considerations of acquired diseases of the aorta. Ann. Surg. **139**, 763 (1954).

— —, E. S. CRAWFORD, and G. C. MORRIS (jr.): Clinical application of a new flexible knitted dacron arterial substitute. Amer. Surg. **24**, 862 (1958).

—, E. S. CRAWFORD, D. A. COOLEY, and G. C. MORRIS (jr.): Surgical considerations of occlusive disease of the abdominal aorta and iliac and femoral arteries: analysis of 803 cases. Ann. Surg. **148**, 306 (1958).

EDWARDS, W. ST., and C. LYONS: Problems in Surgery of occlusive disease of the aorta and iliac arteries. Ann. Surg. **149**, 675 (1959).

HARDIN, C. A.: Survival and complications in 134 surgically treated cases of aorto-iliac thrombosis. Surgery, S. Louis **55**, 617 (1964).

HESS, H., J. KUNLIN, H. MITTELMEIER, L. SCHLICHT u. B. STAMPFL: Die obliterierenden Gefäßerkrankungen. München-Berlin: Urban & Schwarzenberg 1959.

LINDER, F., J. VOLLMAR u. W. SCHMITZ: Klinische Erfahrungen bei 350 alloplastischen Gefäßersatzoperationen. Dtsch. med. Wschr. **88**, 766 (1963).

RATSCHOW, M.: Angiologie. Stuttgart: Thieme 1959.

RAU, G., R. GIESSLER u. G. HEBERER: Operationsindikation und chirurgische Behandlung chronischer arterieller Durchblutungsstörungen. Internist **6**, 216 (1965).

Rob, C. G. u. J. Vollmar: Die Chirurgie der Bauchaorta. Erg. Chir. **42**, 569 (1958).

Vollmar, J.: Rekonstruktive Eingriffe bei Verschlußprozessen an lebenswichtigen Organarterien. Münch. med. Wschr. **106**, 603 (1964).

—, u. K. Laubach: Die chirurgische Behandlung der arteriellen Embolie. Münch. med. Wschr. **107**, 756 (1965).

—, R. Kratzert u. H. J. Meissner: Die chirurgische Behandlung der chronischen Arterienverschlüsse im femoro-poplitealen Abschnitt. Langenbeck's Arch. klin. Chir. **302**, 588 (1963).

Aufgaben des Internisten in der Gefäßchirurgie

Einleitung von O. H. Just

Für uns sind 2 Gruppen von Patienten besonders interessant: Einmal Patienten mit angeborenen Gefäßanomalien, welche vor allem in den ersten beiden Lebensjahrzehnten operiert werden und zum anderen die Kranken mit erworbenen Gefäßleiden, die erst im höheren Lebensalter – etwa nach dem 5. Lebensjahrzehnt – zur Operation kommen.

Die letztgenannte Gruppe stellt das Hauptkontingent des Gesamt-Operationsgutes dar. Damit wird auch offensichtlich, daß die Problematik dieser Eingriffe nicht auf das Gefäßsystem beschränkt bleibt. Sie dehnt sich – entsprechend dem Allgemeinzustand dieser Patienten – auf fast alle Organe des Körpers aus. Das Herz-Kreislauf-System und die Atmungsorgane stehen dabei im Vordergrund. Darüber wird von internistischer Seite Herr Priv.-Doz. Dr. Widmer berichten und speziell die Frage einer entsprechenden kardialen Operationsvorbereitung behandeln.

Aufgaben des Internisten in der Gefäßchirurgie

Von **L. K. Widmer**

Leiter der Angiologischen Station
der Medizinischen und Chirurgischen Universitätskliniken Basel

Ich beschränke mich auf *Wahl-Operationen chronischer Verschlüsse* von Aorta, Arterien des Beckens, der oberen und unteren Extremität. Beim Notfall-Eingriff (Aneurysma-Ruptur, akuter Arterienverschluß), zum Teil auch bei dringlichen Operationen (Wiederherstellung der Strombahn bei akralen Läsionen) bleibt meist wenig Zeit zu medizinischer Abklärung; die Situation ist meist vielschichtig, so daß in einem kurzen Diskussionsvotum kaum allgemein gültige Aussagen gemacht werden können. Bei der Wahl-Operation hingegen, z. B. der Thrombendarteriektomie mit dem Ziel, eine intermittierende Dysbasie zu beheben, oder bei der Sympathektomie – ist die internistische Vor- und Mitarbeit nicht nur wünschbar, sondern unbedingt erforderlich. Sie fundiert den Entscheid zu operativem oder konservativem Vorgehen, schützt vor intra-operativen Überraschungen und weist Richtung für die Nachbehandlung.

Ich werde versuchen, diese Behauptungen zu belegen anhand der Untersuchung von 6400 Berufstätigen der Basler Studie [1] und von 1247 Kranken, die wegen Gliedmaßenarterien-Verschluß (GAV) auf der angiologischen Abteilung der Medizinischen Universitätsklinik Basel hospitalisiert waren.

1. Abklärung

Eine internistische Abklärung ist notwendig, weil viele GAV-Kranke einerseits an Stoffwechselstörungen und andererseits an koronarer Herzkrankheit leiden. Deren Vorliegen und Grad beeinflußt sowohl Entscheid und Vorbereitung zur Operation, als auch Nachbehandlung. Der *Diabetes mellitus*, eine der häufigsten Stoffwechselstörungen, betraf 32% der männlichen und 84% unserer weiblichen GAV-Kranken. Nicht viel seltener fand sich die *Hyperlipidämie*, meist als Neutralfett-Erhöhung: bei mehr als $^1/_3$ unserer 45–64jährigen GAV-Patienten gegenüber nur $^1/_6$ der gleichaltrigen Berufstätigen ohne GAV. Im Gegensatz zur früheren Annahme, Alters- und Geschlechtsverteilung von *koronarer Herzkrankheit* und GAV seien wesentlich verschieden, zeigten unsere Untersuchungen, daß beide parallel gehen: beide bevorzugen das männliche Geschlecht (1,7 Männer gegenüber 1 Frau) und haben eine weitgehend gleiche Altersverteilung [1]. GAV-Kranke haben häufig eine koronare Herzkrankheit [2], ebenso findet sich die Claudicatio intermittens bei koronaren Herzkranken gehäuft [3].

Aus diesen Gründen hospitalisieren wir die meisten GAV-Kranken vorerst auf der angiologischen Abteilung der Medizinischen Universitätsklinik für ein check-up [4], Untersuchung auf Risikofaktoren [5] und Durchblutungsmessungen [6], welche gestatten, die operativ erreichte Durchblutungsänderung quantitativ zu belegen. Im Verlaufe von 5–8 Tagen fällt die Entscheidung, ob eine Operation indiziert ist auf Grund von (a) Verschlußlokalisation und Ausdehnung (b) Grad der Haut-Durchblutungsstörung (c) sozialer Behinderung durch Beschwerden und (d) Allgemeinzustand.

2. Operationsvorbereitung

Die von Prof. Just geforderte Untersuchung von Lungen, Herz und Stoffwechsel, bieten bei Patienten mit degenerativen Arterienverschlüssen folgende Besonderheiten:

Lunge: die Folgen nicht diagnostizierter, bzw. unbehandelter Bronchitis auf den postoperativen Verlauf sind wohlbekannt. Bei den GAV-Kranken findet sich die chronische Bronchitis gehäuft, weil viele Verschlußkranke starke Raucher sind. In unserem Kollektiv rauchten 97% der Männer mit GAV gegenüber nur 72% derjenigen ohne GAV. Die Verschlußkranken rauchten im Durchschnitt 14,6, die Gesunden hingegen nur 7,4 Zigaretten pro Tag. Bestimmung von Vitalkapazität, Ein-Sekunden-Ausatmungswert und Behandlung der chronischen Bronchitis mit Atemgymnastik (u. U. Überdruck), Antibiotika, Nikotinabstinenz sind bei intraabdominellen Eingriffen von besonderer Bedeutung.

Herz: Bei der Wahl-Operation ist zu bedenken, daß auch die Koronararterien häufig Stenosen aufweisen und bei Blutdruckabfall von 20–30 mmHg der Durchfluß u. U. um mehr als 50% sinkt mit den Folgen: Anurie, Hemiparese, Zerebral- oder Mesenterial-Infarkt. Ein genügender Betriebsdruck wird aufrechterhalten durch ein auch unter den besonderen Bedingungen der Operation suffizientes Herz und eine genügende Füllung von Herz und Gefäßen. Nur Belastungsproben gestatten, latente Herzinsuffizienz oder

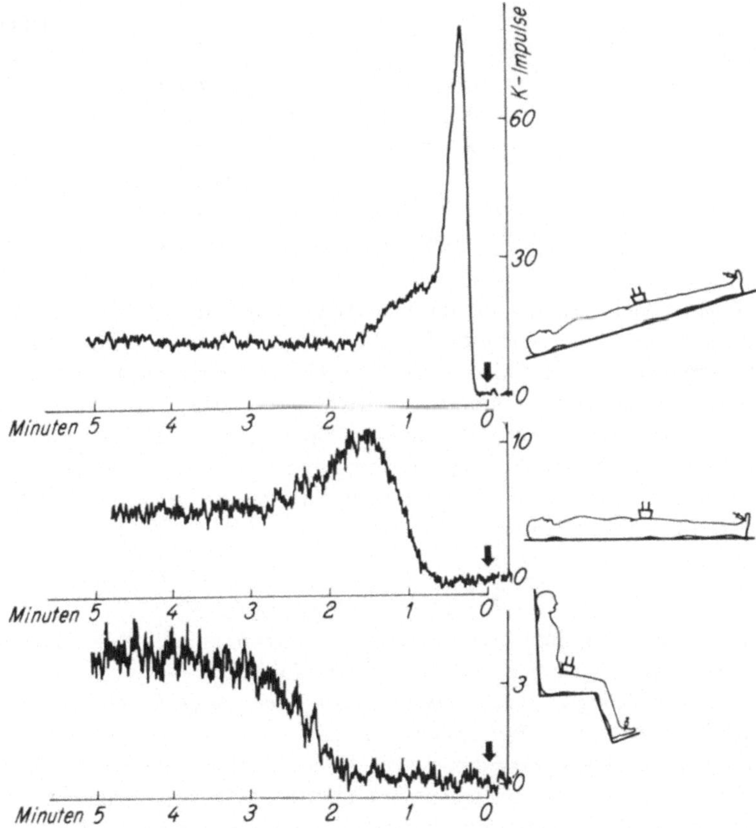

Thrombose-Prophylaxe durch Lagerung. 5 μCNa^{24} werden in eine Fußrückenvene injiziert (schwarzer Pfeil) und deren Erscheinen mit einem Szintillationsdetektor in der ipsilateralen Leistenbeuge registriert. Unten: in Fuß-Tieflage erreicht das injizierte Na^{24} die Leistenbeuge erst nach 2–4 min. Oben: Erhöhung des Bett-Fußendes führt zu einer starken Beschleunigung des venösen Rückstromes; Na^{24} erreicht die Leistenbeuge wenige Sekunden nach Injektion.

latente koronare Herzkrankheit zu erfassen – wie ja auch die Claudicatio intermittens erst unter Belastung auftritt. Bei manifest Herzinsuffizienten sind angezeigt: Digitalisierung, Ausschwemmung der Ödeme unter Kontrolle von Serum- und Urin-Elektrolyten. Präoperativ verabreicht man leicht steuerbare Pharmaka mit raschem Wirkungseintritt und kurzer Wirkungsdauer, bevorzugt parenteral; als Beispiel Strophosid $\frac{1}{4}$ mg i.v. Die Füllung des Gefäßsystems kann akut ungenügend werden, wenn – nach längerer Sperre – der Zufluß zu den unteren Extremitäten rasch freigegeben wird und Blut im stark erweiterten Stromgebiet versackt. Wie an diesem Tisch schon mehrfach bemerkt, läßt sich dies durch gute Zusammenarbeit zwischen Chirurg und Anaesthesist meist vermeiden.

Stoffwechsel: von besonderer Bedeutung ist der subklinische Diabetes, der sich bei GAV-Kranken häufig findet [7]. GAV-Kranke zeigen wegen erhöhter Nierenschwelle oft keine Glucosurie, trotzdem die Blutzuckerwerte den ganzen Tag um 200–250 mg% liegen. Da die Operation zur Dekompensation bis zum diabetischen Koma führen kann, gehören Kontrollen des *Blut*zuckers – im Zweifelsfall die Glucosebelastung [8] – mit zur Operationsvorbereitung. Selbstverständlich wird man bei größeren Operationen das leicht steuerbare Alt-Insulin den Depot-Insulinen vorziehen.

Venen: Nicht selten führt die Beeinträchtigung der arteriellen Zirkulation zu Rückwirkungen auf die Venen. Gelegentlich ist eine Phlebothrombose sogar das erste faßbare Zeichen eines Arterienverschlusses. Zur Operations-Vorbereitung gehören daher Schätzung des Thrombo-Embolie Risikos und entsprechende Prophylaxe. Hochlagerung des Bett-Fußendes um 10–15 cm und regelmäßige Bewegungen der Füße beschleunigen die Strömung in den Venen auf den doppelten Betrag des Ausgangswertes bei Fuß-Tieflage (siehe Abb.).

3. Nachbehandlung

Die Nachbehandlung richtet sich gegen thrombo-embolische Komplikationen, akrale Läsionen und die Grundkrankheit.

a) *Durch Langzeit-Antikoagulation lassen sich zusätzliche thrombotisch bedingte Verschlüsse zum Teil hintanhalten oder ganz vermeiden.* Nach Untersuchungen von Hess [9] sind vaskuläre Komplikationen bei Antikoagulierten 3mal seltener als bei nicht-Antikoagulierten. Wir antikoagulieren daher postoperativ alle Patienten mit degenerativen Verschlüssen mit Marcumar, sofern keine Hypertonie, hämorrhagische Diathese oder andere Gegenindikationen vorliegen, der Patient zuverlässig ist und Kontrollen in 2-wöchigen Abständen möglich sind. Von besonderer Bedeutung ist die Prophylaxe von Embolien, unter Umständen durch Elektrokonversion oder operative Korrektur von Vitien.

b) Die *Prophylaxe akraler Läsionen* ist von besonderer Wichtigkeit bei nur teilweiser Rekonstruktion und bei Diabetikern. Denn Ulcera, Nekrosen, Osteomyelitiden führen oft zu Amputation an Unter- oder Oberschenkel. Diese Läsionen sind nicht immer schicksalsmäßige Folge der Minderdurchblutung, sondern werden oft durch äußere Ursachen ausgelöst: ungenügende Fußpflege, vermeidbare Traumen, vermeidbare klein-chirurgische Eingriffe. Dementsprechend lassen sich solche Läsionen oft vermeiden, wenn der Patient der Pflege seiner Füße etwas Zeit widmet, wie eine gepflegte Frau ihrer Hand. Merkblätter erleichtern die Aufgabe des Arztes [10].

c) Wenn auch das Verschwinden der Claudicatio intermittens nach wiederherstellender Operation Arzt und Patienten gleichermaßen beeindrucken, so dürfen wir nicht vergessen, daß die Wiederherstellung der Strombahn auch nur eine symptomatische Therapie ist, und in der Mehrzahl der Fälle koronare und zerebrale Komplikationen der Atherosklerose die Lebens- und Gesundheitserwartung des GAV-Kranken bestimmen. Die Framingham-Studie zeigt, daß Personen mit 3 abnormen Risikofaktoren innerhalb von 10 Jahren 3mal häufiger an koronarer Herzkrankheit erkranken als Personen ohne abnorme Risikofaktoren [11]. Die Gefährdung unserer Patienten kann also zum voraus durch die einfache Bestimmung dieser Risikofaktoren erfaßt und durch deren Normalisierung vermindert werden. Nur wenn, nach erfolgreicher Operation, das Team von Chirurg, Hausarzt, Internist die Normalisierung pathologischer Risikofaktoren anstrebt, bekommt der Patient die Chance, den lokalen Erfolg lange zu genießen.

Literatur

[1] Widmer, L. K.: Morbidität an Gliedmaßenarterienverschluß bei 6400 Berufstätigen – Basler Studie. Bibl. cardiol. **13**, 67–114 (1963).

[2] –, A. Greensher, and W. D. Kannel: Occlusion of peripheral arteries – a study of 6400 working subjects. Circulation **30**, 836–842 (1964).

[3] Kannel, W. D., I. I. Skinner, T. R. Dawber, P. N. McNarmara, and D. Shurtleff: Epidemiologic aspects of intermittent claudication – factors of risk in atherosclerotic peripheral vascular disease – the Framingham study, 38th scientific session, American Heart Ass. 1965.

[4] Widmer, L. K., u. P. Waibel: Arterielle Durchblutungsstörungen in der Praxis, H. Huber, Bern 1965.

[5] Hartmann, G.: Prophylaxe der Atherosklerose, Seite 63 in 4.

[6] Widmer, L. K.: Periphere Arteriosklerose. Schweiz. med. Wschr. **45**, 1583 (1963).

[7] Marx, H.: Über die diabetische Stoffwechsellage bei der arteriellen Verschlußkrankheit. Verh. Dtsch. Ges. Kreislaufforschg. **29**, 244 (1963).

[8] Staub, H.: Glukosestoffwechsel, Klin. Wschr. **43**, 1412 (1965).

[9] Hess, H.: Langzeitantikoagulation zur Prophylaxe von Verschlußkomplikationen, Seite 82 in 4.

[10] Widmer, L. K., u. G. Ziegler: Prophylaxe akraler Läsionen, Seite 87 in 4.

[11] Kannel, W. D., L. K. Widmer und T. R. Dawber: Gefährdung durch koronare Herzkrankheit. Schweiz. med. Wschr. **95**, 18–24 (1965).

Anaesthesie in der Gefäßchirurgie: Spezielle Problematik

Einleitung von O. H. Just

Die allgemeinen und speziellen anaesthesiologischen Probleme müssen im Rahmen dieses Panels ausführlich besprochen werden. Ich möchte mich zunächst auf die allgemeinen Punkte beschränken.

Hinsichtlich Prämedikation und Narkoseeinleitung ergeben sich bei den Gefäßoperationen keine Besonderheiten. Die Durchführung der Anaesthesie ist in herkömmlicher Weise, also mit Fluothane möglich oder kann in Neuroleptanalgesie erfolgen. Wir haben beide Methoden mit gutem Erfolg bei diesen Eingriffen angewendet, und ich wage nicht zu behaupten, daß die eine Narkoseart der anderen gegenüber bezüglich Komplikations- oder gar Mortalitätsrate überlegen ist.

Das wesentlichste allgemeine Problem aller gefäßchirurgischen Eingriffe ergibt sich aus der Aufrechterhaltung eines möglichst konstanten Blutdruckes. Druckabfälle und Drucksteigerungen können ernste Folgezustände auslösen, wobei die Minderung des Blutdruckes das schwerwiegendere Ereignis darstellt. Besonders gefährdet sind die Hypertoniker, weil hier Koronar- und Zerebralkreislauf auf eine ganz bestimmte Druckhöhe eingestellt sind. Eine druckabhängige Minderdurchblutung kann dann zu schweren hypoxischen Schädigungen des Myokards und des Gehirns führen. Starke Blutdruckabfälle sind zu erwarten:

1. bei der Einleitung der Narkose,
2. bei Öffnung der Gefäßklemmen während des Eingriffs und
3. selbstverständlich bei jeder größeren Blutung.

Der als „Declamping-Syndrom" beschriebene Druckabfall wird in der speziellen Problematik noch näher von Herrn Dr. Lutz besprochen. Dieses Phänomen tritt besonders dann auf, wenn nach längerer Gefäßokklusion der Blutstrom wieder freigegeben wird. Vielleicht sollte in diesem Zusammenhang noch darauf hingewiesen werden, daß Patienten mit einem Aneurysma der Bauchaorta während der Narkoseeinleitung besonders gefährdet sind, weil unter der Relaxation allein das Gewicht der erschlafften Bauchdecken eine Perforation des Aneurysmas auslösen kann.

Steigerungen des Blutdruckes sind vor allem zu erwarten, wenn große Gefäße, z. B. die Aorta, abgeklemmt werden. Der Druckanstieg ist um so ausgeprägter, je geringer die vaskuläre Vorschädigung ist. Bei einer schweren Gefäßerkrankung haben sich nämlich sehr häufig schon Anastomosen ausgebildet, die dann einen Teil des Druckanstieges abfangen. Extreme

Drucksteigerungen belasten vor allem das vorgeschädigte linke Herz. Da der Energieverbrauch des Herzens unter Druckbelastung wesentlich höher als unter Volumenbelastung ist, kann eine zu starke Blutdruckerhöhung zu einem Herzinfarkt oder durch Linksversagen zu einem Lungenödem führen. Weitere Folgen hypertoner Krisen können Blutungen der Hirngefäße oder ischämische Ausfälle im Bereich der Netzhautgefäße darstellen. Es ist daher außerordentlich wichtig, daß zwischen Operateur und Anaesthesist im gesamten Operationsverlauf ein guter Kontakt besteht. Durch gegenseitige rechtzeitige Information können viele unerwünschte Kreislaufreaktionen abgefangen werden. So können vom Anaesthesisten Drucksteigerungen nach der Aortenabklemmung z. B. durch eine vorherige Vertiefung der Narkose bzw. durch Gabe von blockierenden Substanzen vermieden werden. Druckabfall nach Abnahme der Aortenklemme kann von anaesthesiologischer Seite durch massive Volumensubstitution sehr rasch behoben oder sogar vermieden werden. Durch den Operateur lassen sich solche Druckabfälle durch eine verzögerte Freigabe oder eine erneute Abklemmung des Gefäßes beseitigen.

Der adäquate Volumenersatz bei Gefäßoperationen stellt ein Kardinalproblem dar. Die ausreichende Blutzufuhr kann insofern Schwierigkeiten bereiten, als teilweise große Blutmengen verlorengehen und Schätzungen, manchmal sogar Messungen dieser Verluste, mitunter ungenau sind. Die Volumenprobleme werden aber ebenso wie die zu erwartenden Veränderungen im Säure-Basen-Haushalt gesondert durch Herrn Dr. Lutz besprochen werden.

Interessant ist das Verhalten der Körpertemperatur. Hier konnten wir charakteristische Unterschiede zwischen der herkömmlichen Betäubung und bei Anwendung der Neuroleptanalgesie feststellen. Aufgrund der langen Operationszeiten, der Umgebungstemperatur von durchschnittlich 20–22 °C und auch der Eventeration größerer Darmabschnitte sinkt die Rektal-Temperatur im Verlaufe des Eingriffes bei Anwendung einer Fluothane-Narkose um durchschnittlich 2 °C ab. Dieser Wärmeverlust ist durch die physikalischen Gegebenheiten und durch die Halothan-bedingte Vasodilatation mit der sich daraus ergebenden verbesserten Konvektion zu erklären. In Neuroleptanalgesie sahen wir diesen Temperaturabfall bei gleichartigen Eingriffen nicht.

Bezüglich der Ventilation ist aufgrund der Operationsdauer eine künstliche Beatmung erforderlich, wobei im allgemeinen eine leichte Hyperventilation bevorzugt wird. Lediglich bei den zerebralen Gefäßverschlüssen sollte der arterielle Kohlensäuredruck möglichst nicht unter die Norm absinken, weil sonst die daraus resultierende zerebrale Minderdurchblutung Hirngewebsläsionen auslösen kann.

Soviel zur allgemeinen Problematik, und nun wird Herr Dr. Lutz zu einigen speziellen Punkten noch Stellung nehmen.

Anaesthesie in der Gefäßchirurgie
Spezielle Problematik

Von **H. Lutz**

Aus der Abteilung für Anaesthesiologie der Chirurgischen Universitäts-Klinik Heidelberg
(Vorstand: Prof. Dr. med. O. H. Just)

Für den komplikationslosen Verlauf gefäßchirurgischer Operationen ist die Aufrechterhaltung konstanter Blutdruckverhältnisse von entscheidender Bedeutung. Nahezu alle anderen Probleme, die sich bei diesen Eingriffen ergeben, sind durch Störungen der Kreislaufstabilität bedingt, wobei die Hypotonie das bedrohlichere Ereignis ist. Auch der Umfang und die Zeitdauer dieser Operationen verursachen einige Besonderheiten.

Spezielle anaesthesiologische Probleme bei gefäßchirurgischen Eingriffen ergeben sich deshalb in besonderem Maße durch

1. Regulation des Blutvolumens,
2. Störungen im Säure-Basen-Haushalt und
3. Änderungen der Körpertemperatur.

1. Blutvolumen

Da operative Eingriffe am Gefäßsystem fast immer mit größeren intraoperativen Blutverlusten verbunden sind, ist die Aufrechterhaltung des normalen Blutvolumens durch den adäquaten Volumenersatz für die Kreislaufstabilität von besonderer Bedeutung.

a) Verlust

Die Aufstellung einer exakten Blutbilanz bietet auch heute noch erhebliche Schwierigkeiten, da nur ein Teil der Verluste genau erfaßt werden kann. Sicher gemessen werden nur die in den Sauggefäßen aufgenommenen Blutmengen. Die Blutverluste in Tüchern, Tupfern, Operationskleidung usw. sind im Routinebetrieb lediglich durch Schätzung zu ermitteln und deshalb immer unzuverlässig.

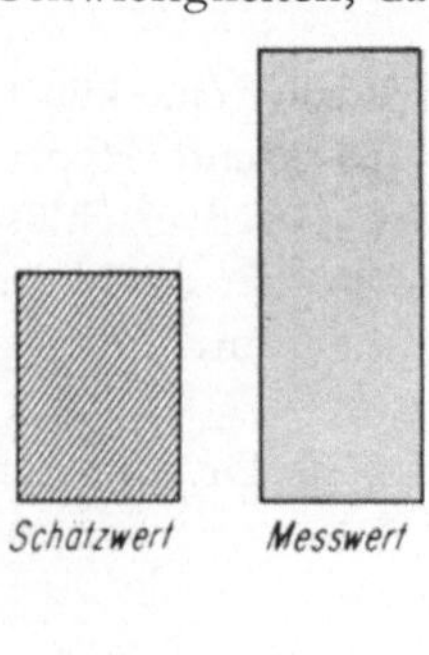

Abb. 1. Vergleich geschätzter und gemessener Blutverluste in Tücher, Tupfer und Operationskleidung bei je 25 Gefäßoperationen.

Wir haben bei 25 größeren Gefäßoperationen alle Tupfer, Tücher und die Operationskleidung ausgewaschen und aus dem Hämoglobin der Waschlösung photometrisch die aufgesaugten Blutmengen bestimmt. Das Ergebnis dieser Untersuchung zeigt, wie falsch derartige Schätzungen sein können. Der tatsächliche Verlust liegt zumeist wesentlich höher, in unseren Untersuchungen um fast 100% (Abb. 1).

Entscheidend können diese Fehlbestimmungen sein, wenn es einmal zu größeren Blutungen kommt. So können u. U. bei Operationen an der Aorta Blutverluste von 4 Litern eintreten. Im Durchschnitt beträgt der Blutverlust bei den Eingriffen im abdominalen Bereich der Aorta 2–3 Liter Blut, bei den Rekonstruktionen der Extremitätengefäße etwa 500–1000 ml.

b) Ersatz

Im Gegensatz zu anderen Operationsarten transfundieren wir deshalb bei den abdominalen und thorakalen Gefäßoperationen Blut schon voraus und großzügiger. Die Erfahrung zeigt nämlich, daß am Ende der Operation trotz berechneter positiver Blutbilanz noch immer Minderungen des Blutvolumens mit dem Volemetron gemessen werden (Abb. 2).

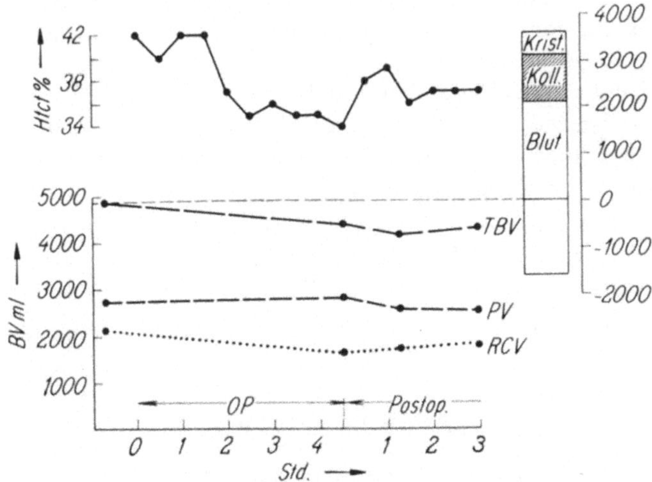

Abb. 2. Blutvolumen, Hämatokrit, Blutverlust und Flüssigkeitsersatz bei 15 Gefäßoperationen.

Bei 15 Patienten lag unter adäquatem Blutersatz das gemessene intravasale Blutvolumen nach der Operation deutlich unter dem Ausgangswert.

Am sichersten läßt sich der Volumenersatz mit solchen Messungen steuern. Im Routinebetrieb wird es jedoch kaum möglich sein, diese Geräte bei jeder größeren Gefäßoperation einzusetzen. Wir müssen uns vielmehr einfacherer Kontrollmethoden bedienen.

Dabei sind besonders wertvoll:

1. Die kurzfristige und sorgfältige Registrierung der Kreislaufverhältnisse, wobei die alleinige Messung des systolischen Blutdruckes sicher unzureichend ist.

Der diastolische Wert muß ermittelt werden, um die Blutdruckamplitude zu erfassen. Zusammen mit der Herzfrequenz kann aus dem Produkt von Blutdruckamplitude mal der Herzfrequenz ein orientierender Wert über das Herzminutenvolumen ermittelt werden.

2. Messungen des zentralen Venendruckes, sowie

3. Bestimmungen von Hämatokrit und Hämoglobin können weitere wertvolle Hinweise auf das intravasale Volumen geben.

Neben Blut werden in zunehmendem Maße auch die kolloidalen Blutflüssigkeitsersatzmittel infundiert. Diese Substanzen werden vor allem verwendet, wenn nicht genügend transfusionsbereites Blut zur Verfügung steht.

Das niedermolekulare Dextran wird von einigen Autoren für Gefäßoperationen besonders empfohlen, weil diese Infusionslösung die Viskosität des Blutes mindert und damit seine Fließeigenschaften fördert. Dadurch soll z. B. die Rethrombosierungsgefahr nach einem künstlichen Gefäßersatz herabgesetzt werden.

Die Verweildauer dieser Präparate ist jedoch begrenzt. Bis auf *Macrodex* verlassen alle anderen kolloidalen Blutflüssigkeitsersatzmittel die Gefäßbahn 4–5 Stunden nach der Infusion, so daß rechtzeitig eine weitere Volumensubstitution erfolgen muß.

Außerdem sollte in diesem Zusammenhang beachtet werden, daß

1. bei Patienten mit Blutgerinnungsstörungen Dextranpräparate möglichst niedrig dosiert und

2. bei digitalisierten Patienten die calciumhaltigen Gelatinederivate mit Vorsicht verabreicht werden.

2. Säure-Basen-Haushalt

Störungen im Säure-Basen-Haushalt ergeben sich

1. durch unzureichende Gewebsperfusion infolge
   a) Blutstromunterbrechung oder
   b) Hypotonie,
2. mit dem Volumenersatz,
3. einer möglichen Nierenschädigung oder
4. bei Stoffwechselerkrankungen.

Diese Faktoren begünstigen vor allem die Ausbildung einer metabolischen Acidose (Abb. 3).

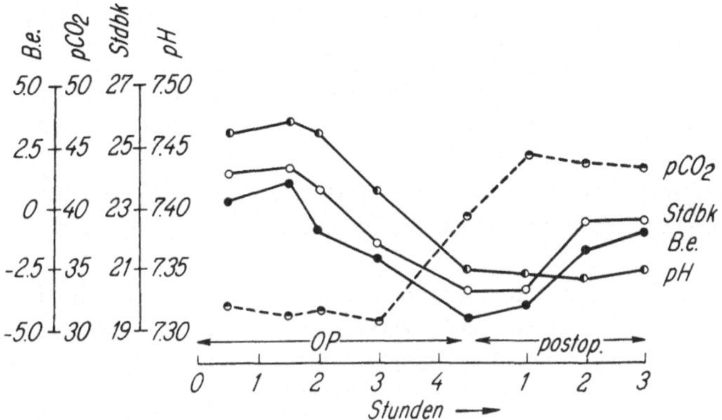

Abb. 3. Veränderungen im Säure-Basen-Haushalt bei 20 abdominalen Gefäßoperationen.

a) Unzureichende Gewebsperfusion

Die Abklemmung großer Gefäße, wie der Aorta, mindert die Durchblutung entsprechender Gefäßabschnitte, besonders, wenn noch keine ausreichenden Anastomosen bestehen. Dies führt ebenso wie jede längerbestehende Hypotonie zur unzureichenden Gewebsperfusion mit einer schlechten Sauerstoffversorgung der Zellen und damit zur Anhäufung saurer Stoffwechselmetabolite.

Je länger die Minderdurchblutung besteht und je größer der von dem abgeklemmten Gefäß versorgte Körperabschnitt ist, um so ausgeprägter sind die Veränderungen.

Mit der Normalisierung der Kreislaufverhältnisse werden diese Substanzen ausgeschwemmt und die Pufferkapazität des Blutes dadurch u. U. stark belastet.

b) Transfusion

Blutkonserven zeigen mit zunehmender Lagerungszeit einen Abfall des pH-Wertes.

Kolloidale Blutflüssigkeitsersatzmittel und kristalloide Infusionslösungen haben ebenfalls pH-Werte, die im sauren Bereich liegen. Diese Lösungen besitzen selbst keine Puffereigenschaften. Unter normalen Bedingungen kann der Organismus die Säuerungen durch die Pufferkapazität des Blutes abfangen. Nach großen Blutverlusten und verminderten Standardbicarbonat-Werten verursachen größere Mengen von Blutflüssigkeitsersatzmitteln einen erheblichen Abfall des pH-Wertes.

c) Nierenschäden

Länger bestehende Hypotonie oder Abklemmung der Aorta oberhalb des Nierenarterienabganges können Nierenfunktionsstörungen verursachen.

Bei einseitiger Unterbrechung des Nierenblutstromes ist etwa nach 30 min mit einer Funktionsminderung zu rechnen.

Da die Niere neben der Lunge wesentliche Aufgaben bei der Elimination von Stoffwechselschlacken zu erfüllen hat, muß jede Nierenschädigung den Säure-Basen-Haushalt belasten.

Therapeutische Maßnahmen, z. B. durch Mannitol-Infusionen, sind nur dann erfolgversprechend, wenn die Funktionseinschränkung frühzeitig erkannt wird.

Gefäßkranke Patienten erhalten deshalb vor der Operation einen Dauerkatheter, damit die intra- und postoperative Urinausscheidung kontrolliert werden kann. Bei normaler Harnausscheidung des Erwachsenen von 50 bis 100 ml Urin/Std sollte sie möglichst nicht unter 30 ml/Std absinken.

d) Stoffwechselerkrankungen

Der Diabetes mellitus ist keine seltene Begleiterkrankung des Gefäßleidens. Seine Dekompensation verstärkt die Acidose.

Die metabolische Acidose setzt die Leistungsfähigkeit des kardiovasculären Systems herab. Es resultiert sowohl eine Minderung der Kontraktilität des Myokards als auch eine Herabsetzung der Ansprechbarkeit des Gefäßsystems auf die Katecholamine. Da Patienten mit Gefäßerkrankungen schon primär kardiovasculär geschädigt sind, müssen alle zusätzlichen Belastungen dieses Systems vermieden werden.

Therapie

Therapeutisch stehen uns neben Blut im wesentlichen die sog. Pufferlösungen zur Verfügung.

Wir unterscheiden

1. extrazellulär wirkende Puffer, wie
   a) Natriumbicarbonat und
   b) Natriumlactat sowie

2. extra- und intrazellulär wirkende Puffer, wie den organischen Trispuffer (THAM).

Die Dosierung dieser Substanzen erfolgt nach dem Basendefizit in Abhängigkeit vom Körpergewicht des Patienten.

Um die Natrium-Serumwerte nicht übermäßig zu erhöhen, wird bei ausgeprägtem Basendefizit Trispuffer bevorzugt. Die physiologischen Puffersysteme des Organismus, Hämoglobin und Plasma, sollten aber durch diese Präparate nicht in Vergessenheit geraten.

Im Zusammenhang mit der Acidose soll kurz der als *Declamping-Syndrom* beschriebene, mitunter sehr starke Blutdruckabfall nach Öffnung der Gefäßklemme besprochen werden.

Die Ursache dieses Blutdruckabfalles ist der Abstrom einer größeren Blutmenge in die wiedereröffnete und dilatierte Peripherie, die infolge acidotischer Schädigung kaum auf Katecholamine anspricht. Eine myokardiale Insuffizienz ist jedoch für diesen Mechanismus nicht verantwortlich.

Gerade der Zeitpunkt der Blutstromfreigabe stellt wie kein anderer eine gute Zusammenarbeit zwischen Operateur und Anaesthesist unter Beweis. Durch rechtzeitige gegenseitige Information und Einleitung entsprechender Maßnahmen kann nämlich fast jede Hypotonie schnell wieder abgefangen werden.

3. Temperaturverhalten

Bei größeren gefäßchirurgischen Eingriffen können zwei abnorme Temperaturverläufe beobachtet werden.

1. Hypotherme Reaktionen während der Operation und
2. Temperatursteigerungen nach dem Eingriff.

Hypothermie

Während der Narkose unter Muskelrelaxation ist die Hypothermie für den Patienten keine Belastung, da gegenregulatorische Mechanismen mit ihrem gesteigerten Sauerstoffverbrauch nicht auftreten können. In der unmittelbaren postoperativen Phase am wachen Patienten stellen Muskelaktivitäten, periphere Vasokonstriktion und Blutdrucksteigerungen aber eine erhebliche Belastung des Organismus dar. Davon wird in besonderem Maße das Myokard betroffen (Abb. 4).

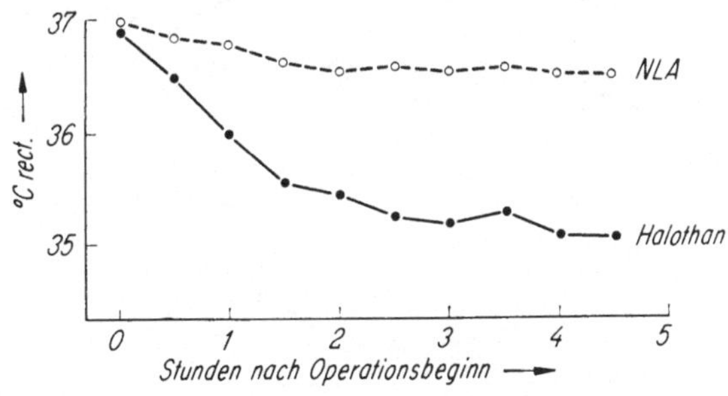

Abb. 4. Temperaturverhalten bei je 20 Gefäßoperationen in Neuroleptanalgesie (NLA) und Halothannarkose.

Die Transfusion kalter Infusionsmittel hat dabei erstaunlicherweise keinen allzu großen Einfluß auf den Temperaturabfall (Abb. 5).

In der postoperativen Phase werden durch Gegenregulation gute Kreislaufverhältnisse vorgetäuscht, zumal, wenn der Zustand des Patienten nur nach dem Blutdruck beurteilt wird. Erst bei ansteigender Körpertemperatur mit resultierendem Blutdruckabfall infolge Vasodilatation wird dann deutlich, daß noch ein erheblicher Volumenmangel besteht.

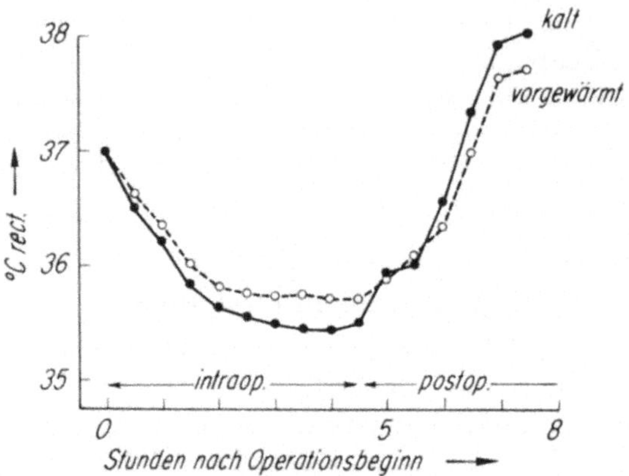

Abb. 5. Temperaturverhalten bei Transfusion von kaltem und vorgewärmtem Konservenblut.

Normale Körpertemperaturen werden im allgemeinen unter Wärmeapplikation innerhalb der ersten beiden postoperativen Stunden erreicht (Abb. 6).

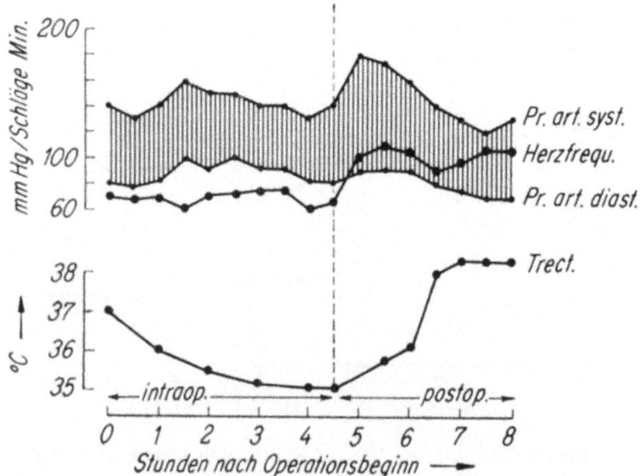

Abb. 6. Verhalten des Kreislaufs und der Körpertemperatur während und nach gefäßchirurgischen Eingriffen.

Hyperthermie

In der späteren postoperativen Phase kommt es nahezu regelmäßig zu hyperthermen Reaktionen mit Temperatursteigerungen auf 38–39 °C.

Diese Veränderungen müssen als Folgen resorptiver Vorgänge betrachtet werden und fordern bei gutem Allgemeinzustand keine besonderen Maßnahmen. Lediglich die Flüssigkeitszufuhr muß entsprechend gesteigert werden.

Aus einem Operationsgut von mehr als 1000 gefäßchirurgischen Eingriffen, die zum größten Teil von Herrn Priv.-Doz. Dr. Vollmar an unserer Klinik durchgeführt werden, haben wir einige Besonderheiten, insbesondere der größeren Eingriffe, aufgezeigt, die für den Anaesthesisten bei diesen Operationen interessant sind.

Sie sind als Einzelfaktoren oft nicht wesentlich, in ihrer Gesamtheit jedoch können sie für das Leben dieser schwerkranken Patienten einen entscheidenden Einfluß gewinnen.

Gerinnungsstörungen bei gefäßchirurgischen Operationen

Einleitung von O. H. JUST

Ein wichtiges Gebiet stellen die Gerinnungsprobleme bei gefäßchirurgischen Eingriffen dar. Wir freuen uns, daß wir einen der besten Kenner in dieser Materie unter uns haben, Herrn Professor LASCH aus Gießen, der uns über einige Besonderheiten unterrichten wird.

Gerinnungsstörungen bei gefäßchirurgischen Operationen

Von **H. G. Lasch**

Aus der Medizinischen Universitäts-Klinik Gießen
(Direktor: Prof. Dr. H. G. LASCH)

Die Gefäßwand kann in ihrer Funktion nur in Abhängigkeit von dem sie durchströmenden Blut verstanden werden. Wechselwirkungen zwischen der Wand und den cellulären und plasmatischen Komponenten des Blutes bestimmen nicht nur physiologische Funktionen wie Permeabilität, Rigidität und Resistenz des Gefäßes, sondern sie spielen auch in der Pathophysiologie von Gefäßveränderungen eine entscheidende Rolle. In diesem Rahmen muß besonders dem System der Homoistase, also Thrombocyten, Gerinnungsfaktoren und dem System der Fibrinolyse eine besondere Bedeutung zugeschrieben werden. Wir wissen heute, daß ein ständiger Umsatz von Thrombocyten und Gerinnungsfaktoren im Sinne einer „latenten Gerinnung" als Stoffwechselplatz des Blutes in der Peripherie mit Zwischen- und Endprodukten der Gerinnung von ausschlaggebender Bedeutung nicht nur für die Blutstillung, sondern auch darüberhinaus für die erwähnten Gefäßfunktionen ist. Die Latenz des Prozesses wird durch die verschiedenen Abräummechanismen aufrecht erhalten. Einmal stehen dem Organismus in schnell aktivierbaren Hemmstoffen wie Antithrombokinasen und Antithrombinen (Heparin) direkte Schutzmechanismen gegen eine überschießende Gerinnung zur Verfügung, zum anderen aber ist eine ständige aktivierbare bzw. aktivierende Fibrinolyse für die Latenz der Gerinnungsvorgänge an der Gefäßwand verantwortlich. Wohl die größte

Bedeutung für die Aufrechterhaltung der Hämostase kommt einer cellulären Phagocytose-Clearance im reticulo-endothelialen System zu, wo nicht nur Fibrinmonumer, welches im Blut anfällt, cellulär phagocytiert und abgeräumt wird, sondern wo darüberhinaus auch das Blut von thromboplastischen Zwischenprodukten geklärt wird. In diesem System zwischen Gerinnung und Abräumung kommt demnach dem Kreislauf, also der Zirkulationsgeschwindigkeit, eine nicht unerhebliche Bedeutung zu, der als integrierender Faktor Stoffwechsel und Abräumung miteinander verbindet.

Heute nimmt man an, daß bei degenerativen Gefäßprozessen, etwa bei der Arteriosklerose, Fibrinniederschläge in der Gefäßintima ein frühes Glied in der kausalpathogenetischen Kette des Leidens darstellen (Duguid). Nahrungsfette, Mikrozirkulationsstörungen und thromboplastische Substanzen aus dem Gewebe vermögen den intravasalen turn over zu steigern und bei Hemmung der Clearance im RES und bei Blockade der Fibrinolyse lokal zu Fibrindepositionen zu führen. Gerinnungsvorgänge im Blut sind somit nicht nur der definitiv lokalisierende Faktor einer arteriellen Verschlußkrankheit etwa im Sinn einer sekundären Thrombose, sondern sie spielen auch in der Pathogenese der Grundkrankheit selbst eine nicht zu übersehende Rolle.

Bei Gefäßoperationen gilt es nun zu fragen, inwieweit der einzusetzende Gefäßersatz das Gleichgewicht von gerinnungsfördernden und gerinnungshemmenden Substanzen in der Blutbahn zu beeinflussen vermag. Wir haben uns daher überlegt, welche Wirkung Gefäßoberflächen auf den Abbau von Prothrombin in vitro haben. Es zeigt sich, daß, nimmt man den Prothrombinverbrauch in der Zeit als Indicator für die Aktivierbarkeit eines sonst konstanten Systems und variiert lediglich die Oberfläche im Ansatz, der Prothrombinverbrauch im siliconierten Glas am geringsten ist. Den gleich geringen Effekt auf die Blutgerinnung in vitro haben die Kunststoffe Dacron und PPL (Polypropylen). Die Gerinnungsaktivierung nimmt zu, wenn man Aortentransplanat oder Fascientransplantat als Oberfläche dem Ansatz zugibt. Der Effekt wird geringer, wenn man diese beiden Transplanate dreimal mit Blut inkubiert und das Blut wieder aus den Transplantaten auswäscht. Offensichtlich verarmt das Transplantat durch die mehrmalige Inkubation mit gerinnendem Blut an thromboplastischen Substanzen. Konsekutiv wird dann der Prothrombinverbrauch danach geringer. Der Beweis für die praktische Bedeutung einer solchen Inkubation ergibt sich aus der tierexperimentell mit Vollmar erhärteten Tatsache, daß bei nur einmaliger Inkubation mit Blut eines Transplantates die Rethrombosierung des Präparates in vivo fünffach größer war als bei mehrfacher Inkubation mit gerinnendem Blut. Man muß heute annehmen, daß die Oberfläche über eine Aktivierung des Hagemann-Faktors die Gerinnungsaktivität zu beeinflussen und eine intravasale Gerinnung zu starten vermag.

In dieser Hinsicht haben sich uns die Kunststoffe als relativ inaktiv und dem Siliconglas in vitro am nächsten kommend am günstigsten erwiesen.

Bei Vergleich der einzelnen Präparate Dacron, PPL (Polypropylen) und mehrfach inkubierter Fascie im Tierexperiment als Gefäßersatz konnte kein wesentlicher Unterschied zwischen den drei Stoffen gewonnen werden. Die Rethrombosierungsquote war etwa bei allen drei Gefäßpräparaten gleich. Schließlich ließ sich aber eine eindeutige Beziehung zur postoperativen Kreislaufsituation feststellen, insofern nämlich, als bei jenen Tieren eher eine Rethrombosierung des Gefäßersatzes gefunden wurde, bei denen die Kreislaufsituation nach der Operation ungünstig war. Aus dem oben Gesagten wird dieser Befund verständlich, als der Kreislauf im Sinne des integrierenden Faktors zwischen Umsatz und Abräumung ja eine entscheidende Bedeutung hat. Stagniert Blut in der Peripherie, hat längeren Kontakt mit der Gefäßwand und kehrt darüber hinaus später zu der Clearance im RES zurück, dann ist eine konsekutive Hyperkoagulabilität gut zu verstehen. Liegt eine solche erst einmal vor, dann kann natürlich der Oberflächendefekt des Gefäßtransplantates die Thrombose lokalisieren. Aus diesem Grunde ergibt sich u. E. die Notwendigkeit, eine Antikoagulantienbehandlung mit Heparin und Dicumarinen (Marcumar) nach gefäßplastischen Operationen zu verwenden, und ganz besonders dann durch fibrinolytische Maßnahmen zu ergänzen, wenn die postoperative Kreislaufsituation schlecht ist.

Die heute immer mehr von den Gefäßchirurgen in den Vordergrund gerückten Intimastripping-Verfahren lassen sich auch von gerinnungsphysiologischer Seite gut begründen. Wir wissen, daß die Intima der Gefäße reich an thromboplastischen Substanzen ist und kaum fibrinolytische Aktivatoren enthält, während die Adventitia im wesentlichen fibrinolytische Potentiale in sich schließt. Das ist vielleicht auch der Grund dafür, daß nach einer Entfernung der Intima bis in die Media hinein Rethrombosierungen in den Arterien so selten vorkommen.

Summary

Under physiological conditions function and integrity of the vessel wall is sustained by "latent coagulation": a continuous minimal turnover of platelets and plasma clotting factors which are responsible for the ideal endothelial structure is counterbalanced by specific coagulation inhibitors, subthreshold fibrinolysis and phagocytosis of clotting by-products by the reticulo-endothelial system. With regard to arteriosclerosis lipids and thromboplastic material from altered tissues may promote latent coagulation, consequently followed by lesions of the endothelium. Compounds commonly used for vessel prothesis may trigger coagulation by surface activation; this, however, can be prevented by repeated preincubation with blood.

In comparative studies with Dacron, PPL and fascia there is essentially no clot promoting activity if the prothesis is sufficiently exposed to the blood of the recipient prior to transplantation. Postoperative anticoagulant- and fibrinolytic therapy minimizes the incidence of rethrombosis in transplants. Intima stripping creates almost ideal conditions for the regeneration of physiological surface lining of the vessel wall.

Spezielle Operationsverfahren und ihre anaesthesiologischen Probleme

Ductus Botalli - Aortenisthmusstenose – A. carotis – portale und renale Hypertension – pulmonale Embolektomie

Einleitung von O. H. JUST

Abschließend wollen wir die einzelnen Operationsgruppen nochmals in ihrer Problematik zusammenfassend betrachten, wobei sich für die Besprechung der Eingriffe bei offenem Ductus Botalli und bei der Aortenisthmusstenose Dr. PULVER bereitgefunden hat und Ausführungen über die Operationen bei Carotisverschluß, Nierenarterienstenose, Lebercirrhose und massiver Lungenembolie Dr. STÖCKEL machen wird.

Spezielle Operationsverfahren und ihre anaesthesiologischen Probleme

Ductus Botalli – Aortenisthmusstenose

Von **K. G. Pulver**

Aus der Abteilung für Anaesthesiologie der Universität Düsseldorf (Leiter: Prof. Dr. M. ZINDLER)

In den Jahren 1949–1965 wurden in unserer Chirurgischen Klinik (Direktor: Prof. Dr. Dr. E. DERRA) 714 Patienten mit einem isolierten *Ductus arteriosus persistens* operiert. Eine Übersicht über den Operationsverlauf gibt die Tab. 1.

Tabelle 1. *Übersicht über den Operationsverlauf*

Diagnose	Zahl der Operationen	Verlauf		
		unkompl.	kompl.	letal
D. B.	714	521 = 73,1 %	182 = 25,4 %	11 = 1,5 %

Bei 73% der Fälle war der Verlauf unkompliziert, bei 25% durch verschiedene Ereignisse kompliziert, über die ich im folgenden noch näher berichten möchte; 1,5% der operierten Patienten verstarben.

Bei dem Vorhandensein zusätzlicher kardiovasculärer Fehler erhöht sich die Letalität allerdings gleich um ein Vielfaches, d. h. bis auf ca. 8%.

Beim isolierten Ductus Botalli sind die operativen wie anaesthesiologischen *Hauptprobleme* gegeben durch die Pathoanatomie sowie die Pathophysiologie dieses Fehlers. Sie bestehen hauptsächlich in:

1. Schwieriger Präparation und Ligatur des Ductus Botalli,
2. Pulmonaler Hypertension.

Die *Hauptgefahren* sind damit:

1. Plötzlicher großer Blutverlust durch Einriß bzw. Zerreißung des Ductus Botalli oder der angrenzenden großen Gefäße,
2. Rechts- und Linksherzversagen, evtl. Shuntumkehr.

Wir erlebten bei 4% der Patienten schwere, z. T. lebensbedrohliche Blutungen durch Gefäßeinrisse; davon verliefen 18% tödlich, das sind ca. 45% der Gesamttodesfälle bei diesem Krankengut (5 Patienten).

Es ist deshalb dringend notwendig, daß vor Operationsbeginn mindestens zwei, besser drei sichere venöse Zuflußwege geschaffen werden und über die Operation erhalten bleiben. Tritt kein besonderer Blutverlust ein, was bei ca. 90% der Patienten der Fall war, sollte intraoperativ nur sehr wenig infundiert werden, da fast alle diese Patienten eine Hypervolämie haben, die nach Ligatur des Ductus Botalli gefährlich werden kann, sofern noch zusätzlich größere Infusions- oder Transfusionsmengen gegeben wurden. Am besten deckt man den durch die Thorakotomie entstehenden Blutverlust nicht durch Blut, sondern durch wäßrige Lösungen, und auch überhaupt nur zu 50%.

Dreimal, das ist bei ca. 0,4% der Patienten, trat während der Narkoseeinleitung wegen akuten Herzversagens Herzstillstand ein. Einer dieser Patienten konnte nach Thorakotomie mit direkter Herzmassage wiederbelebt werden, bei den beiden anderen gelang die Wiederbelebung nicht. Es sei in diesem Zusammenhang auf die Möglichkeit der Shuntumkehr hingewiesen. Hierzu kann es immer dann kommen, wenn der Druck im Großkreislauf unter den Druck im Kleinkreislauf abfällt.

Einmal konnte ein Ductus nicht endgültig okkludiert werden, da es jeweils nach der probeweisen Okklusion zu einem Rechtsherzversagen kam, was darauf hinwies, daß hier der Ductus zur Entlastung des Kleinkreislaufs bzw. des rechten Herzens notwendig war. Schon präoperative erhebliche Drucksteigerungen im Kleinkreislauf wiesen insgesamt ca. 10% der Kranken auf. Nach Untersuchungen an unserer Klinik steigert sich die Letalität bei Patienten mit einem intrapulmonalen Widerstand über 800 dyn/sec/cm^{-5} bis auf ca. 20%

Setzt man die Verlaufsformen in Beziehung zum Lebensalter, so kann man feststellen, daß die tödlichen Ausgänge nach Operationen vor dem 8.

sowie nach dem 25. Lebensjahr am häufigsten waren. Dies hängt hauptsächlich damit zusammen, daß in der ersten Hälfte des ersten Dezenniums sich sehr viele Patienten mit primär hohen pulmonalen Drucken und in der zweiten Hälfte des dritten Dezenniums sowie später sehr viele mit sekundär hohen pulmonalen Drucken befinden. Die Komplikationsrate nimmt mit dem Alter der Patienten zu, wobei ein gewisses Maximum in der Mitte des dritten Dezenniums zu beobachten ist. Die allgemein ansteigende Tendenz hängt wohl ebenfalls hauptsächlich mit der ständigen Zunahme des Kleinkreislaufwiderstandes zusammen.

Von den postoperativen Komplikationen seien noch besonders erwähnt die Aneurysmabildungen im Ligaturbereich (wir erlebten in unserem Krankengut 2 Fälle, die tödlich ausgingen) und die späte Rechtsdekompensation, die in ca. 1% der Fälle beobachtet wurde, aber nur einmal nachweislich als eigentliche Todesursache postoperativ angeschuldigt werden konnte.

Bei einem Patienten mußte leider postoperativ eine Querschnittslähmung festgestellt werden, die wohl durch längere Aortenabklemmung wegen operativer Korrektur einer aneurysmatischen Erweiterung der Aorta im Ductusbereich verursacht worden war. Es blieb eine spastische Parese.

Eigentlich harmlos, jedoch wegen ihrer Häufigkeit erwähnenswert, sind die operativ bedingten Nervus recurrens-Läsionen. Wir beobachteten sie bei unserem Krankengut in 4,5% der Fälle. Meist war die resultierende Heiserkeit nur interkurrenter Natur.

Ductusrezidive traten in ca. 2% der operierten Patienten auf.

Die tödlichen Komplikationen sind, zeitlich und ursächlich geordnet, in Tab. 2 zusammengestellt.

Tabelle 2. *Todesfälle*

A. Intraoperativ	
1. Akutes Herzversagen	2
2. Verblutung	3
B. Postoperativ:	
1. Chronisches Herzversagen	1
2. Verblutung	2
3. Lungenembolie	1
4. Laryngo-Tracheitis	1
5. Pleuraempyem	1

Bei der Prämedikation sollte man alle Medikamente vermeiden, die die meist vorhandene Tachykardie noch steigern. Eine spezielle Narkoseform ist u. E. nicht erforderlich. Zu vermeiden sind jedoch alle Maßnahmen, die zu Brady- oder Tachykardie bzw. Hypo- oder Hypertonie führen, damit es zu keiner Insuffizienz des an sich meist labilen Herzkreislaufsystems kommt. Reine Überdruckbeatmung kann durch Steigerung des intrathorakalen Druckes den Links-rechts-shunt vermindern.

Im gleichen Zeitraum – von 1949–1965 – wurden in unserer Chirurgischen Klinik 431 Patienten mit einer *Aortenisthmusstenose* operiert. Eine Übersicht über den Operationsverlauf gibt Tab. 3.

Tabelle 3. *Übersicht über den Operationsverlauf*

Diagnose	Zahl der Operationen	Verlauf		
		unkompl.	kompl.	letal
AIST.a.	423 (98,1 %)	217 = 51,3 %	169 = 39,9 %	37 = 8,8 %
AIST.j.	8 (1,9 %)	3 = 37,6 %	5 = 62,4 %	0 = 0 %

Von den 423 adulten Typen verliefen 51% unkompliziert, 40% kompliziert, 9% verstarben. Von den 8 juvenilen Typen verliefen 38% unkompliziert und 62% kompliziert, es verstarb keiner.

Sowohl aus anaesthesiologischer wie chirurgischer Sicht braucht im folgenden die Einteilung in adoleszente und juvenile Typen nicht weiter berücksichtigt zu werden. Bei der Kombination mit zusätzlichen kardiovasculären Anomalien steigert sich die Letalität allerdings wieder um ein Vielfaches, nämlich bis auf ca. 30%. Ausgenommen hiervon ist die relativ häufige Kombination einer Aortenisthmusstenose mit einem offenen Ductus Botalli (ca. 10% der Fälle), die kein besonderes Risiko darstellt, solange kein erhöhter pulmonaler Druck vorhanden ist.

Ebenso wie beim Ductus Botalli sind die operativen wie anaesthesiologischen *Hauptprobleme* gegeben durch die pathologische Anatomie sowie Physiologie. Sie bestehen hauptsächlich in:

1. Schwieriger Präparation und Resektion der Stenose bzw. Anastomosierung,

2. Ischämie und Hypotonie infraisthmisch sowie Hyperämie und Hypertonie supraisthmisch.

Die *Hauptgefahren* sind damit:

1. Chronischer sowie subakuter und akuter großer Blutverlust aus den erweiterten Intercostalen sowie der Mammaria interna, Einriß der Aorta und Nachblutung aus der Anastomose,

2. Zunehmende Ischämie und Hypotonie in der unteren Körperhälfte sowie Hyperämie und Hypertonie in der oberen Körperhälfte, besonders zur Zeit der Abklemmphase.

Um den Gefahren rechtzeitig begegnen zu können, empfiehlt es sich, zunächst wieder schon vor Beginn der Operation mindestens 3 gute und sichere venöse Zufahrtswege zu schaffen. Damit ein weiterer ungünstiger Druckanstieg in der oberen Körperhälfte verhütet und der Blutverlust durch Hochdruck im Operationsbereich nicht unnötig vermehrt wird, sollte man durch adäquate Narkosesteuerung, evtl. unter Zuhilfenahme von Ganglienblockern, den Ausgangsdruck nach Möglichkeit halten bzw. leicht senken. Mit Rücksicht auf eine ausreichende Perfusion der unteren Körperhälfte ist man von einer drastischen Blutdrucksenkung vor der Abklemmphase wieder abgekommen und beschränkt die künstliche Blutdrucksenkung auf die Dauer der Aortenabklemmung. Auch in dieser Phase sollte jedoch keine zu starke Senkung des Blutdrucks vorgenommen werden, damit die Hirnperfusion gewährleistet bleibt.

Zum Zeitpunkt der Wiederfreigabe der Aorta descendens müssen der Gefäßtonus und die Gefäßagilität wieder voll vorhanden sein, damit ein Teil des postischämischen Kollapses schon vom Gefäßbett aufgefangen wird. Außerdem muß dann aller Blutverlust, der zuvor absichtlich nicht voll gedeckt wurde, ausgeglichen bzw. überkompensiert werden. Die Freigabe des Aortenlumens sollte eigentlich immer in Etappen erfolgen. Zur endgültigen Kontrolle, ob die Anastomose dicht ist, muß der Ausgangsblutdruck wieder erreicht sein, auf jeden Fall bevor der Thorax verschlossen wird.

Setzt man die Verlaufsformen in Beziehung zum Lebensalter, so kann man erkennen, daß es bei diesem Krankengut offensichtlich keine signifikante Altersabhängigkeit gibt, weder in Bezug auf die Letalität noch auf die Komplikationsrate.

Von den Komplikationen aus der Operationsphase bei unserem Krankengut seien besonders erwähnt:

15mal, das ist in ca. 3% der Fälle, kam es zu starken, z. T. lebensbedrohlichen Blutungen im Bereich des engeren Operationsfeldes, d. h. durch Einriß bzw. Abriß von großen Intercostalarterien und Verletzungen der Aorta selbst. 12mal war eine Nachresektion wegen Aortenzerreißung an den Resektionsstellen notwendig, was jeweils eine wesentliche Verlängerung der Ischämiezeit bedeutet. 5mal kam es zu erheblichen Blutungen direkt nach Beendigung der Anastomosierung aus dem Anastomosenbereich.

Bei einem Patienten, der gleichzeitig einen offenen supraisthmischen Ductus Botalli mit pulmonaler Hypertension hatte, trat eine akute Rechtsdekompensation auf, die inkurabel war. 2mal kam es unter der Operation wegen Hypovolämie zum Herzstillstand bzw. Kammerflimmern, das jedoch jeweils beherrscht werden konnte.

Postoperativ haben wir bei 6 Patienten Mangeldurchblutungsfolgen ernsterer Art gesehen: einmal eine rechtsseitige Hemiparese nach subtotaler Drosselung der Arteria carotis-Perfusion links während der Abklemmphase, einmal eine untere Querschnittslähmung nach relativ zu langer Ischämiezeit, 4mal postoperative Wesensänderungen der Patienten, davon einmal mit diffuser Hirnschädigung im EEG. Als Ursache wird ein während der Abklemmphase aufgetretenes Hirnödem bzw. eine Hämorrhagie angenommen.

41mal, d. h. in ca. 10% der Fälle, wurde eine linksseitige Recurrensparese beobachtet, die – wie bei der Ductus Botalli-Ligatur – durch die Nähe des linken Nervus recurrens zum Operationsgebiet bedingt ist und, da sie im allgemeinen nur durch Zerrung bzw. Wundödem verursacht wurde, meist revertiert. 10mal mußte rethorakotomiert werden wegen Nachblutungen aus dem Bereich der Thoraxwunde; von diesen Patienten starb einer nach Rethorakotomie an Exsanguination. Ebenfalls 10mal mußte wegen starker Nachblutung aus dem Anastomosenbereich rethorakotomiert werden, wobei es 2mal wegen zu starken Blutverlustes zum Exitus letalis während der Rethorakotomie kam. Restenosierungen traten in 15 Fällen auf.

Von den Komplikationen der postoperativen Phase möchte ich ferner erwähnen, daß es bei 15% der Patienten mit Aortenprothesen und bei 5% der Patienten mit End-zu-End-Anastomosen zur Ausbildung von falschen Aneurysmen kam. Von den insgesamt 32 nachgewiesenen Nahtaneurysmenträgern kamen 21 an den Komplikationsfolgen – der Blutung – ad exitum, das sind ca. 55% der tödlichen Komplikationen.

18mal kam es zu schweren intestinalen Blutungen, wobei einmal eine Magenresektion durchgeführt werden mußte, während die anderen konservativ behandelt werden konnten.

Alle tödlichen Komplikationen sind in Tab. 4, zeitlich und ursächlich geordnet, zusammengestellt.

Tabelle 4. *Todesfälle*

A. Intraoperativ:	
1. Herzversagen	1
2. Verblutung	2
B. Postoperativ:	
1. Herzversagen	1
2. Verblutung	27
3. Lungenembolie	2
4. Bronchopneumonie	3
5. Chylothorax	1

Die Prämedikation sollte stark sein, damit der Patient optimal sediert und so die psychische Belastung durch die Operationsfurcht mit weiterer Blutdrucksteigerung weitgehend ausgeschaltet ist.

Mit Hilfe wechselnder Narkosetiefe – wobei die Wahl des zu benutzenden Narkoticums nicht so entscheidend ist wie die richtige Dosis zur rechten Zeit – kann meist ohne Anwendung von Ganglienblockern der Blutdruck in die gewünschten Bereiche gebracht und dort gehalten werden. Dem Clamping- und Declamping-Syndrom kann ebenfalls durch Vertiefung bzw. Abflachung der Narkose zu den entscheidenden Zeiten weitgehend entgegengewirkt werden. Bei gleichzeitiger Unter- bzw. Übertransfusion zur rechten Zeit sind Vasodilatatoren bzw. Vasokonstriktoren meist nicht erforderlich.

Wenn der Kollateralkreislauf mangelhaft ausgebildet ist, zum Beispiel bei relativ weiten Stenosen, muß die Operation in Hypothermie bei 30 bis 32° C durchgeführt werden, zum Schutz gegen Ischämieschäden.

Postoperativ muß häufig noch über längere Zeit – mehrere Wochen – eine antihypertensive Behandlung fortgesetzt werden, wozu sich blutdrucksenkende Medikamente mit stärkerer sedativer Wirkung, wie z. B. das Serpasil, sehr empfehlen.

Ich hoffe durch meine Ausführungen „aus der Praxis für die Praxis" auf das Wichtigste hingewiesen zu haben, was der Anaesthesist bei der operativen Behandlung eines Ductus Botalli sowie einer Aortenisthmusstenose wissen und beachten sollte.

Zusammenfassung

Es wird berichtet über spezielle Operationsverfahren zur Korrektur des Ductus Botalli und der Aortenisthmusstenose sowie die dabei auftretenden anaesthesiologischen Probleme und ihre Behandlung. Bei beiden Gefäßanomalien sind die Hauptprobleme durch die pathologische Anatomie und Physiologie dieser Fehler gegeben.

Beim Ductus Botalli:

1. Schwierige Präparation und Ligatur des Ductus Botalli,
2. Pulmonale Hypertension.

Bei der Aortenisthmusstenose:

1. Schwierige Präparation und Resektion der Stenose bzw. Anastomosierung,
2. Ischämie und Hypotonie infraisthmisch sowie Hyperämie und Hypertonie supraisthmisch.

Die Hauptgefahren bestehen somit beim Ductus Botalli:

1. In einem plötzlichen großen Blutverlust,
2. In einem Rechts- sowie Linksherzversagen.

Die Hauptgefahren bei der Korrekturoperation der AIST-stenose sind:

1. Plötzlicher großer Blutverlust,
2. Zunehmende Ischämie und Hypotonie in der unteren sowie Hyperämie und Hypertonie in der oberen Körperhälfte.

Es wird auf die Vermeidung bzw. Behandlung dieser Gefahren ausführlich eingegangen. Die wesentlichen Probleme wurden auch tabellarisch zusammengefaßt. Insgesamt wurden 714 Patienten mit isoliertem Ductus Botalli und 433 Patienten mit Aortenisthmusstenose behandelt.

Summary

This is a report on special surgical techniques for correction of the open ductus Botalli and coarctation of the aorta, their anesthetic problems and management. In these vascular anomalies the main problems depend on the pathological anatomy and physiology of the cases concerned.

Open ductus Botalli:

1. Difficulty of preparation and ligature of the ductus Botalli,
2. Pulmonary hypertension.

Coarctation of the aorta:

1. Difficulty of preparation and resection of the stenosis and/or of anastomosing,
2. Ischemia and hypotension infra-isthmically as well as hyperemia and hypertension supra-isthmically.

Consequently the chief dangers are in open ductus Botalli:

1. Sudden, severe bloodloss,
2. Right as well as left heart failure.

Coarctation of the aorta:

1. Acute hemorrhage,
2. Increasing ischemia and hypotension in the lower half and hyperemia and hypertension in the upper half of the body.

Prevention and treatment of these surgical complications are discussed in detail and the essential problems tabulated. Of a total of 1147 patients 714 were treated for an open ductus Botalli and 433 for coarctation of the aorta.

Spezielle Anaesthesie-Probleme bei Eingriffen an der A. carotis, bei portaler und renaler Hypertension und pulmonaler Embolektomie

Von **Horst Stoeckel**

Aus der Abteilung für Anaesthesiologie der Chirurgischen Universitäts-Klinik Heidelberg (Vorstand: Prof. Dr. med. O. H. Just)

I. Carotisverschlüsse und -stenosen

Die anaesthesiologische Problematik bei Eingriffen an extracraniellen Arterien des Hirnkreislaufes umfaßt im wesentlichen 2 Faktoren:

1. Die Vermeidung einer zusätzlichen intraoperativen ischämischen Schädigung der Gehirnzellen während der Abklemmung einer Carotis infolge Überschreitung der Wiederbelebungszeit (WBZ) der Cortexzellen – bei der primär schon beeinträchtigten Hirnfunktion mit oft vorhandenen neurologischen Ausfallserscheinungen.

2. Die Verhinderung extracerebraler Komplikationen auf Grund der Tatsache, daß es sich bei den Stenosen bzw. Verschlüssen der cerebralen Gefäße um die Teillokalisation einer allgemeinen Systemerkrankung der Arterien oder um ein Herz-Vitium mit erheblicher Einschränkung der Leistungsreserven handelt.

Diese Patienten sind demzufolge als „poor risk"-Fälle mit einem erhöhten Operations- und Anaesthesierisiko anzusehen.

Eine Verlängerung der WBZ der Gehirnzellen, die in bestimmten Fällen wünschenswert sein kann (Block der kontralateralen Carotis, fehlende Cross-over-Zirkulation oder ausgeprägtes Aortenbogen-Syndrom), wird mit Hilfe der kontrollierten Hypothermie erreicht, wobei entweder die übliche Oberflächenabkühlung oder eine selektive extracorporale Hirnkühlung, wie sie von Kristiansen, Marshall u. a. vorgeschlagen wurde, durchgeführt werden kann.

Die wesentliche protektive Maßnahme von chirurgischer Seite zur Verbesserung bzw. Aufrechterhaltung der cerebralen Durchblutung besteht in der Anwendung temporärer intraluminaler Shunts.

Als Ursachen einer im Zusammenhang mit der Anaesthesie stehenden Minderdurchblutung des Gehirns kommen in Frage:

1. der Einfluß des Narkoticums selbst auf den cerebralen Gefäßwiderstand,
2. die Qualität der Ventilation,
3. ein Absinken des arteriellen Systemdruckes auf kritische Werte.

Zu 1. Hinsichtlich der Beeinflußbarkeit der cerebralen Zirkulation infolge einer Erhöhung des arteriellen Gefäßwiderstandes durch Narkotica herrscht noch keine Übereinstimmung. Experimentelle und klinische Untersuchungen zeigen widersprechende Befunde. Offensichtlich wird jedoch bei niedriger Dosierung weder durch Cyclopropan, Halothane, Äther oder Trichloräthylen ein kritischer Wert erreicht.

Zu 2. Hingegen spielt die Qualität der Ventilation eine erhebliche Rolle. Eine stärkere Hyperventilation sollte in jedem Falle vermieden werden, ja es wird sogar für die Phase der arteriellen Okklusion eine absichtliche alveoläre Hypoventilation empfohlen (Crawford und De Bakey).

Kollateralen und noch durchgängige Hauptgefäße verbessern infolge der Hypercarbie den cerebralen Flow.

Zu 3. Der Messung des arteriellen Systemdruckes ist bei diesen Eingriffen besondere Aufmerksamkeit zu schenken. Die Präparation der Carotisgabel führt relativ häufig zu Carotissinusreflexen, seltener zu einem „Entzügelungs"-Hochdruck. Die Vermeidung bzw. rasche Erkennung kritischer Drucksenkungen steht hier wegen ihrer deletären Folgen auf Cortex und Myokard im Vordergrund. Eine teilweise Prophylaxe kann durch intravenöse Atropingaben erreicht werden. Lokale Novocain-Infiltration ist ebenfalls versucht worden.

II. Portale Hypertension

Das zentrale Anaesthesieproblem bei Eingriffen mit stark vorgeschädigter Leber, wie es der Fall ist bei portalen Shunt-Operationen, besteht hauptsächlich darin, eine zusätzliche Schädigung der Leber, die zum Zusammenbruch der Leberfunktion führen kann, zu vermeiden.

Die Wirkungen der Anaesthesie und Chirurgie auf die Leberfunktion sind außerordentlich komplex und aus verschiedenen Gründen noch nicht exakt abgeklärt. Die Schwierigkeiten der Spezifität von Leberfunktionstests z. B. intraoperativer Leber-Durchblutungsmessungen, des fehlenden direkten Nachweises des Hepatitisvirus u. a. Probleme spielen eine wesentliche Rolle und berechtigen zur Kritik an der Gültigkeit experimenteller und klinischer Befunde. Nach Bollmann ist die Reaktion der Leber auf Anaesthetica von 2 Faktoren abhängig:

1. vom verabreichten Anaestheticum und
2. dem physiologischen Zustand der Leber, der im Vergleich zum präoperativen Zustand durch begleitende äußere Faktoren während der Exposition mit dem Anaestheticum hervorgerufen wird.

Diese Feststellung schließt ein, daß einige Anaesthetica direkt toxisch auf die Leberzelle wirken können, andererseits aber zusätzliche Noxen von erheblicher Bedeutung sind. Neben dem Ausmaß des vorbestehenden Leberschadens und dem chirurgischen Trauma sind vor allem Hypercarbie, Hypoxie und Hypotonie bekannt, die zu einer Schadensummation führen können. Transfusionsschäden bei massiver Verabreichung von ACD-Blut und Überempfindlichkeitsreaktionen (so durch Penicillin, Phenothiazine) spielen eine Rolle. Die präoperative Behandlung hat in erster Linie eine Anämie, Hypalbuminämie, Störungen der Gerinnung und im Elektrolyt- und Säure-Basen-Haushalt auszugleichen.

Die Narkose selbst muß alle als potentiell lebertoxisch bekannten Mittel vermeiden, das ist – wie aus den Diskussionen der letzten Jahre wieder allgemein hervorgetreten ist – in erster Linie das Chloroform. Da auch durch andere Inhalationsnarkotica – wie Äther oder Fluothane – eine gewisse Leberschädigung noch nicht sicher ausgeschlossen werden kann, scheint Vorsicht geboten. Gerade aber die häufig stark reduzierten Patienten benötigen kaum den Zusatz eines Inhalationsnarkoticums. Wir bevorzugen die Einleitung der Narkose mit einer Schlafdosis Hexobarbital und Aufrechterhaltung mit $N_2O:O_2$ nach Intubation bei künstlicher Beatmung und leichter Hyperventilation.

In letzter Zeit scheint sich auch die Neuroleptanalgesie für diese Fälle zu bewähren.

Intra- und postoperativ können Störungen des Gerinnungssystems, die sich mit einem Mangel der Faktoren des Prothrombinkomplexes, Hyperfibrinolyse und Kapillarschäden manifestieren, erhebliche Schwierigkeiten bereiten. Ihre Therapie sollte sinnvoll nur in Zusammenarbeit mit einem erfahrenen Spezialisten erfolgen.

In der postoperativen Nachbehandlung Shuntoperierter ist der Ammoniakintoxikation, die zum exogenen Lebercoma führen kann, besondere Aufmerksamkeit zu schenken. Therapeutisch bieten sich Maßnahmen an, die den Ammoniakumsatz beschleunigen, wie Argininlösungen (Rocmaline und Hepasteril) oder Präparate, die die Ammoniakbildung durch die Darmflora eindämmen, das sind nicht resorbierbare Antibiotica wie Neomycin oder Nebacetin.

III. Renale Hypertension

Spezielle anaesthesiologische Aufgaben bei rekonstruktiven Eingriffen an Nierenarterien wegen einer Goldblatt-Hypertension resultieren vor allem hinsichtlich der Möglichkeit, die Ischämie-Tolerenz des Organs während der Abklemmung der A. renalis zu überschreiten. Nach den Untersuchungen von Opitz u. a. treten im Experiment (Ratten) bereits nach 30 min die ersten Nekrosen auf, nach 80 min totalen Durchblutungsstops kommt es bereits in 50% zum Organtod.

Auch die klinische Erfahrung hat gezeigt, daß die 30-min-Grenze unter normothermen Bedingungen nicht wesentlich überschritten werden sollte. Ein geübter Operateur vermag in dieser Zeit eine Thrombendarteriektomie und Patch-Plastik oder einen aorto-renalen Bypass mit einer alloplastischen Prothese durchzuführen. In über 30 Fällen unserer Klinik wurde nur in einem Fall die 30-min-Grenze erreicht.

In wenigen Ausnahmefällen mit besonderen operativ-technischen Schwierigkeiten kann jedoch die Notwendigkeit bestehen, eine Hypothermiemethode einzusetzen.

Eine sehr einfache Methode ist die von Ekeström und Hansson angegebene selektive Nierenhypothermie mittels Tropfinfusion gekühlten Plasmas oder niedrigmolekularem Macrodex, wobei innerhalb von 5 min Nierenparenchym-Temperaturen von 16–20 °C erreicht werden. Der O_2-Verbrauch wird in diesem Temperaturbereich auf weniger als ein Drittel gesenkt, die WBZ auf ca. 2 Std erhöht.

IV. Trendelenburgsche Operation

Die erfolgreiche Durchführung der Trendelenburgschen Operationen in 2 Fällen (neben 2 Mißerfolgen) ist der Anlaß, unsere Erfahrungen hier kurz mitzuteilen. Die Indikation zur pulmonalen Embolektomie wird man wohl stets erst stellen, wenn sich der Zustand unter den üblichen konservativ-medikamentösen Maßnahmen rasch verschlechtert, d. h. Dyspnoe, Cyanose und venöse Einflußstauung zunehmen – arterieller Systemdruck, Puls und Bewußtsein schwinden.

In dieser hochdramatischen Notsituation muß zunächst die unmittelbare Gefahr eines Herzstillstandes gebannt werden – und zwar dadurch, daß

1. die Einleitung und Intubation erst nach Lagerung auf dem Op.-Tisch und bei steriler Op.-Mannschaft erfolgen sollte,

2. alle Maßnahmen zur Behandlung eines Herzstillstandes wie Defibrillator mit externen und internen Elektroden, Adrenalin und Calcium zur Hand sind.

3. Ein Monitoring braucht sich nur auf *eine* EKG-Standard-Ableitung mit Sichtgerät zu beschränken – auf diese sollte allerdings nicht verzichtet werden.

4. Relaxation und adäquate künstliche Ventilation sind selbstverständlich. Bis zur vollständigen Entfernung der Emboli und in den ersten Minuten danach sollte mit reinem O_2 ventiliert werden. Ist dann die cerebrale

Durchblutung wieder soweit stabilisiert, daß Bewußtsein und Schmerzempfindung noch während des Eingriffs wiederkehren, was bei unseren Patienten der Fall war, so wird ein Lachgas-O_2-Gemisch 2:1 bei Fortführung der Relaxation für den Thoraxverschluß ausreichen.

Im übrigen kommt es darauf an, daß von chirurgischer Seite die pulmonale Strombahn in kürzester Frist wiederhergestellt wird. Die Abklemmzeiten der A. pulmonalis nach Drosselung der Hohlvenen betrugen bei unseren Patienten 90 bzw. 150 sec.

Der postoperative Verlauf bedarf gleichfalls einer besonders intensiven Überwachung. Die Behandlung einer metabolischen Acidose durch Schock oder Herzstillstand, einer Schockniere, Nachblutungen unter Fibrinolyse-Therapie und eine respiratorische Insuffizienz stellen die hauptsächlichsten Schwierigkeiten dar.

Tracheotomie und Respiratorbeatmung sollten frühzeitig eingesetzt werden. Sie waren in unseren Fällen notwendig wegen einer postoperativen Hypoventilation. Gleichzeitig trägt die künstliche Langzeit-Ventilation zur Verminderung der Atemarbeit und damit zur Entlastung der hypoxisch stark vorgeschädigten Herzen bei. Bei unseren Patienten war eine Respirator-Beatmung im 1. Fall 7 Tage, im 2. Fall 2 Tage erforderlich. Wir glauben, daß gerade der postoperativen Beatmung ein wesentlicher Anteil an dem erfolgreichen Ausgang zuzuschreiben ist; in dieser Annahme werden wir auch durch die frühe Literatur über Trendelenburgsche Operationen bestärkt, wonach in einer Reihe von Fällen nach geglückter Operation am ersten, spätestens 6. Tag der Tod am Herz-Kreislauf-Versagen erfolgte.

Summary

The anaesthesiological problem by carotisstenosis and carotisocclusion is the prevention of intraoperative ischemic distruction of ganglian cells during the clamping of carotid artery. The additional distruction of the ganglian cells is caused by exceeding the ischemic tolerance limit. The cerebral flow can be improved by a temporary hypoventilation. Also the prophylaxis of carotissinus reflex plays an important role. In cases of portal shunt-operations all the potential livertoxic agents and additional noxes such as hypercapnia, hypoxia and hypotension must be prevented. The operative time limit of the ischemic kidney with stenotic arteries can be exceeded, if one submits the kidney to selective hypothermia by drop-infusion. Cardiac failure and minimal clamping time of the pulmonary arteries are the primary concern by pulmonary embolectomies. Postoperative the consequences of shock and respiratory insufficiency must be considered. The routine use of respirator treatment for a few days is highly recommended.

B. Anaesthesie in der Herzchirurgie

I. Vorträge

Fehler und Gefahren bei der Anwendung künstlicher Hypothermie für Operationen am offenen Herzen und an den großen Gefäßen

Von **K. G. Pulver, S. Eunike** und **R. Zähle**

Aus der Abteilung für Anaesthesiologie der Universität Düsseldorf
(Direktor: Prof. Dr. M. Zindler)

In der Zeit von 1955–1965 haben wir in der Chirurgischen Klinik der Medizinischen Akademie zu Düsseldorf (Direktor: Prof. Dr. Dr. E. Derra) über 1000 Anaesthesien mit künstlicher Hypothermie zwischen 32° und 28 °C zu Operationen am offenen Herzen und an den großen Gefäßen mit Kreislaufunterbrechung durchgeführt. Im folgenden wollen wir über Erfahrungen berichten, die wir bei diesem Krankengut sammeln konnten.

Eine Übersicht über das Krankengut, das bei uns in Hypothermie operiert wurde, zeigt Tab. 1, und zwar in 2 Gruppen: in der 1. sind die typischen, am häufigsten vorkommenden Herzfehlbildungen zusammengefaßt, in der 2. Gruppe die selteneren Fälle. Wir werden hier nur die Fehler und Gefahren behandeln, die bei der Anwendung der in Düsseldorf üblichen Methode der Abkühlung und Wiedererwärmung der Patienten über die Körperoberfläche auftreten können und nach Möglichkeit vermieden werden sollten [21, 22].

Tabelle 1

I. Typische Fehler	
1. Vorhofseptumdefekte (Sec. Typ)	592
2. Pulmonalklappenstenosen	208
3. Fallot'sche Trilogien	87
II. Weniger häufige Fehler	
A. Erkrankungen der großen thorak. Gefäße	32
B. Erkrankungen an anderen Gefäßen	5
C. Sonstige Erkrankungen der Herzklappen	27
D. Sonstige Herzscheidewanddefekte	3
E. Typische Kombinationen von Septumdefekten und valv. Vitien	7
F. Varia	39
	1000

Es sind prinzipiell zu unterscheiden Fehler der Anaesthesie- und Hypothermietechnik sowie Fehler der Operationstechnik.

Die Narkose kann auf verschiedene Weise durchgeführt werden. Wir bevorzugen eine Äthernarkose mit Curarisierung des Patienten, haben jedoch auch andere Verfahren, in letzter Zeit z. B. die Neuroleptanalgesie, angewandt. Auf die Problematik der einzelnen Narkoseverfahren soll in diesem Rahmen nicht eingegangen werden [9, 15]. Das eigentliche Narkoseproblem liegt in der Vermeidung einer zu flachen wie einer zu tiefen Narkose. Speziell bei der künstlichen Unterkühlung ist eine mitteltiefe Narkose unbedingt anzustreben und für die Dauer des Verfahrens aufrechtzuerhalten [1, 3, 4, 5, 10, 12, 19, 21].

Die Hauptgefahren bei zu oberflächlicher Narkose und mangelhafter Muskelrelaxation sind:

1. Kältezittern mit enormer Grundumsatzsteigerung, dadurch bedingtem Anstieg des Sauerstoffbedarfs sowie erhöhtem Anfall an sauren Metaboliten, mit Belastung von Atmung und Kreislauf, schließlich mit Verminderung der erwünschten Temperaturänderung;

2. erhöhte Bereitschaft des Herzens zu Kammerflimmern und Asystolie, besonders bei Beginn der Abkühlung;

3. Entwicklung von Ulcera im Bereich des Magen-Darm-Traktes.

Die Hauptgefahren bei zu tiefer Narkose sind:

1. Hypotonie mit verminderter Gewebsperfusion, dadurch bedingter Hypoxidose der Gewebe und erhöhter Acidose, mit Atem- und Kreislaufinsuffizienz sowie ebenfalls mit Verminderung der erwünschten Temperaturänderung;

2. erhöhte Bereitschaft des Herzens zu Asystolie und Kammerflimmern.

Bei der Hypothermietechnik ist eine zu geringe wie eine zu tiefe Abkühlung des Patienten zu vermeiden. Beides ist hauptsächlich verursacht durch mangelhafte Steuerung der Kälte- und Wärmeapplikation [1, 4, 12, 17, 18, 22]. Die Gefahren der zu geringen Abkühlung liegen in der Verkürzung der tolerablen Ischämiezeit, die Gefahren der zu tiefen Abkühlung

1. im Auftreten von Kammerflimmern oder auch Asystolie vor, während und nach der Kreislaufunterbrechung;

2. in verlängerter hypotoner Phase vor und nach der Kreislaufunterbrechung;

3. in erschwerter Wiederbelebung des Herzens nach Auftreten von Kammerflimmern und Asystolie.

Bei lokal zu starker Kälte- oder Wärmeapplikation kann es zu Erfrierungen bzw. Verbrennungen an diesen Stellen kommen, was u. U. später erhebliche postoperative Schwierigkeiten macht. Wird zur Wiedererwärmung zusätzlich Diathermie verwandt, so sind zuvor metallene Thermofühler aus dem Kurzwellenbereich zu entfernen, da sie als kleinflächige Elektroden wirksam werden und so umschriebene Hitzekonzentration mit lokaler Gewebsschädigung bewirken können [13, 22].

Die Häufigkeit von Kammerflimmern und Asystolie sowie den Behandlungserfolg bei den beiden gefährlichsten Komplikationen kann man aus Tab. 2 entnehmen. In Tab. 3 sind die bei unserem Krankengut aufgetretenen Verbrennungen und Magendarmulcera mit postoperativem Verlauf dargestellt.

Tabelle 2. *Kammerflimmern bzw. Asystolie*

	Kammerflimmern	Asystolie
Anzahl	52	15
reversibel	45	13
irreversibel	7	2

Tabelle 3

	Anzahl	geheilt	verstorben
Verbrennungen	8	7	1
Magen-Darm-Ulcera	33	30	3

Wegen der bei uns im allgemeinen üblichen bilateralen Thorakotomie ist an die Möglichkeit einer alveolären Hypoventilation zu denken. Sie ist unbedingt zu vermeiden, zumal es in der Kälte wegen der erhöhten Löslichkeit aller Gase in Flüssigkeiten sehr leicht zu einer gefährlichen Hyperkapnie kommen kann [18, 19, 20].

Von den speziellen Problemen, die mehr durch fehlerhafte Operationstechnik bedingt sind und zu besonderen Gefahren für den Patienten führen können [2, 6, 8, 11, 14, 16], seien erwähnt:

1. Mangelhafte Entlüftung des Herzens nach intrakardialer Korrektur, vor Freigabe des Kreislaufs. Dabei kann es zu pulmonaler Luftembolie mit erhöhter Belastung des rechten Herzens, eventuell Rechtsinsuffizienz kommen. Es kann durch eine koronare Luftembolie schwer zu behandelndes Kammerflimmern auftreten. Schließlich können Luftemboli im großen Kreislauf verschiedene mehr oder weniger starke Beschwerden interkurrenter oder permanenter Art verursachen.

2. Jede übermäßige Irritation des Herzens kann Kammerflimmern auslösen.

3. Massive Blutungen, die größere Bluttransfusionen erforderlich machen, führen häufig zu stärkerer Abkühlung des Patienten und können

Kammerflimmern oder Herzstillstand, Gerinnungsstörungen sowie Übersäuerung zur Folge haben.

4. Iatrogene Transposition bzw. Okklusion von Venae pulmonales bzw. Venae cavae, namentlich bei großem Vorhofseptumdefekt vom Sekundumtyp ohne untere Randleiste oder bei sogenanntem Sinus-venosus-Defekt, können zu zirkulatorischen und ventilatorischen Schwierigkeiten führen; massive venöse Stauungen werden nur für kurze Zeit toleriert.

Die Tab. 4 zeigt alle Exitus in tabula, aufgeschlüsselt nach Diagnose und prozentualer Häufigkeit. Häufigste Ursache war dabei irreversibles Kammerflimmern bzw. Asystolie [7].

Tabelle 4. *Exitus in tabula*

Diagnose	Zahl der Patienten	Exitus in tabula	%
Vorhofseptumdefekt	592	3	0,5
Pulmonalklappenstenose	208	1	0,5
Fallot'sche Trilogie	87	1	1,1
Vorhofthrombus	5	1	20,0
Ventrikelseptumdefekt	3	1	33,3
Fallot'sche Tetralogie	2	2	100,0
Mitralklappenstenose	6	2	33,3
Aortenklappenstenose	3	1	33,3
Aortopulmonale Fistel	2	1	50,0
Aortenaneurysma	18	1	5,6
Aortenstenose	1	1	100,0
	927	15	1,6

Schließlich sollen noch einige für den Patienten an sich harmlose Ereignisse aufgeführt werden, die den Unerfahrenen jedoch sehr irritieren können [23]. Hierzu gehören das Auftreten von AV-Dissoziationen und evtl. Vorhofflimmern. Beides tritt bei Temperaturen um 30 °C sehr häufig auf und stellt eigentlich nie eine besondere Gefahr dar. Ursache hierfür ist meist die Kälte selbst; somit sind im allgemeinen Spontanreversionen zu dem Ausgangsrhythmus bei Wiedererreichen von Temperaturen über 30 °C die Regel.

Auch die kältebedingten EEG-Veränderungen mit Abnahme der Wellenfrequenz und Amplitude haben keine pathologische Bedeutung. Der Blutdruck ist bei Temperaturen um 30 °C auf konventionelle Art nach Riva-Rocci häufig nicht mehr meßbar. Es hat sich bewährt, dann – besser noch, um vergleichbare Werte zu haben, von Anbeginn der Hypothermie – den Blutdruck oszillatorisch zu messen. Der Grund hierfür liegt in der besonderen Hämodynamik bei dieser Temperatur. Aus dem gleichen Grund ist die Hautfarbe der Akren häufig und normalerweise blaß-cyanotisch; sie sollte jedoch nach mechanischer Irritation durch Reiben dieser Hautbezirke rosig werden. Die laufende Abnahme und spätere Zunahme der Herzfrequenz und Pulsfrequenz in Konkordanz mit dem Temperaturverlauf ist ebenfalls normal. Herzfrequenzen um 50 pro min sind bei Temperaturen um 30 °C keine Besonderheit und stellen eigentlich nie eine besondere Gefahr dar. Bei noch langsamerer Pulsfrequenz und Blutdruckabfall sollte aber Atropin (1/8 mg, wenn nötig wiederholt) gegeben werden.

Weite sowie relativ lichtstarre Pupillen bei diesen Temperaturen sind im allgemeinen ebenfalls ohne pathologische Bedeutung. Direkt nach der Kreislaufunterbrechung, bei Wiederingangkommen des Kreislaufs, ist in der Regel vorübergehend ein für diesen Temperaturbereich relativ sehr hoher Blutdruck um 130–160 mmHg syst. zu messen, der durch zu diesem Zeitpunkt in größerer Menge wirksame Nebennierenmarkstoffe – Adrenalin und Noradrenalin – erklärt wird. Diese relative „Hochdruckphase" hält meist 1–5 min an. In dieser Zeit darf man sich nicht zu der Annahme verleiten lassen, daß wegen des hohen Blutdrucks das Blutvolumen normal oder sogar erhöht sei. Die gerade zu diesem Zeitpunkt häufig erforderliche größere Transfusion von Blut sollte also darum nicht versäumt werden.

Wir hoffen in unserer Arbeit auf die wichtigsten Fehler und die dadurch entstehenden Gefahren bei der Anwendung künstlicher Hypothermie mittels Oberflächenkühlung zu Operationen am offenen Herzen und an den großen Gefäßen hingewiesen zu haben, besonders zum Nutzen derjenigen, die mit dieser Methode nicht oder nur wenig vertraut sind.

Zusammenfassung

Es wird berichtet über die Erfahrungen, die bei 1000 Anaesthesien mit künstlicher Hypothermie auf 32° – 28 °C zu Operationen am offenen Herzen und an den großen Gefäßen in Kreislaufunterbrechung gemacht werden konnten.

Anhand des umfangreichen Krankengutes wird auf die möglichen Fehler der Anaesthesie- und Hypothermietechnik sowie auch der Operationstechnik mit den daraus sich ergebenden Gefahren hingewiesen. Die häufigsten Komplikationen werden genauer dargestellt; dabei wird besonders abgehandelt, wie diese Komplikationen zu vermeiden bzw. zu behandeln sind.

Summary

This is a review of 1000 anaesthetics with artificial hypothermia between 32 °C and 28 °C and circulatory arrest for operations on the open heart and the large vessels. Based on this large number of patients possible mistakes in anaesthetic-, hypothermal-, and surgical techniques and their inherent dangers are pointed out. Common complications are described in detail with special emphasis on prevention and treatment.

Literatur

[1] BADEER, H.: J. Thoracic. Surg. **35**, 265 (1958).
[2] BOYAN, C. P.: Ann. Surg. 160 (2), 282 (1964).
[3] BRENDEL, W.: Verh. Dtsch. Ges. Kreisl.-forsch. **23**, 33 (1957).
[4] CLAUBERG, G., u. TH. SCHMITZ: Anästhesist **9**, 4 (1960).
[5] COOPER, K.: Brit. J. Anaesth. **31**, 96 (1959).
[6] DERRA, E.: Handbuch der Thoraxchirurgie, Bd II. Berlin-Göttingen-Heidelberg: Springer 1959.
[7] DUDZIAK, R.: Inaug. Diss. Düsseldorf (1964).
[8] HOWLAND, W. S., in: Clinical Anaesthesia, Anaesthesia for Emergency Surgery, S. 71. NICOLAS M. GREENE, Editor. Philadelphia: F. A. Davies Company 1963.
[9] KLENSCH, H., U. GÖTT u. B. FELDERHOFF: Anästhesist **10**, 161 (1961).
[10] KONRAD, R. M., u. J. WEDELL: Dtsch. med. Wschr. **89**, 616 (1964).
[11] LINDER, F.: Langenbecks Arch. klin. Chir. **289**, 188 (1958).
[12] SCHMITZ, TH., in: Die Chirurgische Behandlung der angeborenen Fehlbildungen. Herausg. K. KREMER. Stuttgart: Thieme 1961.
[13] —, u. M. ZINDLER: Anästhesist **6**, 322 (1957).
[14] SCHWEIZER, O., and W. S. HOWLAND: Anesthesiology 23, 735 (1962).
[15] SIEBECKER, K. L., J. R. KIMMEY, R. J. KRAEMER, B. J. BAMFORTH, and J. E. STEINHAUS: Anesth. Analg. Curr. Res. 42, 527 (1963).
[16] SWAN, H.: Amer. med. Ass., Archives of Surgery, 69, 597 (1954).
[17] —, and S. G. BLOUNT: J. Amer. med. Ass. 162, 941 (1965).
[18] —, and J. ZEAVIN: Ann. Surg. 139, 385 (1954).
[19] THAUER, R.: Thoraxchir. 3, 521 (1955/56).
[20] ZINDLER, M.: Langenbeck's Arch. klin. Chir. 284, 212 (1955).
[21] —, in: Die chirurgische Behandlung der angeborenen Fehlbildungen. Herausg. K. KREMER. Stuttgart: Thieme 1961.
[22] —, in: Handbuch der Thoraxchirurgie. Herausg. E. DERRA. Berlin-Göttingen-Heidelberg: Springer 1957.
[23] —, Habil.-Schrift, Düsseldorf 1958.

Entwicklung der Narkosetechnik bei Operationen mit der Herz-Lungen-Maschine Kritischer Rückblick nach 710 Fällen

Von **J. Stoffregen, R. Schorer** und **H. Nassr-Esfahani**

Aus der Anaesthesie-Abteilung der Universitätskliniken Göttingen
(Leiter: Prof. Dr. J. Stoffregen)

Die Geschichte der Narkosetechnik bei Herz-Lungen-Maschinen-Operationen ist erst ein Jahrzehnt alt. Sie spiegelt zugleich die jüngste Entwicklung unseres Fachgebietes wider. Mit Recht darf erwartet werden, daß gerade bei diesem, per se mit einem hohen Risiko belasteten Operationsgut nur wirklich bewährte, qualifizierte Narkoseverfahren angewendet werden, die im Hinblick auf die Sicherheit für das Leben des Patienten den letzten Stand der narkosetechnischen Entwicklung darstellen. Das macht diese Aufgabe für den Anaesthesisten besonders reizvoll.

Was ist denn eigentlich bei Narkosen für Operationen mit Herz-Lungenmaschinen anders als bei anderen Narkosen? Nun, zunächst einmal die wenigstens für diese Aufgabe noch von niemand in Zweifel gezogene Existenzberechtigung des Anaesthesisten als integrierender Bestandteil des Erfolges. Ich brauche Ihnen, meine Damen und Herren, nicht zu sagen, wie wenig eine solche einseitige und häufig tendenziöse Auslegung den tatsächlichen alltäglichen Aufgaben unseres Berufes gerecht wird. Dieses Risiko ist nicht größer als etwa dasjenige der Narkose für eine Appendektomie beim adipösen, älteren Diabetiker. Es sind auch hier letztlich relativ einfache, handwerkliche Dinge, durch welche sich dieses spezielle Krankengut von anderen anaesthesistischen Aufgaben unterscheidet. So z. B. die Tatsache, daß das Blut des Patienten für eine gewisse Zeitdauer durch Heparin-Zusatz ungerinnbar gemacht wurde, ein Zustand, der später wieder rückgängig gemacht werden muß. Oder vielleicht die im Durchschnitt längere Operationsdauer von 4 bis 6 Std, die für sich allein eine größere Sorgfalt im Hinblick auf die Konstanterhaltung des inneren Milieus erfordert als etwa kürzer dauernde Narkosen in der Regel. Ähnliches gilt von der Notwendigkeit, die Körpertemperatur des Patienten für die Dauer der extrakorporalen Zirkulation über einen Wärmeaustauscher zu steuern.

Der Hauptunterschied aber, durch den sich diese Narkosen fundamental von anderen Narkosen unterscheiden, ist die Tatsache, daß für eine 10 min bis maximal etwa 4 Std dauernde Zeitspanne die Lunge mit ihren vasa publica aus dem Körperkreislauf ausgeschaltet werden muß.

Es ist vom anaesthesistischen Standpunkt gesehen eine entscheidende Frage, wie weit der Oxygenator, der während dieser Zeit die Aufgabe des Gasaustausches zwischen Blut und Atmosphäre übernimmt, gleichzeitig zur Applikation flüchtiger oder nichtflüchtiger Narkosemittel – teilweise oder ausschließlich – verwendet wird.

Die Ansichten darüber sind geteilt. Einige Autoren – so auch Herr JUST in seiner aktuellen Veröffentlichung in der Kongreß-Nummer des „Anaesthesist" – benutzen den Oxygenator ausschließlich zum Gasaustausch für Sauerstoff und Kohlensäure. Dann muß konsequenterweise für die Dauer dieser By-Pass-Phase die ausgefallene Lachgaskomponente durch intravenöse Barbituratinjektionen, durch Dolantin o. ä., insbesondere durch totale Relaxierung kompensiert werden, da der Patient sonst aufwachen würde.

Wir verwenden seit 6½ Jahren eine grundsätzlich andere Technik. Wir sind der Ansicht, daß der Oxygenator – trotz seiner notwendigerweise begrenzten technischen Möglichkeiten – sehr wohl in seiner Funktion als Imitation der menschlichen Lunge betrachtet werden kann. Mithin benutzen wir ihn nicht nur zur Arterialisierung des Blutes, also zur Oxygenierung und Dekarboxylierung, sondern auch zur Narkotisierung des Blutes. Selbstverständlich sind wegen der limitierten Volumenverhältnisse einer solchen „künstlichen Lunge" volumenanspruchsvolle Narkosegase wie etwa Lachgas völlig ungeeignet. Vorzüglich eignet sich dagegen das volumenanspruchslose Halothane, welches ja bekanntlich nur ein Hundertstel einer Atmosphäre benötigt, um eine volle narkotische Wirkung zu entfalten. Die Verminderung des Oxygenator-Gasvolumens um dieses eine Prozent ist eine quantité négligeable.

Unsere anfänglichen theoretischen Bedenken gegen dieses Verfahren richteten sich deshalb auch nicht darauf, sondern auf das scheinbar unlösbare Problem der Dosierung. Schließlich fehlt in dieser, unter Umständen sogar mehrstündigen Phase, in welcher Herz und Lunge aus dem Körperkreislauf ausgeschaltet sind, auch die Indikatorfunktion dieser Organe, die uns normalerweise die quantitative Abschätzung der erreichten Halothane-Wirkung – und damit die Steuerung der Narkose – ermöglicht. Die Situation ist der des Blindflugs nicht unähnlich.

Aber Halothane verbindet mit seinem geringen Erfordernisvolumen von etwa 1% die überaus angenehme Eigenschaft der raschen Konzentrationsumkehr bei Unterbrechung der Halothane-Zufuhr. Die Gefahr der Überdosierung ist in dieser Situation deshalb irrelevant, weil selbst viel zu hohe Konzentrationen im Blut sich innerhalb weniger Minuten auf einen „klinischen" oder „subnormalen" Blutspiegel reduzieren lassen, wenn der vor den Oxygenator geschaltete Verdampfer abgeschaltet wird.

In der Praxis stellen wir den Vapor am Oxygenator auf 1% und durchströmen den Gasaustauscher mit etwa 8 bis 12 Liter Sauerstoff pro Minute, welchem entsprechend den in etwa 10- bis 15minütigen Abständen kontrollierten pH-Werten ein wenig oder gar kein CO_2 augesetzt wird. Diese Halothane-Konzentration hat immer ausgereicht, wurde niemals modifiziert und braucht auch nicht vor der Trennung des künstlichen vom körpereigenen Kreislauf abgeschaltet zu werden.

Muskelrelaxantien geben wir nur ausnahmsweise, und dann auch nur Succinylcholin in äußerst geringen Mengen über einen 0,1%igen Dauertropf. Etwa neun von zehn Patienten erhalten überhaupt keine Muskelrelaxantien, allenfalls Erwachsene oder Jugendliche 50 mg zur Intubation. Trotzdem steht das Zwerchfell still, auch während der By-Pass-Phase, weil wir unsere Patienten automatisch mäßig hyperventilieren (bzw. -perfundieren) bei pH-Werten von etwa 7,48 bis 7,55. Das ist übrigens bei unseren anderen Narkosen genauso, da wir diesen Zustand für sehr vorteilhaft halten und deshalb alle unsere Patienten schon seit vielen Jahren automatisch hyperventilieren.

Das Blut muß vor der Kanülierung der beiden Hohlvenen bzw. der Arteria iliaca dextra ungerinnbar gemacht werden. Für diese Aufgabe werden verschiedene Dosierungen angegeben. Uns hat sich sehr bewährt das Mittel aus 3 mg pro kg Körpergewicht und 90 mg Heparin pro m^2 Körperoberfläche. Etwas umstrittener ist die Frage, mit welcher Dosierung von Protaminsulfat am sichersten diese Heparinwirkung wieder neutralisiert werden kann. Nach anfänglichen, gelegentlichen Schwierigkeiten und im Gegensatz zu den meisten anderen Autoren verwenden wir seit etwa einem Jahr ohne jeden Mißerfolg nur noch 0,8 bis 1,0 mg Protaminsulfat pro mg Heparin in etwa 50 ml Glucose-Lösung als Trägerflüssigkeit, der wir in jedem Fall 4 bis 6 g Epsilonaminocapronsäure zusetzen, sowie etwa 3 g Calcium und 50 mg Konakion. Dieser Tropf wird langsam in 20 bis 40 min infundiert. Irgendwelche Laborkontrollen der Gerinnungspotentiale, der Gerinnungsfähigkeit mit dem Thrombelastographen und ähnliches haben wir in den letzten zwei Jahren nicht mehr benötigt.

Wir haben auch die Messung der Oesophagus-Temperatur seit langem verlassen, weil wir gelegentlich Schwierigkeiten bekommen haben durch die infolge der Heparinisierung mitunter auftretenden Blutungen aus kleinsten, bei Einführen der Sonde unvermeidlichen Läsionen der Nasen-Rachenschleimhaut. Bei einiger Erfahrung reicht die rektale Temperaturmessung unseres Erachtens völlig aus.

Die Überwachung des Patienten stützt sich nahezu ausschließlich auf die fortlaufende Anzeige des blutig gemessenen arteriellen Druckes und des Druckes in der oberen Hohlvene. Die fortlaufende Anzeige des Elektrokardiogramms halten auch wir für wünschenswert, ein Elektroencephalogramm dagegen scheint uns entbehrlich; wir haben es jedenfalls nie ver-

Tabelle 1. *Herz-Lungen-Maschinen-Operationen in Göttingen (Nr. 1–710 vom 10. März 1960 bis 10. Oktober 1965)*

	Anzahl	verstorben	Prozent
Ventrikelseptumdefekt	148	7	4,7
Ventrikelseptumdefekt + Anomalien	41	9	21,9
Aortenstenose	93	7	7,5
Aortenstenose + Anomalien	18	5	27,7
Fallot'sche Tetralogie	91	29	31,9
Fallot'sche Trilogie	18	5	27,8
Acyanotischer Fallot	27	3	11,1
Vorhofseptumdefekt	65	5	7,7
Lungenvenenfehlmündung	37	4	11,1
Ostium primum-Defekt	44	10	22,7
Pulmonalstenose	52	5	9,6
Klappenersatz	58	21	36,2
Double outlet chamber	6	3	50,0
Aorto-pulmonaler-Septumdefekt	4	3	75,0
Lungenembolie	1	1	100,0
Komplette Transposition	2	—	—
Sinus Valsalvae Aneurysma	1	—	—
Aorto-ventrikulärer Tunnel	2	—	—
Myxom im linken Vorhof	2	—	—
	710	117	16,5

Tabelle 2. *Herz-Lungen-Maschinen-Operationen (Nr. 1–710 vom 10. März 1960 bis 10. Oktober 1965)*

Diagnose	Pat. Zahl	Narkose-dauer [Std/min]		Perf. Zeit [min]	Hypothermien Anzahl	%
Ventrikelseptumdefekt	148	5	8	52	42	29,0
VSD + Anomalien	41	6	4	64	22	53,7
Aortenstenose	93	5	34	57	34	36,5
Aortenstenose + Anomalien	18	7	32	82	12	66,6
Fallot'sche Tetralogie	91	7	5	107	84	92,3
Fallot'sche Trilogie	18	5	50	71	12	66,6
Acyanotischer Fallot	27	5	49	74	12	44,4
Vorhofseptumdefekt	65	4	45	38	16	24,6
Lungenvenenfehlmündung	37	6	30	90	35	94,6
Ostium primum-Defekt	44	6	2	79	36	81,8
Pulmonalstenose	52	5	8	38	10	19,2
Klappenersatz	58	7	46	136	53	91,4
Restliche	18	6	10	115	10	55,5

mißt. Das gleiche gilt bezüglich eines CO_2-URAS. Während der By-Pass-Phase lassen wir die Lungen ruhig kollabieren, die Atelektasen werden zum Schluß einfach aufgeblasen.

Im übrigen gehorcht die Narkosetechnik bei diesen Operationen den gleichen Grundregeln, die auch sonst gelten. Wir verwenden für die Unterhaltung und die Steuerung der Narkose grundsätzlich Halothane, selbstverständlich in einem Lachgas-Sauerstoffgemisch, und leiten die Narkose bei Erwachsenen mit Thiopental ein bzw. vereinzelt mit Dehydrobenzperidol und Fentanyl. Bei Kindern geben wir nach der Intubation unter Halothane gelegentlich etwa 2 bis 4 ml Thalamonal intravenös und etwa die Hälfte oder die gleiche Menge intramuskulär.

Wegen der Kürze der Zeit dürfen wir die Wiedergabe der Statistik auf eine allgemeine Übersicht (Tab. 1 und 2) und den Klappenersatz (Tab. 3) beschränken.

Tabelle 3. *Klappenersatz in Göttingen*
(Nr. 1–58 vom 5. November 1962 bis 10. Oktober 1965)

	Anzahl	verstorben	Prozent
Aortenklappen (Totale)	32	8	25,0
Aortenvitien (Teilprothese)	7	—	—
Aortenmitralklappen	3	2	66,7
Mitralklappen	15	10	66,7
Mitral-Tricuspidalklappen	1	1	100,0
	58	21	36,2

Das Röntgenbild (Abb. 1a und b) zeigt den Zustand nach kombiniertem Ersatz einer Mitralklappe und einer Aortenklappe beim gleichen Patienten in der a.-p.-Aufnahme und im Seitenbild.

In den letzten drei Jahren haben wir 58 Herzklappen ersetzt, das geringste Risiko hatten die Aortenklappen mit einer Mortalität von nur 25%, die Mortalität beim Ersatz der Mitralklappe beträgt demgegenüber 66,7%. Insgesamt sind von den 58 Patienten 21 verstorben, das entspricht einer Überalles-Mortalität von 36,2%.

Von insgesamt 710 mit der Herz-Lungen-Maschine operierten Patienten sind 117 verstorben, das entspricht einer Gesamtmortalität von 16,5%; von 148 Ventrikelseptumdefekten starben nur 7 (Mortalität = 4,7%).

Saint-Exupéry hat einmal den Fortschritt der Technik definiert als „die Entwicklung des unvollkommen Komplizierten zum vollkommen Unkomplizierten“. Ich hoffe, es ist mir mit meinen Ausführungen gelungen zu zeigen, daß auch die Entwicklung der Narkosetechnik bei Operationen mit Herz-Lungen-Maschinen von dieser Regel keine Ausnahme bildet.

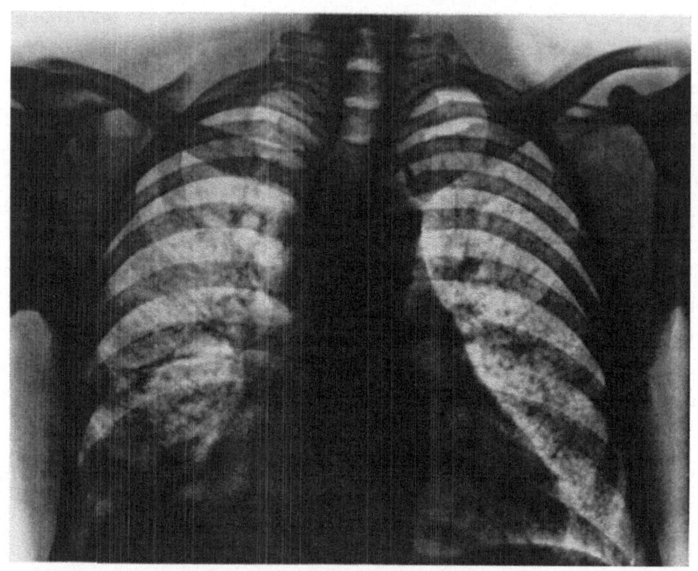

Abb. 1a

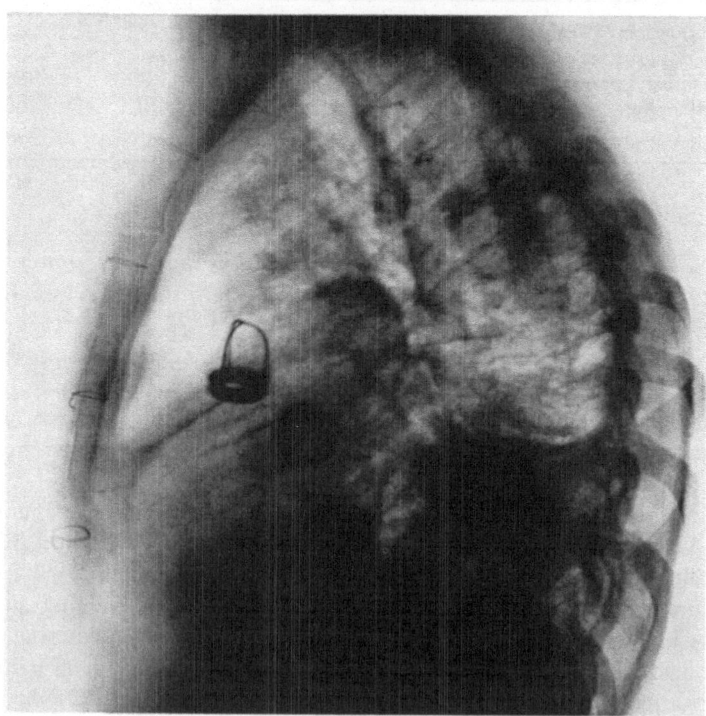

Abb. 1b

Anaesthesia for Total Correction of Transposition of the Great Vessels

By **I. A. Sloan** and **E. B. Furman***

From the Department of Anaesthesia, The Hospital For Sick Children, Toronto, and the University of Toronto, Canada

Transposition of the great vessels is a very serious but rather rare type of congenital heart disease. It occurs once in about 11,000 live births and in 8% of children with congenital heart disease. In infancy, it is almost as common as tetralogy of Fallot and accounts for one quarter of all cyanotic infants. Transposition is seen in about 20% of autopsies on children with congenital heart disease [21].

The condition is characterised by marked and progressive cyanosis unrelieved by administration of oxygen and is often accompanied by congestive heart failure. It is one of the most fatal types of congenital heart disease and the manifestations appear in the first few days of life; in 54% of cases, death occurs before four weeks of age, and 85% are dead by 6 months.

This lesion is, therefore, of special interest to anaesthetists and this communication reports the anaesthetic technique employed and the post-operative care required in a series of twenty one patients undergoing total correction of transposition of the great vessels at The Hospital For Sick Children, Toronto, up to July, 1965.

Pathology

In complete transposition of the great vessels, the aorta arises from the right ventricle and, therefore, distributes desaturated blood to the body. The pulmonary artery arises from the left ventricle and carries oxygenated blood back to the lungs.

This transposition is incompatible with life unless mixing can occur through a patent foramen ovale, atrial septal defect, ventricular septal defect, or patent ductus arteriosus.

* Fellow in Clinical Anaesthesia

It has been shown by SHAHER [37], that transposition can be classified into three different types according to the anatomy of the ventricular septum and presence or absence of pulmonary stenosis, each following a different course and requiring different treatment.

1. Complete transposition with intact ventricular septum

In the Hospital For Sick Children autopsy series (201 cases), 121 cases were of this type. These infants survive only when a large patent foramen ovale with or without patent ductus arteriosus allows a bidirectional shunt. Many of these infants will die as early as the first week if the foramen ovale is small, and 70% in this group die in the first month. Their only hope of survival is an operation to create a large artial septal defect. These patients are the first to die in the neonatal period, but if they survive are the group most suitable for total correction.

2. Complete transposition with large ventricular septal defect

The bidirectional ventricular shunting allows a higher oxygen saturation so these infants survive longer. In the autopsy series 26% died under a month, and a further 50% before six months of age.

Creation of an atrial septal defect is not so urgent if the arterial oxygen saturation is 65% or more [36]. However, due to the pulmonary hypertension and large pulmonary blood flow, these patients may die early of heart failure or later of pulmonary vascular disease [3].

3. Complete transposition with large ventricular septal defect and pulmonary stenosis.

In the autopsy series there were only 11 cases, but 72% of this group survived longer than six months.

It has been shown by SHAHER [37], that most patients with transposition of the great vessels and pulmonary stenosis have a very small pulmonary artery, and for this reason a superior vena cava-pulmonary artery (GLENN) anastomosis should be created as the first stage operation. (An atrial septal defect should be created if a V.S.D. is absent[1].)

At the second stage operation, only the inferior vena cava is baffled [31].

Surgical Procedures

Complete correction was first attempted by transplanting the aorta and pulmonary artery. MUSTARD [28], in 1954, reported attempts at transplanting the major vessels with the left coronary artery, and IDRISS attempted also unsuccessfully, to transpose both coronary vessels.

[1] This double procedure has been successfully performed upon two such patients (Mustard).

SENNING [34] reported a successful technique on the venous side in 1959. KIRKLIN [24], ARONSTAM [2], and HELMSWORTH [18] have also reported success with this technique. However, this procedure is technically extremely difficult in the infant or small child and has been associated with a high mortality rate under two years of age.

A two-stage method of complete correction was described by MUSTARD [29] in 1964. The first stage is performed in infancy when an atrial septal defect is created, employing the technique of HANLON and BLALOCK [17].

The second stage, performed in the second year, is a practical application of the principles proposed by ALBERT in 1954 [2]. A baffle of pericardium is sutured in place in a manner that directs the pulmonary venous return into the right ventricle and the systemic venous circulation into the left ventricle. This is done in such a way that the atrial chambers can grow with the child over the years and ensures relatively normal atrial haemodynamics as the circulatory demands increase.

Pre-Operative Findings

This series of 21 patients (16 males, 5 females) includes all children operated upon for total correction of transposition of the great vessels at The Hospital For Sick Children, Toronto, Canada, up to July, 1965.

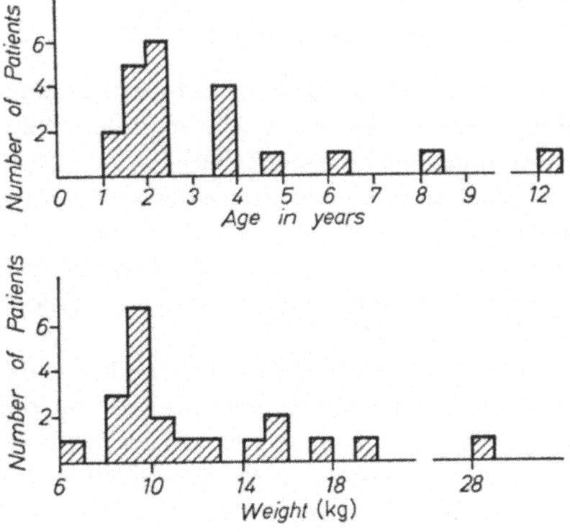

Fig. 1. Graphs illustrate the age and weight distribution, usually below the third percentile.

Haemoglobin

Cases	Hb.
4	< 15 Gms. %
13	15–19 Gms. %
4	> 19 Gms. %
	16.9 Gms. (Mean)

These high haemoglobin values are in keeping with the persistent hypoxic state.

Oxygen Saturation

Pre-operative catheterisation	34–74% (average 61%)
At end of operation	92% (13 cases)
Post-operative catheterisation	96% (5 cases)

Digitalis

18 patients received maintenance digoxin pre-operatively.

Previous Operation

15 cases had had an atrial septal defect created surgically.
1 case had a Blalock (subclavian artery – pulmonary artery) anastomosis.

Anaesthesia

One hour pre-operatively, all patients are premedicated with atropine (0.02 mgm/Kgm.), demerol (pethidine) (1.2 mgm/Kgm) and pentobarbital (2 mgm/Kgm) intra-muscularly to reduce activity and oxygen consumption.

After pre-oxygenation, anaesthesia is induced by slowly injecting 1% thiopentone (2–4 mgm/Kgm.) or ½% methohexital (1 mgm/Kgm.) through a 25 gauge needle, followed by succinylcholine 1 mgm/Kgm. An inhalational induction is generally tedious and unsatisfactory unless good systemic pulmonary mixing is present.

The patient is intubated and ventilated with nitrous oxide and oxygen 50% with 0.5% halothane, using Jackson Rees' modification [32] of Ayre's T-piece system [5]. The oxygen concentration may be adjusted to provide an adequate pO_2 relative to the pre-operative level. Sometimes, this needs to be increased after the chest has been opened. Anoxia must be avoided as it markedly increases pulmonary vascular resistance [8].

Immediately after intubation, electrocardiograph and electroencephalograph electrodes, oesophageal stethoscope with thermistor probe, rectal thermistor probe and urethral catheter are inserted.

A plastic needle is inserted in the right saphenous vein, for administration of blood, relaxants, vasopressors and Epsilon amino caproic acid.

Cannulae for blood sampling and recording pressures are inserted in the left brachial artery and vein, and in the left femoral vein. Intermittent succinylcholine is administered as required to facilitate ventilation and surgery.

Slight hyperventilation is continued by hand or automatic respirator to maintain a normal pH and pCO_2. Acidosis or marked alkalosis are avoided.

Operation

(W. T. MUSTARD)

After a vertical sternotomy is performed and the heart exposed, an oblong piece of pericardium, 5 or 7 cms. long for a two-year-old child, is removed. It is cleaned of fat, a double ended suture is placed three fifths of the way along the lower border, and the graft is soaked in heparin. Cannulae are placed through the right atrium, as near the origin of the venae cavae as possible.

Using a Kay-Cross disc oxygenator, the patient is perfused with low molecular weight dextran ("Rheomacrodex") (20 cc./Kgm.) and heparinised blood which has previously had its base deficit corrected by THAM[1] buffer, and 25% serum albumen added to restore the osmolarity of the perfusate. .6 M THAM is used in the proportion .8 ml/.01 pH deficit/100 ml. blood.

A curved incision is made in the wall of the right atrium. If a ventricular septal defect is present, or suspected, a search is made for it through the tricuspid valve and suitable repair is carried out. The entire atrial septum must be excised, if necessary going outside the heart superiorly and suturing the raw edge to ensure the largest possible communication between right and left atria. The pulmonary veins are identified and the previously prepared pericardium is sutured around the margin of the pulmonary veins and across the remnant of septum into the right side. The suturing is carried up the right atrial wall, until the entire pericardial rectangle is sutured in place. It is important to do this in a manner that divides the atria evenly and allows maximum capacity in each. The coronary sinus is placed on the venous side by suturing along the superior rim and, if the original right atrium was large, the right atrial incision is closed. If, however, the original right atrium is not considerably enlarged the volume of the new left atrial chamber may be increased by moving the pericardial baffle further into the right atrium and, at the time of closing the right atrial

[1] Tris (hydroxymethyl) aminomethane from Abbott Laboratories, Montreal, Canada.

incision, adding an additional piece of pericardium to the atrial wall. As a final manoeuver, the anterior ventricle is vented and the cannulae are removed [30].

During the by-pass, it is important that the lungs should be deflated while the patch is sutured around the pulmonary veins. At other times, the lungs are kept slightly inflated, and more fully inflated at ten minute intervals. The temperature was dropped to 29°–32° in twelve patients to protect the heart against short periods of aortic occlusion. During the perfusion 25% Mannitol 1.5 Gm./Kgm. is added to the perfusate.

During cardiac by-pass, flow rates are maintained between 2.2 to 3.4 L/M^2/min., with an average duration on bypass of 105 minutes.

Following the perfusion, ventilation with nitrous oxide and oxygen is sufficient to maintain anaesthesia; the acid-base status and oxygenation are carefully monitored and necessary adjustments made.

Heparin is neutralised by protamine under laboratory control, [27], and euglobin lysis-time estimated [6] to detect the possibility of haemorrhage due to fibrinolytic activity.

Post-Operative Care

At the end of the operation the final blood and fluid balance were assessed, the patient weighed and transferred to the Recovery Room.

Arterial blood pressure was monitored by a Sanborn 150:3000 carrier pre-amplifier, and venous pressure by a water manometer.

Cardiac rhythm was observed on an oscilloscope. Arrhythmias, (most commonly atrial flutter or nodal rhythm) were seen in eight patients, and were attributed to the presence of the atrial patch. All were readily converted to sinus rhythm when the dosage of digitalis was increased [22]. Aberdeen [1] also reported a high incidence of arrhythmias, but ascribed these to positioning of the S.V.C. cannula.

Serum potassium, other electrolytes and blood urea nitrogen should be estimated frequently.

Mannitol 0.5 Gm./Kgm. is given routinely to promote diuresis.

Serum potassium over 7 mEq/L. or presence of typical E.C.G. changes, warrants administration of an ion exchange resin ("Kayexalate")[1] per rectum [20].

Controlled Ventilation

BJORK [9] has previously drawn attention to hyperventilation after open heart cardiac surgery and recommended treatment by artificial ventilation. This type of treatment has been employed in this Department since 1958 [3].

---

[1] Winthrop Laboratories.

The advantages of controlled ventilation include:

1. Reduction of the work of breathing. In the normal adult this is under 2% of the total oxygen consumption, but it may reach 50% in patients with significant pulmonary insufficiency [11]. This is especially important in the infant or young child, who has a higher oxygen consumption relative to surface area (180 ml./M^2/min.) and normally expends a large portion of his energy on respiration. Because cardiac output varies with a reduction of total oxygen consumption the work of the heart is correspondingly reduced.

2. Accurate control of the inspired oxygen concentration, maintenance of an optimal level of arterial pO_2, and avoidance of hypoxic episodes.

3. Control of the arterial pCO_2.

4. Improved expansion when there is a tendency to patchy atelectasis.

5. Reduction in post-thoracotomy pain and discomfort.

6. Presence of a nasotracheal or tracheotomy tube allows easy aspiration of secretions, and passive hyperventilation to reduce atelectasis.

The indications for mechanical ventilatory assistance are not always easy to define. An attempt has been made by WOOLF [40] who considered "respiratory insufficiency" to be present in adults after cardiac surgery when there was respiratory distress associated with an arterial carbon dioxide tension higher than 44 mmHg or when there was respiratory distress, a rapid respiratory rate and a high minute volume in spite of a normal arterial blood carbon dioxide tension (less than 45 mmHg).

Pulmonary hypertension is known to predispose towards respiratory insufficiency, and a correlation with pre-operative pulmonary artery pressure greater than 40 mmHg and with mean pulmonary vascular resistance greater than three units (240 dynes/sec./$cm.^{-5}$) was noted by WOOLF.

In this series, the patient's condition was assessed with special reference to his cardiac status and tendency to acidosis before leaving the operating room. In thirteen cases, it was decided that ventilation should be assisted, so the patient was re-intubated through the nose with a tube fitted with a cross-piece and suction cap as described by REES [33] and modified by MARKHAM [26]. Ventilation was then controlled by an Engström or Bird respirator while the patient was lightly sedated with demerol (pethidine) 0.2 mgm/Kgm. I.V. pH, pCO_2 and base excess values were estimated two hourly by the Astrup method, using the Radiometer micro sampling technique [38, 39].

Ventilation was adjusted to maintain a pCO_2 within normal limits. Sodium bicarbonate 8.4% or .6 M THAM buffer was administered as required to correct base deficit.

During the first four hours after operation, pH and base excess usually remained within normal limits.

At six hours, a tendency towards metabolic acidosis was observed. This was most marked (mean pH 7.28, pCO_2 43 mm., B. E. — 6 mEq.) in patients with pulmonary vascular disease of grade III severity (Progressive fibrous vascular occlusion [41]).

The six patients who were not ventilated artificially also showed a trend towards metabolic acidosis at six hours after operation and thereafter improved. The pCO_2 values were maintained at levels of 48–51 mm. during the first twelve hours after operation. In retrospect, it is probable that these patients should also have been ventilated in order to ensure optimal blood gas tension and reduce work load on the heart.

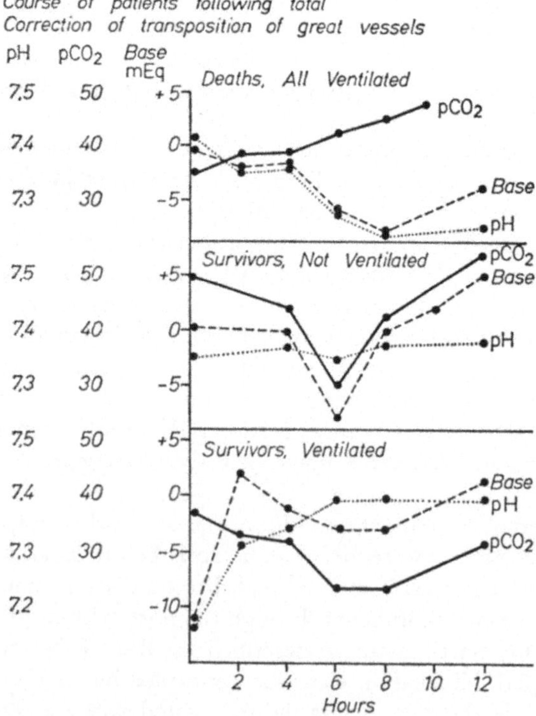

Fig. 2. By permission of the Editor, Canadian Anaesthetists' Society Journal

All patients with a V.S.D. or pulmonary vascular disease, (Grade III or more, with or without V.S.D.), required ventilation post-operatively. In 5 cases, the duration of mechanical ventilatory assistance required was as follows: 1 day, 3 days, 4 days (small V.S.D.) 7 days (preoperative L.V. pressure 62/0–5 mmHg and Grade 3 pulmonary vascular disease with intact septum) and 5 ½ months (pre-opetative L.V. pressure 71/2, 5 mm. V.S.D.

grade III pulmonary vascular disease, and post-operative pulmonary infection.)

There were no complications referrable to the nasotracheal tube in the 12 patients who were intubated from 6 hours to 7 days.

In view of the advantages to be derived from controlled ventilation, the dangers of hypoxia and acidosis, and the high incidence of pulmonary hypertension even with an intact septum (5/10 patients) we now advocate routine use of controlled ventilation on the first post-operative day.

Tracheotomy

Tracheotomy was performed on 3 patients.

One patient who had a 7.5 mm V.S.D. and LV. 87/0, RV 80/0, was tracheotomised at the end of operation and died 6 hours later. One tracheotomy was performed 72 hours after operation, because it was thought that assisted respiration was unnecessary. After tracheotomy respiratory assistance had to be re-instituted for a further two days.

One tracheotomy was performed one day after operation in a patient with grade III pulmonary vascular disease who later developed a pulmonary infection and required ventilation for 5½ months. Eight months post-operatively, this patient died suddenly when the tracheotomy tube was removed. Autopsy showed an acquired tracheal stenosis.

Pulmonary Hypertension

Pre-operative pulmonary hypertension due to an increased pulmonary vascular resistance greatly increases the risk of operation [30].

Similarly, any development which increases pulmonary vascular resistance during the operation and post-operative period will militate against a successful outcome.

Bergofsky [8] has shown that a decrease in oxygen tension of mixed pulmonary arterial blood will elicit an increase in pulmonary artery pressure and in pulmonary vascular resistance by a direct effect of the oxygen tension on the pulmonary precapillary vessels. This vasoconstriction is unaffected by atropinisation [19] and catecholamines [16] but is relaxed by pulmonary artery infusion of acetylcholine [13].

Acidosis also causes pulmonary vasoconstriction [7]. This effect is independent of the pCO_2 level.

In patients with some elevation of pulmonary artery pressure after total correction of the transposition, it may be advantageous to attempt to produce pulmonary vasodilation.

Acetyl choline is known to produce this effect, but it must be injected by catheter near the pulmonary artery and large doses lower the systemic blood pressure.

Tolazoline hydrochloride ("Priscoline") 2 mgm/Kgm. I.V. has been used in respiratory distress syndrome (hypoperfusion syndrome) to increase pulmonary capillary blood flow to normal levels without significant deleterious side effects [10]. Isoproterenol ("Isuprel") may also be useful as a pulmonary vasodilator in addition to its powerful positive inotropic and chronotropic effects on the heart [25]. Either of these drugs might be useful in the presence of spastic pulmonary vasoconstriction.

Results

Ten children underwent total correction and survived.

Nine children were considered to be inoperable:

5 Grade 3–4 pulmonary vascular disease.
3 Severe pulmonary stenosis and large V.S.D.
1 Single ventricle.

Two children considered operable died post-operatively.

One child died 22 hours after operation following replacement of a large blood loss and subsequent hyperpotassaemia. One child died eight months after operation when the tracheotomy tube was removed[1].

Oxygen saturation

Before total correction, the average saturation of the successfully operated group was 59% (35–75%). The post-operative catheterisation has not yet been performed in all cases, but the average of 5 cases is 94%.

Cardiac function

Normal atrial pressure tracings obtained in four cases after total correction suggest that the pericardial baffle does not interfere with atrial function. It is also suggested that the left (pulmonary) ventricle may assume the compliance characteristics of the normal right ventricle [23].

Summary

This review of patients undergoing total correction of transposition of the great vessels indicates that the pre-operative anaesthetic requirements are well defined. Adequate pre-operative digitalisation and sedation and intravenous induction of anaesthesia are desirable, maintenance of a normal arterial pO_2, normal cardiac output, normal tissue perfusion and thus normal acid base balance are essential. Factors contributing to increased pulmonary vascular resistance must be avoided.

[1] One late death due to cardiac failure occurred fifteen months after operation in an 8 year old child with grade III pulmonary vascular disease.

Haemostasis should be meticulous, blood replacement accurate and renal shutdown or imposition of a water load must be avoided.

Post-operatively, special attention should be paid to adequacy of respiratory exchange, and this is best achieved with minimal expenditure of energy by controlling ventilation with a mechanical ventilator and nasotracheal tube. Acid base status should be diligently followed during the first six to eight hours and any tendency towards metabolic acidosis corrected.

Patients with moderate pulmonary vascular disease may require long term respiratory assistance via a tracheotomy tube.

Acknowledgements

We are grateful to Drs. W. T. Mustard and G. T. Trusler for permission to report these cases, and for their constant stimulating interest and encouragement. We are also grateful to the Cardiology Staff, especially Dr. R. Shaher, for access to unpublished observations, and to many others who participated in the care of these patients: Dr. Conn, Dr. Johnston, Dr. Markham and Dr. Pelton and Clinical Fellows of the Department of Anaesthesia, the E.N.T. and Radiology staff and most of all, Miss B. Trembley, R. N., and the Recovery Room Nurses for their devoted attention to these patients.

We gratefully acknowledge supplies of THAM to Dr. W. T. Mustard from Abbott Laboratories, Montreal, Canada.

Zusammenfassung

Diese Zusammenstellung einer Reihe von Patienten mit kompletter Transposition der großen Gefäße zeigt, daß die Vorbereitungen zur Narkose sich klar definieren lassen. Genügende Verabreichung von Digitalis und von Beruhigungsmitteln vor der Operation sowie intravenöse Induktion der Narkose sind zu wünschen, die Erhaltung eines normalen arteriellen Sauerstoffdruckes, eines normalen Herzzeitvolumens, einer normalen Gewebsdurchblutung und demzufolge eines normalen Säurebasengleichgewichtes, sind unerläßlich. Faktoren, die zu einem erhöhten Widerstand im Pulmonalkreislauf beitragen, müssen vermieden werden.

Einwandfreie Blutstillung und genaue Blut- und Flüssigkeitszufuhr sind von größter Wichtigkeit.

Postoperativ muß einem genügenden Gasaustausch besondere Beachtung geschenkt werden. Dies wird am besten erreicht, indem der Energieverbrauch auf ein Mindestmaß beschränkt wird mittels mechanischer Beatmung mit nasotrachealem Tubus. Das Säurebasengleichgewicht muß häufig gemessen und jede Tendenz zur metabolischen Acidose korrigiert werden, besonders während der ersten sechs bis acht Stunden.

Patienten mit abnormalen Pulmonalgefäßen brauchen unter Umständen eine Tracheotomie für länger dauernde Beatmung.

References

[1] ABERDEEN, E., D. J. WATERSON, I. CARR, G. GRAHAM, R. E. BONHAM-CARTER, and S. SUBRAMANIAN: Successful Correction of Transposed Great Arteries by Mustard's Operation. 1233. Lancet 1965.

[2] ALBERT, H. M.: Surgical Correction of Transposition of the Great Vessels. Surg. Forum, p. 74, 1954. Philadelphia: Amer. Coll. of Surg.

[3] ALLAN, D., A. W. CONN, and C. I. JUNKIN: A Year of Paediatric Cardiovascular Anaesthesia. Can. Anaes. Soc. J. **6**, 322 (1959).

[4] ARONSTAM, E. M., T. H. HEWLETT, J. A. ORBISON, R. B. FRANKLIN, and L. M. DIXON: Surgical Correction of Transposition of the Great Vessels: A Successful Complete Correction: Ann. Surg. **158**, 282 (1963).

[5] AYRE, P.: Endotracheal Anaesthesia for Babies. Anasth. & Analg. **16**, 330 (1937).

[6] BIGGS, R., and R. G. MACFARLANE: Human Blood Coagulation and its Disorders. 2nd Ed. Springfield: C. C. Thomas 1957.

[7] BERGOFSKY, E. H., D. E. LEHR, and A. P. FISHMAN: The Effects of changes in Hydrogen ion Concentration on the Pulmonary Circulation. J. Clin. Invest. **41**, 1492 (1962).

[8] —, B. G. BASS, R. FERRETTI, and A. P. FISHMAN: Pulmonary Vasoconstriction in Response to Precapillary Hypoxaemia. J. of Clin. Invest. **42**, 8, 1201 (1963).

[9] BJÖRK, V. O., and C. G. ENGSTRÖM: Treatment of Ventilatory Insufficiency by Tracheotomy and Artificial Ventilation. J. Thorac. Surg., S. Ouis, **34**, 228 (1957).

[10] COTTON, E. K.: The Use of Priscoline in the Treatment of the Hypoperfusion ("Hyaline Membrane", Resp. Distress of Newborn), Syndrome. Pediatrics **36**, 1, 149 (1965).

[11] DAMMAN, J. F., Jnr., N. THUNG, G. G. CHRIST LIEB, J. B. LITTLEFIELD, and W. H. MULLER, Jnr.: The Management of the Severely Ill Patient after Open Heart Surgery. J. Thorac. Cardiovascular Surg. **45**, 80 (1963).

[12] FISHMAN, A. P.: The Pulmonary Circulation – "Effects of Anesthetics on the Circulation." Ed. – Price, H. L. & Cohen, P. J. Charles C. Thomas, Springfield, Ill. 1964.

[13] FRITTS, H. W., Jnr., P. HARRIS, R. H. CLAUS, J. E. ODELL, and A. COURNAND: Effect of Acetylcholine on the human pulmonary circulation under normal and hypoxic conditions. J. Clin. Invest. 37–99, 1958.

[14] GLENN, W. W. L.: N. England J. Med. **259**, 117 (1958).

[15] GLOVER, W. J.: Personal communication, 1965.

[16] GOLDRING, R. M., G. M. TURINO, G. COHEN, A. G. JAMESON, B. G. BASS, and A. P. FISHMAN: The catecholamines in the pulmonary arterial pressor response to acute hypoxia. J. Clin. Invest. **41**, 1211 (1962).

[17] HANLON, C. R., and A. BLALOCK: Complete Transposition of the Aorta and Pulmonary Artery: Experimental Observation on Venous Shunts as Corrective Procedures. Ann. Surg. **127**, 385 (1948).

[18] HELMSWORTH, J. A., S. KAPLAN, A. M. KEALE, and D. V. JONES: Results of Palliative and Curative Operations for Transposition of Aorta and Pulmonary Artery. Circulation **29**, **114** (1964).

[19] HIMMELSTEIN, A., P. HARRIS, H. W. FRITTS, Jnr., and A. COURNAND: Effect of severe unilateral hypoxia on the partition of pulmonary blood flow in man. J. Thorac. Surg. **36**, 369 (1958).

[20] HOLLIDAY, M. A.: Diagnosis and Treatment: Acute Renal Failure. Pediatrics **35**, 478 (1965).

[21] KEITH, J. D., R. D. ROWE, and P. VLAD: Heart Disease in Infancy and Childhood. New York: Macmillan Co. 1958.
[22] KHOURY, G.: Personal communication 1965.
[23] KIDD, L., G. A. TRUSLER, and W. T. MUSTARD: The Haemodynamic Findings Following Total Correction in Transposition of the Great Vessels. In press.
[24] KIRKLIN, J. W., R. A. DEVLOO, and W. H. WEIDMAN: Intracardiac Repair for Transposition of the Great Vessels: 11 cases. Surgery, S. Louis, **50**, 28 (1961).
[25] MACLEAN, LL. D., J. H. DUFF, H. M. SCOTT, and D. I. PERETZ: Treatment of Shock in Man, leased on Haemodynamic Diagnosis. S. G. & O. **120**, 1, (1965).
[26] MARKHAM, W. G.: Personal communication, 1965.
[27] MCCLURE, P.: Personal communication, 1965.
[28] MUSTARD, W. T., A. L. CHUTE, J. D. KEITH, A. SIREK, R. D. ROWE, and P. VLAD: A Surgical Approach to Transposition of the Great Vessels with Extracorporeal Circuit. Surgery **36**, 39 (1954).
[29] — Successful Two Stage Correction of Transposition of the Great Vessels. Surgery **55**, 469 (1964).
[30] —, J. D. KEITH, G. A. TRUSLER, R. FOWLER, and B. S. L. KIDD: Surgical Management of Transposition of the Great Vessels. J.Thoracic and Cardiovascular Surgery **48**, 953 (1964).
[31] — Personal communication, 1965.
[32] REES, G. J.: Neonatal Anaesthesia. Brit. Med. Bull. **14**, 38 (1958).
[33] — Advances in Anaesthesia. Alumni Meeting of the Hospital For Sick Children, Toronto (1964).
[34] SENNING, A.: Surgical Correction of Transposition of the Great Vessels. Surgery **45**, 966 (1959).
[35] SHAHER, R. M.: Prognosis of Transposition of the Great Vessels with and without Atrial Septal Defect. Brit. Heart J. **25**, 211 (1963).
[36] —, and B. S. L. KIDD: The Haemodynamics of Complete Transposition of the Great Vessels before and after the Creation of an Atrial Septal Defect. Circulation, in press.
[37] — Personal communication 1965.
[38] SIGGAARD ANDERSEN, O., and K. ENGEL: A New Acid-Base Nomogram. Scand. J. Clin. Laborat. Invest. **12**, 177 (1960).
[39] —, K. ENGEL, K. JORGENSON, and P. ASTRUP: A Micro Method for Determination of pH, CO_2 tension, Base excess and standard bicarbonate in capillary blood. Scand. J. Clin. Laborat. Invest. **12**, 172 (1960).
[40] WOOLF, C. R., and F. ARIZA-MENDOZA: The Value of Pulmonary Function Studies in the Assessment of Patients for Cardiac Surgery. Canad. Med. Ass. J. **91**, 1250 (1964).
[41] HARRIS, PETER, and D. HEATH: The Human Pulmonary Circulation. Edinburgh & London: E. & S. Livingston 1962.

Anaesthesiologische Probleme bei kardialen Eingriffen

Von **C. Müller**

Aus der Abteilung für Anaesthesiologie (Vorstand: Prof. Dr. med. O. H. JUST)
der Chirurgischen Universitäts-Klinik Heidelberg
(Direktor: Prof. Dr. med. F. LINDER)

An den Chirurgischen Universitäts-Kliniken Berlin und Heidelberg sind in der Zeit von 1958–1965 nahezu 600 intrakardiale Eingriffe mit Hilfe des extrakorporalen Kreislaufs (EKK) durchgeführt worden.

Die Aufschlüsselung des Krankengutes der ersten 500 Fälle zeigt Tab. 1. Vorhofseptumdefekte des Secundumtypes und Ventrikelseptumdefekte umfassen nahezu die Hälfte der operativen Fälle. Die geringste Mortalität

Tabelle 1. *500 EKK-Operationen Chirurg. Universitäts-Klinik Berlin-Heidelberg*

Diagnose	Fallzahl	Verstorben
Vorhofseptumdefekte (Secundum-Typ)	117	6
Ventrikelseptumdefekte	108	14
Fallot (Tetra- und Pentalogie)	73	32
Pulmonalstenosen (Fallot-Trilogie)	67	2
Erworbene Klappenfehler	44	21
Angeborene Klappenfehler	38	3
Kompletter und inkompletter AV-Kanal	33	3
Verschiedene (M. Ebstein, single ventr.)	10	7
Recidiv-Operationen	5	0
Ostium-Primum-Defekte	5	0
Gesamtzahl	500	88

weisen Vorhofseptumdefekte und Pulmonalstenosen auf. Auch nach Korrektur des inkompletten und kompletten AV-Kanals und der angeborenen Klappenfehlern liegt die Mortalität unter 10%. Eine relativ hohe Sterblichkeit findet sich noch immer nach operativer Korrektur der Fallot'schen Tetra- oder Pentalogie sowie der erworbenen Klappenfehler, deren Anteil am Gesamtkrankengut 24% betrug. Insgesamt betrug die Mortalität durchschnittlich 17,6% (Tab. 1).

Die Narkosetechnik und -verfahren für Operationen am Herzen mit Hilfe des EKK weisen keine wesentlichen Abweichungen von thoraxchirurgischen Eingriffen auf.

Über unsere speziellen anaesthesiologischen Probleme, unter denen Störungen des Säure-Basen-Haushaltes (SBH), der Nierenfunktion und des Gleichgewichtes zwischen gerinnungsfördernden und gerinnungshemmenden Faktoren im Vordergrund stehen, wollen wir im folgenden berichten.

Tabelle 2. *Puffer-Substanzen, postoperativ*

Diagnose	Ges.-Zahl	Fälle	Prozent	Perfusionszeit min
Vorhofseptumdefekte (Secundum-Typ)	83	3	4	22
Ventrikelseptumdefekte	47	7	15	33
Pulmonalstenosen	34	5	15	38
Angeborene Klappenfehler	10	1	10	45
Erworbene Klappenfehler	20	2	20	82
Fallot IV + V	36	15	42	61

Störungen des SBH in Richtung metabolischer Acidose werden neben der Beatmungstechnik vorwiegend durch eine während der extrakorporalen Zirkulation auftretende unzureichende Gewebsperfusion verursacht. Im Vordergrund steht hierbei die Bestimmung des Standard-Bicarbonat-Gehaltes und des Base-Excess, während die Aufrechterhaltung eines normalen CO_2-Partialdruckes während und nach der Operation durch eine adäquate künstliche Ventilation gewährleistet wird. Jede metabolische Acidose bedeutet eine schwere Belastung des Herz-Kreislauf-Systems, wobei Arrhythmien, Neigung zu Kammerflimmern und Zusammenbruch der Kreislauffunktion unter Verlust der Ansprechbarkeit der Gefäße auf Katecholamine die charakteristischen Symptome sind. Aus diesen Gründen muß jede stärkere metabolische Veränderung durch Natriumbicarbonat oder Trispuffer kompensiert werden. Die erforderlichen Mengen lassen sich nach feststehenden Regeln aus dem Körpergewicht und dem Basendefizit errechnen. Stärkere metabolische Entgleisungen sollten mit Trispuffer, besonders bei Kindern, ausgeglichen werden, um eine übergroße Na- und Flüssigkeitszufuhr zu vermeiden. Um einer Acidose vorzubeugen, fügen wir dem Füllvolumen der Herz-Lungen-Maschine Natriumbicarbonat in molarer Lösung zu, und zwar auf 500 ml Maschinenfüllung 25 ml der 8,4%igen Lösung. Postoperativ müssen Puffersubstanzen infolge metabolischer Acidose nur nach langen Perfusionszeiten und ungenügender Herzleistung gegeben werden, wie wir sie vorwiegend bei der Korrektur cyanotischer Herzfehler und beim Klappenersatz erworbener Klappenfehler fanden.

Eine respiratorische Acidose vermeiden wir durch die künstliche Beatmung in den ersten 24 Stunden postoperativ seit 3 Jahren bei allen Patienten mit Korrekturen der Fallotschen Tetra- und Pentalogien sowie der erworbenen Klappenfehler, wenn ein Einzel- oder Doppelklappenersatz durchgeführt wurde.

Bei 6 Patienten mit Vorhofseptum-Defekten vom Sec.-Typ und 13 Patienten mit Ventrikelseptum-Defekten mußte ebenfalls, jedoch über kürzere Zeit, die Atmung assistiert werden (Tab. 3). Bei letzteren war die Indikation zur künstlichen Beatmung durch eine bestehende pulmonale Hypertension gegeben. Auch nach Korrektur anderer Herzfehler mußte bei weiteren 17 Patienten über einen längeren Zeitraum beatmet werden. Insgesamt bedurften ca. 20% unserer Patienten postoperativer Respiratorbehandlung. Neben der Vermeidung der respiratorischen Acidose stehen Ventilationsstörungen verschiedener Ursache, Reduzierung der mechanischen Atemarbeit, Unterstützung einer ungenügenden Herzleistung und Bewußtseinstrübungen infolge embolischer Komplikationen bei der Indikation im Vordergrund.

Tabelle 3. *Respiratorfälle nach Operationen mit EKK*

Diagnose	Fallzahl	Prozente d. Fälle	Zeit-Dauer	Indikation
Fallot IV + V	28	100	26 Std	
Erworbene Klappenfehler	44	24	24 Std	Prophylaxe
Einzel- oder Doppelklappenersatz	15	100	24 Std	
Ventrikelseptumdefekt	13	12	12 Std	Pulmonale Hypertension
Vorhofseptumdefekt (Secundum-Typ)	6	5	Stunden	Ventilationsstörungen
Verschiedene	17	11	Tage	Bewußtseinsstörungen, kardiales Versagen

Insgesamt bei 500 Fällen ca. 20%

Zur Vermeidung von *postoperativen Nierenfunktionsstörungen* hat sich uns neben der Aufrechterhaltung genügend hoher Perfusionsdrucke die prophylaktische Mannit-Gabe bewährt, welche eine osmotische Diurese mit Zunahme des Harn-Zeitvolumens und der NaCl-Ausscheidung verursacht. Sie kommt auch postoperativ bei bestehender Antidiurese infolge vermehrter Ausschüttung von ADH und Aldosteron und der daraus resultierenden Wasser- und Natriumretention zustande. Mit der Mannit-Diurese ist eine Zunahme der Nierendurchblutung nach Angabe verschiedener Autoren bis zu 30% verbunden. Auch bei wesentlich erniedrigten Filtrationsdrucken ist eine Glomerulumfiltration möglich. Somit ist der protektive bzw. therapeutische Effekt von Mannit auf die Nierenfunktion durch die Aufrechterhaltung der Diurese selbst bei kleinsten Filtratmengen zu erklären. Nach klinischen Erfahrungen kann auch in Fällen mit starker Hämolyse und Hämoglobinurie bei einer rechtzeitig eingeleiteten Mannit-Diurese ein Nierenversagen vermieden werden.

Entsprechend seinem Wirkungsspektrum setzen wir Mannit prophylaktisch in 20%iger Lösung der Maschinenfüllung zu. Kinder erhalten 500 mg/kg Körpergewicht, Erwachsene 50 g pro Maschinenfüllung. Eine Zunahme der Urinausscheidung während und nach der Perfusion ist um das 5–6fache und der NaCl-Ausscheidung um das 3fache zu erwarten.

Die Mannit-Prophylaxe bei gleichzeitiger Anwendung der Blutverdünnungsperfusion, wobei $^2/_3$ des Perfusates aus Blut besteht, ist für die rasche Ausscheidung der zur Blutverdünnung benötigten Plasmaexpander in den ersten postoperativen Stunden verantwortlich. Um stabile Kreislaufverhältnisse aufrecht zu erhalten, müssen neben anderen Verlusten auch die durch die Niere ausgeschiedenen Plasmaexpander durch Blut ersetzt werden.

Neben der rein chirurgischen Blutung sind *Störungen des Blutgerinnungssystems* nach Operationen mit dem EKK die Ursache größerer Blutverluste in den ersten 24 Stunden. Der Blutverlust in diesem Zeitraum betrug im Mittel bei allen Eingriffen 26 ml/kg Körpergewicht. Die höchsten postoperativen Blutverluste fanden sich in unserem Krankengut mit einer Menge von 30 ml/kg Körpergewicht nach Korrektur des AV-Kanals, die geringsten mit 15 ml/kg Körpergewicht nach Operationen von Vorhofseptumdefekten. Nach Operationen bei Fallot'schen Tetralogien fanden wir einen mittleren Blutverlust von 26 ml/kg Körpergewicht. Die längerdauernden Korrekturen der erworbenen Klappenfehler dagegen weisen in unserem Krankengut nur einen Blutverlust von 18 ml/kg Körpergewicht auf (Tab. 4).

Tabelle 4. *Durchschnittliche Blutverluste nach Operationen mit EKK in den ersten 24 Std*

Diagnose	Blutverlust ml/kg KG.	Perfusionszeit min	Operationszeit min
Kompletter AV-Kanal	30	90	248
Fallot IV + V	26	61	182
Erworbene Klappenfehler	18	82	219
VDS	15	33	107
ASD II	15	22	123
Durchschnitt	26	58	166

Als Ursache von postoperativen Gerinnungsstörungen haben wir neben der Hyperheparinämie, die Fibrinolyse und die Verbrauchskoagulopathie nach LASCH gesehen. Wir benutzen zur Ungerinnbarmachung des Blutes während der Perfusion Heparin 2,0 ml/kg Körpergewicht und neutralisieren mit Protaminsulfat im Verhältnis 1:2.

In Zusammenarbeit mit einem Gerinnungslabor sind kontinuierliche Kontrollen des Thromboelastogramms erforderlich, um die Nachinjektions-Mengen von Protaminsulfat, die häufig nötig waren, zu bestimmen. Besondere Bedeutung messen wir auch fibrinolytischen Nachblutungen bei, die besonders bei langdauernden Perfusionen durch die Traumatisierung der Plasmaeiweißkörper zu erwarten sind. Wir geben prophylaktisch bei allen Operationen, bei denen eine längere Perfusionszeit vorgesehen ist, Epsilon-Aminocapronsäure 2 g der Maschinenfüllung zu. Weitere 5 g erhält der erwachsene Patient zu Beginn der Operation, dieselbe Dosis wird ihm als Dauertropf-Infusion während der Operation bis 3 Stunden postoperativ gegeben.

Kinder erhalten entsprechend ihrem Körpergewicht 700 mg/kg. Epsilon-Aminocapronsäure ist praktisch atoxisch, kann auch prophylaktisch unbedenklich gegeben werden und reduziert die postoperativen Blutverluste entscheidend.

Da die Operationstechnik und die Narkoseverfahren heute in ausgefeilter Form durchgeführt werden, läßt sich die Mortalität nur durch Beachtung und sorgfältige Therapie der speziellen Störungen des Milieu interne bei diesen Patienten verbessern. Trotz beratender Zusammenarbeit mit den anderen beteiligten Fachdisziplinen liegt doch die Hauptproblematik auf anaesthesiologischem Bereich und stellt ein dankbares Aufgabengebiet dar.

Summary

This is a review of 600 operations with extracorporeal circulation and their anaesthetic problems. Respiratory and metabolic disturbances of the acid-base balance are discussed. Problems of post-operative renal shutdown are decreased by the use of mannitol in combination with hemodilution by plasmaexpanders. It was possible to reduce the number of ACD-bloodunits which usually had to be administered in the first 24 hours postoperatively by using antifibrinolytic agents such as epsilon amino caproic acid.

Literatur

[1] Andersen, M. N., and M. Mendelow: Arch. Surg. **86**, 644–654 (1963).
[2] Clark, L. C., Jr.: Ann. N. Y. Acad. Sc. **92**, 687 (1961).
[3] Hallwachs, O.: Klin. Wschr. **43**, 10, 546 (1965).
[4] Moore, F. D.: Anesth. and Analg., N. Y. Vol. **43**, 3, 256 (1964).
[5] Nahas, G. G.: Pharmakol. Rev. **14**, 447 (1962).
[6] Osborn, J. J., K. Cohn, M. Hait, M. Russi, A. Salel, G. Harkins, and F. Gerbode: J. Thorax. Cardiovas. Surg. **43**, 459 (1962).
[7] Porter, G. A., O. W. Sutherland, W. McCordc, A. Starr, H. E. Griswold, and J. Kimsey: Circulation **27**, 824 (1963).
[8] Thrower, W. B., P. D. Darby, and E. E. Aldinger: A. M. A. Arch. Surg. **82**, 56 (1961).

Meß- und Registriermöglichkeiten bei der intra- und postoperativen Überwachung

Von **O. H. Just** und **C. Müller**

Aus der Abteilung für Anaesthesiologie der Chirurgischen Universitäts-Klinik Heidelberg (Vorstand: Prof. Dr. O. H. Just)

Die Ansicht, daß der Arzt sich bei der Beobachtung und Beurteilung seiner Patienten allein auf die Wahrnehmung seiner fünf Sinne verlassen sollte, ist heute nur noch bedingt richtig. Gewöhnlich wird er damit genügend Einblick erhalten, um die allgemeine Situation des Patienten beurteilen zu können. Nicht mehr zutreffend ist dies aber zweifellos für die Beurteilung des Zustandes unserer Patienten bei vielen speziellen operativen Eingriffen und in der unmittelbaren postoperativen Phase [31]. Die intra- und postoperative Überwachung ist zu einem speziellen Gebiet für den Anaesthesisten geworden. Wir müssen uns deshalb mit diesen Problemen beschäftigen, um die Operationen gefahrloser zu gestalten und damit die Sicherheit der Patienten zu erhöhen. Einer gleich zuverlässigen und exakten Überwachung bedürfen auch die zahlreichen Schwerunfallverletzten, die heute immer häufiger in sogenannten Wiederbelebungs- oder Beatmungszentren behandelt werden.

Die Entscheidung, welche Überwachungsverfahren im Operationssaal bzw. auf der Wachstation angewendet werden sollen, muß unter sehr verschiedenen Gesichtspunkten erfolgen. Gewiß gibt es eine Fülle von technischen Möglichkeiten. Entscheidend ist aber der Informationsgehalt der einzelnen Verfahren, und daher wird man sich auf einige wenige beschränken, die einen zuverlässigen Aufschluß über die lebenswichtigen Funktionen geben und auftretende Störungen sofort erkennen lassen [12]. Mit Hilfe elektrischer Verfahren ist es heute möglich, sich einen Einblick in die Funktionen von Herz, Kreislauf, Gehirn, Atmung und Körpertemperatur zu verschaffen. Folgende intra- und postoperative elektrische Überwachungsverfahren kommen bei uns zur Anwendung:

Herzfunktion	EKG Frequenz	
Kreislauffunktion	Arterieller Druck Venöser Druck	Blutig Unblutig

Gehirnfunktion	EEG	Narkosetiefe Hämodynamik O_2-Versorgung
Atmung	O_2-Konzentration der Einatemluft Atemvolumen (Volumeter) Atemfrequenz Alveoläre CO_2-Konzentration Uras-M Pneumotachographie	Strömungs-geschwindigkeit Frequenz Volumen
Körpertemperatur	Oesophagus Rectum	

Im allgemeinen genügen zur Überwachung der Herzfunktion die Registrierung des Elektrokardiogramms und der Herzfrequenz [9], welche durch elektronische Zählung der R-Zacken im EKG technisch erfaßt und als Mittelwert der Frequenz durch entsprechende Instrumente zur Anzeige gebracht wird [8]. Eine brauchbare Registrierung der Herzfrequenz ist nur bei einwandfreiem EKG möglich und die klinische Auswertung nur bei gleichzeitiger Registrierung des EKG's sinnvoll, weil Unregelmäßigkeiten in der Schlagfolge sonst nicht erkannt werden. Extrasystolen, Bigeminie und Gruppenbildung höherer Ordnung, wie sie gerade bei extremen Belastungen auftreten, werden nämlich nur als einfache Frequenzänderung, also unzutreffend dargestellt [25].

Die Registrierung des Elektrokardiogramms unter Operationsbedingungen bietet heute praktisch keine Schwierigkeiten mehr. Man sollte sich aber hüten, aus dem EKG voreilige Schlüsse auf die Leistungsfähigkeit des Herzens während der Operation zu ziehen oder spezielle diagnostische Feinheiten erkennen zu wollen [1]. Mehr als Schlagfrequenz, Reizbildungs- und Reizleitungsstörungen, Vorhofflimmern und Kammerflimmern können aus dem EKG im allgemeinen nicht abgelesen werden. Für die momentane Situation ist dies auch aufschlußreich genug, um die entsprechenden therapeutischen Konsequenzen einzuleiten [21].

Häufig beobachtet man eine arrhythmische Herzaktion mit unterschiedlicher Auswurfleistung, unmittelbar nach Beendigung der extrakorporalen Perfusion (Abb. 1). Weiterhin läßt sich sehr gut im EKG die Schrittmacherwirkung bei totalem AV-Block erkennen, gleichgültig, ob es sich um einen vorhofgesteuerten oder um einen unabhängig von der Herzaktion arbeitenden Schrittmacher handelt. Besonders läßt sich bei gleichzeitiger arterieller Druckregistrierung die Überlegenheit des vorhofgesteuerten Schrittmachers erkennen (Abb. 2).

Schließlich sei noch in allen drei EKG-Ableitungen die Registrierung eines Kammerflimmerns gezeigt (Abb. 3), bei dem gleichzeitig am offenen Thorax direkte manuelle Herzmassage durchgeführt wird, die ausreichende

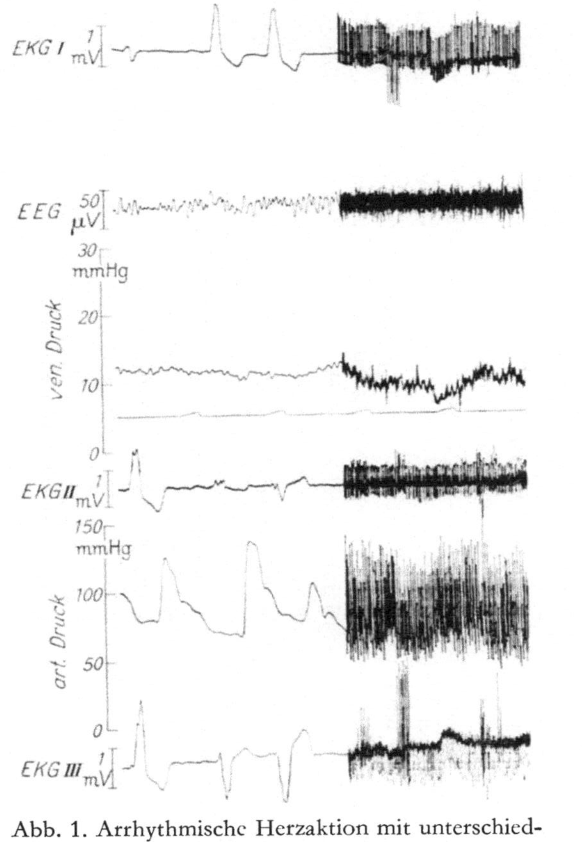

Abb. 1. Arrhythmische Herzaktion mit unterschiedlicher Auswurfleistung.

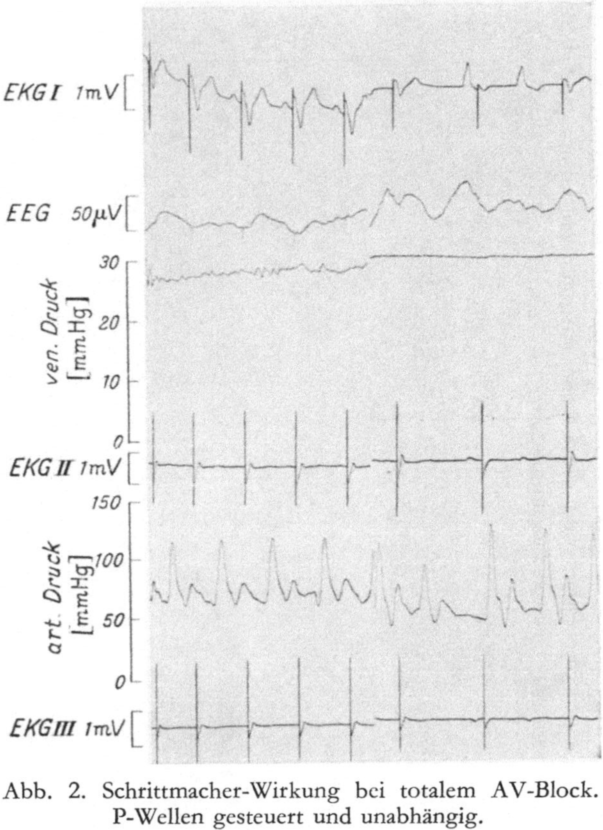

Abb. 2. Schrittmacher-Wirkung bei totalem AV-Block. P-Wellen gesteuert und unabhängig.

Zirkulationsverhältnisse bewirkt, wie die arterielle Druckregistrierung aufzeigt. Interessant sind die hierbei auftretenden kompressionsbedingten venösen Druckschwankungen.

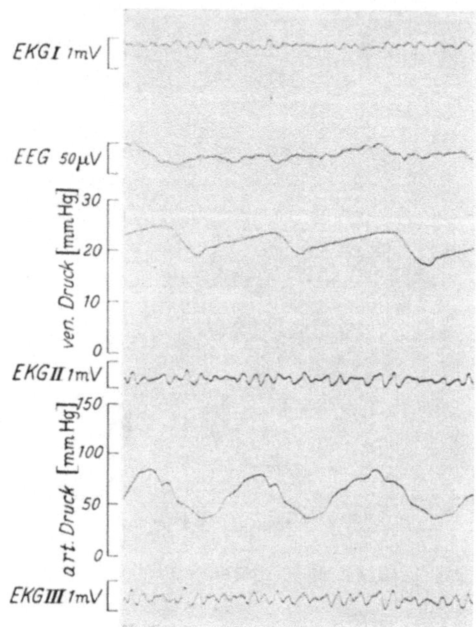

Abb. 3. Direkte Herzmassage bei Kammerflimmern.

Die Überwachung der Kreislauffunktion durch fortlaufende Registrierung des arteriellen und venösen Druckes ist von besonderer klinischer Bedeutung [14]. In technischer Hinsicht stellt die blutige Registrierung mit Verwendung der äußerst zuverlässig arbeitenden Statham-Elemente und einer Registrier- und Schreibeinrichtung keine besonderen Probleme mehr dar. Eine solche Druckregistrierung gibt den sichersten Aufschluß über den Kreislaufzustand, wobei sich nicht nur aus der Höhe des Druckes, sondern auch aus der Kurvenform entsprechende Schlüsse ziehen lassen. Den arteriellen Druck registrieren wir routinemäßig durch Freilegung der Arteria radialis, der zentrale Venendruck im oberen Hohlvenengebiet wird entweder durch Vorschieben eines Katheters über eine Armvene oder aber am Hals über die Vena jugularis gemessen.

Nach Beendigung einer Herzoperation mit der Herz-Lungen-Maschine ist oft eine assistierte Perfusion nötig. Wir verstehen darunter, daß das Herz bereits zum Teil seine Funktion wieder aufgenommen hat, zur Unterstützung ausreichender Kreislaufverhältnisse die Perfusion aber noch weiter durchgeführt wird. Nach Abstellen der Herz-Lungen-Maschine sehen wir dann noch für eine gewisse Zeit eine arrhythmische Herzaktion mit unterschiedlicher Auswurfleistung. Zeigt der arterielle Druck dabei keine ausreichenden Werte, so handelt es sich bei niedrigem Venendruck meist um einen Volumenmangel [17, 20, 22]. Deswegen wird dann über die Herz-Lungen-Maschine noch intraarteriell Blut zugeführt (Abb. 4).

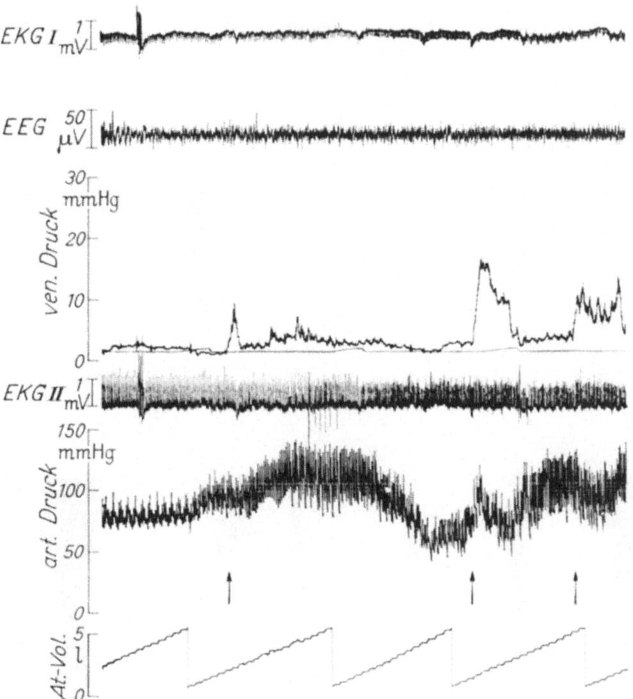

Abb. 4. Volumenmangel nach extrakorporalem Kreislauf. Dreimalige Intraarterielle Blutgabe von 100 ml.

Bei zu niedrigem arteriellen Druck und hohem venösen Druck ist eine weitere Volumenanreicherung nicht sinnvoll. Aus diesem Grund versuchen wir dann auf medikamentösem Wege die Kreislaufverhältnisse zu bessern. Sehr häufig läßt sich nach Injektion von Adrenalin oder Nor-Adrenalin eine Normalisierung der Kreislaufverhältnisse erreichen (Abb. 5). Auch Manipulationen des Operateurs können zu Veränderungen der Druckverhältnisse führen. Das Einlegen des oberen Hohlvenenkatheters verursacht einen prompten Druckanstieg für die Dauer der Manipulation im oberen Hohlvenengebiet (Abb. 6). Auch für die Beurteilung der Kurven-

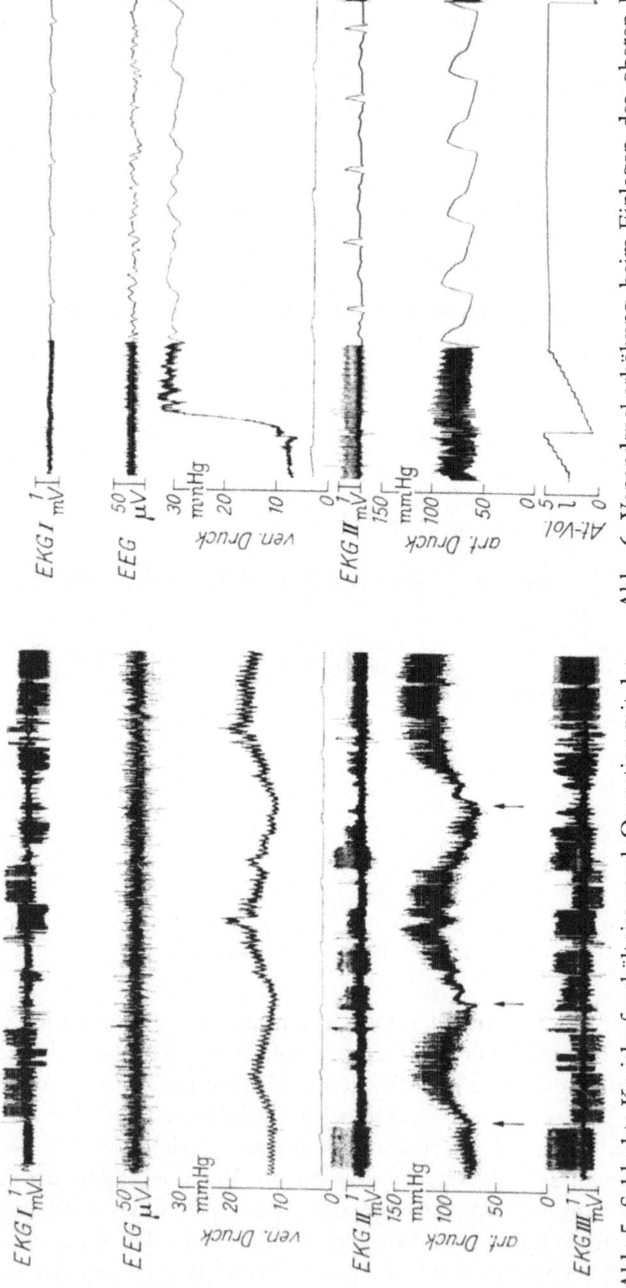

Abb. 5. Schlechte Kreislaufverhältnisse nach Operation mit der HLM machen dreimalige Injektion von Adrenalin (↑) erforderlich. Danach Besserung der Kreislaufsituation.

Abb. 6. Venendruckerhöhung beim Einlegen des oberen Hohlvenenkatheters.

form ist die arterielle Druckregistrierung sehr wertvoll [16]. Bei einem Patienten wurde in einer Sitzung sowohl die Mitral- als auch die Aortenklappe durch künstliche Klappen ersetzt. Bei der arteriellen Druckaufzeichnung zeigte sich nach der Durchführung des Klappenersatzes eine Frequenzzunahme, eine Amplitudenabnahme und eine Änderung der arteriellen Kurvenform (Abb. 7).

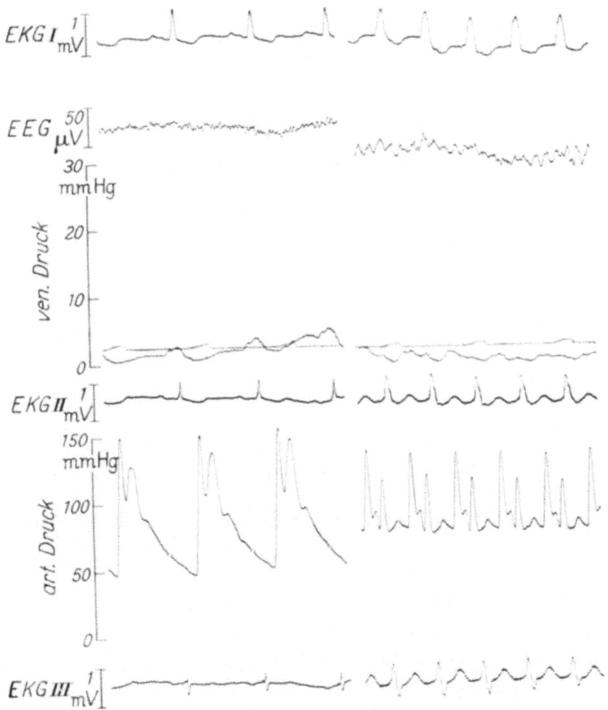

Abb. 7. Künstlicher Aortenklappenersatz. Frequenzzunahme, Amplitudenabnahme, Änderung der arteriellen Kurvenform.

Schließlich läßt sich noch die Beseitigung von Kammerflimmern in der arteriellen Druckregistrierung durch Elektroschock gut erfassen, wobei zu erkennen ist, daß nach Wiederkehr der spontanen Herztätigkeit auch sofort ausreichende Kreislaufverhältnisse herrschen (Abb. 8).

Weit problematischer ist die unblutige Blutdruckmessung in der postoperativen Phase oder aber auch bei operativen Eingriffen, wenn kein intravasaler arterieller Katheter zur Messung zur Verfügung steht. Zu diesem Zweck wurde eine Anzahl von Apparaten entwickelt, die entweder nach dem auskultatorischen Prinzip oder nach oszillometrischen Kriterien

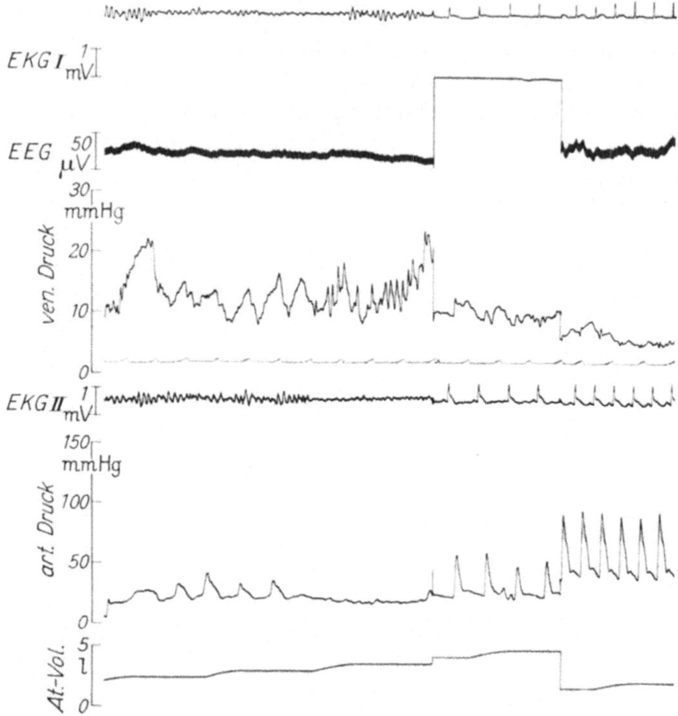

Abb. 8. Beseitigung von Kammerflimmern durch Elektroschock.

den Blutdruck bestimmen [13, 27]. Für uns in der Klinik – und ich stimme hier mit den Ansichten von Uexküll überein – sind die Anforderungen, die an eine fortlaufende unblutige Registrierung des Blutdruckes gestellt werden müssen, folgende:

1. Die Genauigkeit der Messung des systolischen und diastolischen Druckes muß zumindest die der üblichen Methoden zur Einzelbestimmung des Blutdruckes nach Riva-Rocci/Korotkoff erreichen,

2. die Registrierung muß automatisch einstellbar sein und beliebig lange durchgeführt werden können,

3. die Meßwerte müssen sofort ablesbar und registrierbar sein. Eine Belästigung des Patienten durch die Messung selbst darf nicht erfolgen und

4. dürfen Störeffekte die Messung nicht wesentlich beeinflussen.

Da heute die gebräuchlichen Apparaturen mit statischen Drucken auf die Gefäßumgebung arbeiten, können sie in ihrer klinischen Anwendung nicht genauer sein als die Methode von Riva-Rocci/Korotkoff. Die Bedeutung dieser Verfahren liegt deshalb auch nicht in einem größeren Informationsgehalt, sondern in der kontinuierlichen Überwachung und in der

Tatsache, daß eine Person die Überwachung vieler Patienten gleichzeitig übernehmen kann.

Die *Registrierung des Elektroencephalogramms* im Operationssaal zur Beurteilung der Hirnfunktion hat eigentlich nur wesentliche klinische Bedeutung bei Operationen mit künstlicher Unterkühlung und Kreislaufstillstand und besonders bei extrakorporaler Perfusion mit der Herz-Lungen-Maschine [18]. Mit Hilfe des EEG's lassen sich die Narkosetiefe [3, 30], die cerebralen Zirkulationsverhältnisse und schließlich die Sauerstoffversorgung des Hirngewebes beurteilen [19, 23, 28]. Wichtig ist darauf hinzuweisen, daß das EEG niemals die primäre Zirkulationsstörung, sondern immer nur die sekundäre Auswirkung erfaßt. Trotzdem gibt es intra operationem über gewisse Störungen alleinigen Aufschluß. Zunächst ist

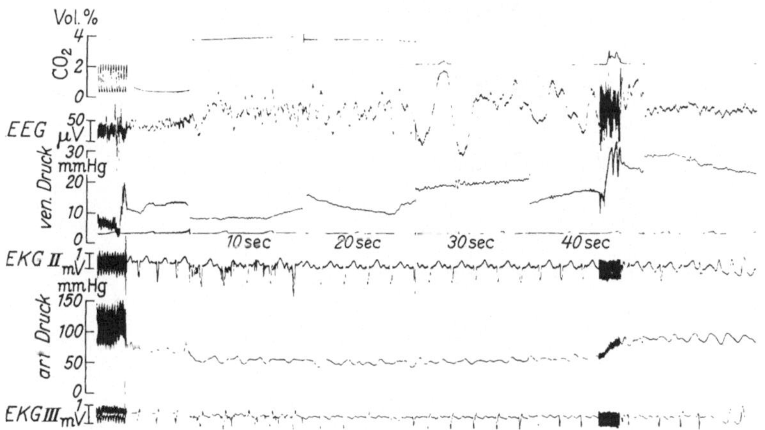

Abb. 9. Ungenügender arterieller Druck bei Perfusionsbeginn. Typische EEG-Veränderungen.

die Hirnfunktion natürlich abhängig von den Zirkulationsverhältnissen, und bei ungenügender cerebraler Zirkulation wird sich auch sehr rasch eine Verschlechterung des EEG's zeigen. Dies sehen wir immer wieder bei Beginn der Perfusion, wenn der Perfusionsdruck nicht ausreichend ist. Bei Verbesserung des Perfusionsdruckes auf 80 mmHg normalisiert sich auch das EEG sehr rasch wieder (Abb. 9). Die schlechten Druckverhältnisse können sogar soweit führen, daß das EEG schließlich eine isoelektrische Linie zeigt. Ist dieser Zustand nur sehr kurzfristig, so findet bei Verbesserung der Zirkulationsverhältnisse eine rasche Rückbildung zur Norm statt [19] (Abb. 10).

Die Qualität des EEG ist aber nicht nur von den Zirkulationsverhältnissen abhängig und daher ist die getrennte Aufzeichnung beider Größen sehr nützlich. Manchmal kann es vorkommen, daß trotz ausreichendem arteriellem Druck ein sehr träges EEG vorhanden ist, wenn durch eine

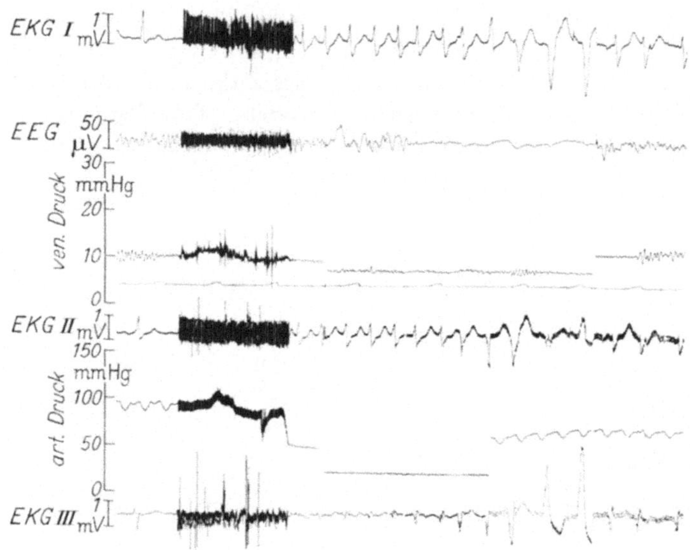

Abb. 10. Ungenügender Perfusionsdruck mit Rückwirkungen auf das EEG.

Kurzschlußverbindung eine mangelnde Arterialisierung des Blutes stattfindet (Abb. 11). Nach Einsetzen des extrakorporalen Kreislaufes mit voll arterialisiertem Blut findet eine Verbesserung, ja sogar Normalisierung des EEG statt, obwohl dann der absolute arterielle Druck manchmal schlechter sein kann, als vorher bei Spontanaktion des Herzens (Abb. 12). Es handelt sich in beiden Abbildungen um dieselbe Patientin.

Ein träges EEG nach der Perfusion kann trotz ausreichender arterieller Druckverhältnisse und trotz guter Arterialisierung des Blutes durch eine cerebrale Luftembolie entstehen (Abb. 13). Auch diese führt natürlich durch Verstopfung kleinster arterieller Äste zu einer mangelnden Sauerstoffversorgung des Hirngewebes. Diese oft flüchtigen Erscheinungen können sich sehr häufig zurückbilden.

Auch eine ungenügende venöse Drainage durch Katheterknickung und andere Ursachen mit zu geringer arteriovenöser Druckdifferenz kann über die venöse Rückstauung zur cerebralen Druckerhöhung und hypoxischen

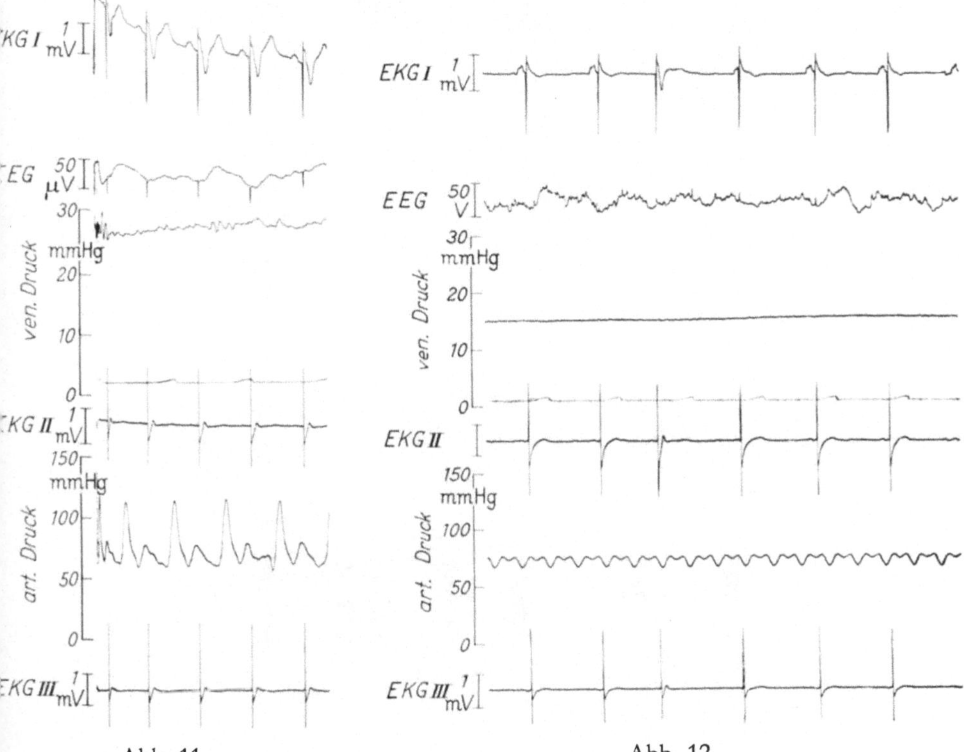

Abb. 11 Abb. 12

Abb. 11. Trotz ausreichendem arteriellem Druck schlechtes EEG infolge ungenügender arterieller Sauerstoffsättigung.

Abb. 12. Trotz niedrigem Perfusionsdruck Verbesserung des EEG durch optimale Sauerstoffsättigung mit Hilfe des extrakorporalen Kreislaufes.

EEG Zeichen führen. Die Normalisierung des EEG hängt von der Höhe des venösen Druckes und der Dauer des Zustandes ab (Abb. 14). Ähnliche Verhältnisse können auch auftreten bei Beginn einer hypothermen Perfusion, wenn trotz guter Zirkulationsverhältnisse die Bluttemperatur zu niedrig ist und daraus eine mangelnde Sauerstoffversorgung durch verminderte Sauerstoffabgabe für das Hirngewebe resultiert. Dieses Zustandsbild ist in Abb. 15 erfaßt, wobei die Temperatur des einfließenden Blutes 23° C betrug.

Eine mangelnde Sauerstoffversorgung des Gehirns bei ausreichenden Zirkulationsverhältnissen kann also nur mit Hilfe des Elektroencephalogramms erkannt werden. Blutdruckschreibung, Elektrokardiographie und Elektroencephalographie können sich deshalb nicht gegenseitig vertreten.

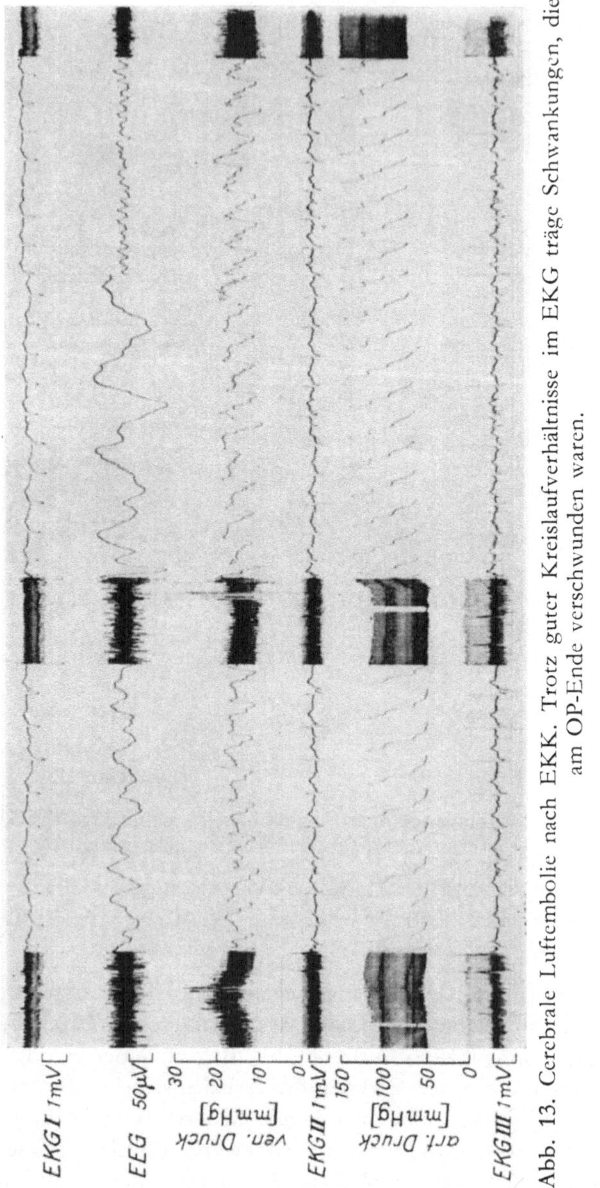

Abb. 13. Cerebrale Luftembolie nach EKK. Trotz guter Kreislaufverhältnisse im EKG träge Schwankungen, die am OP-Ende verschwunden waren.

Es läßt sich zwischen ihnen auch keine Rangordnung der Wichtigkeit aufstellen [12]. Das EEG reagiert zwar verhältnismäßig träge auf lebensbedrohliche Störungen und ist in seinen Aussagen immer mehrdeutig, doch

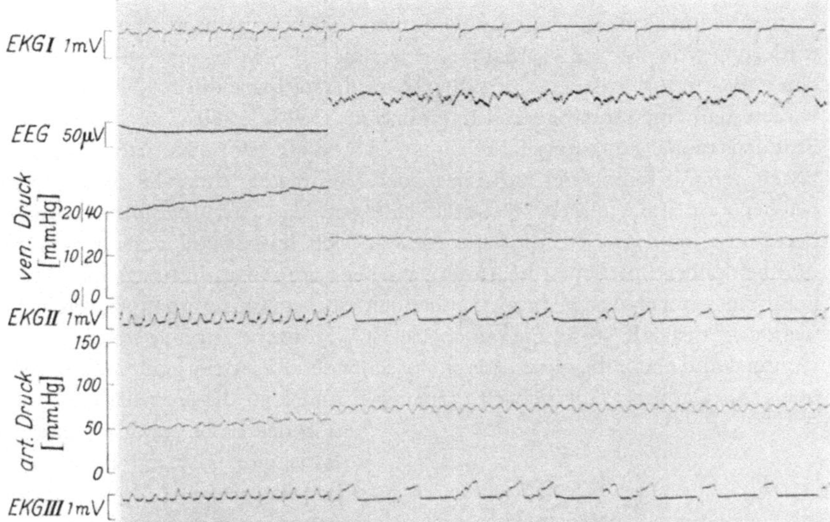

Abb. 14. Ungenügende venöse Drainage bei EKK mit entsprechenden EEG-Veränderungen.

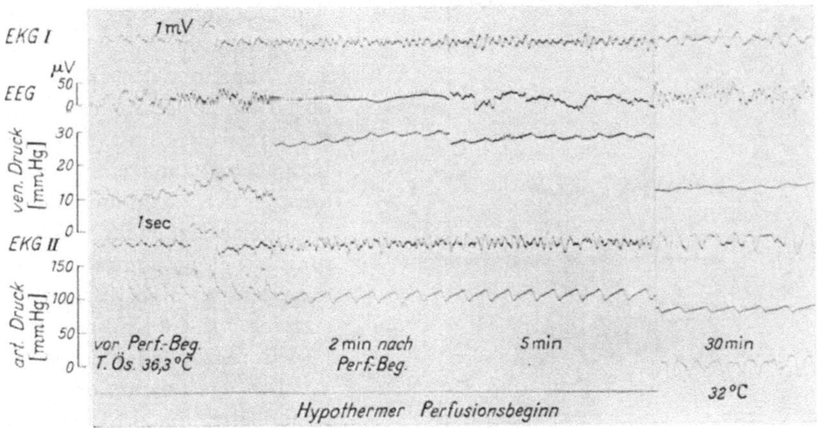

Abb. 15. Hypothermer Perfusionsbeginn.

ermöglicht es eine präzise Narkoseführung und gibt für gewisse spezifische Störungen alleinigen Aufschluß.

Die *Überwachung und Kontrolle der Atmung* erfolgen nach den verschiedensten Richtungen. Zunächst läßt sich mit Hilfe des Oxytests der Sauerstoffgehalt der Einatemluft laufend bestimmen, so daß jederzeit festgestellt werden kann, ob in dem angebotenen Narkosegemisch die Minimalforderung von 20 Vol.-% Sauerstoff erfüllt ist. Das gleiche gilt auch bei einer Beatmung mit einem höheren Sauerstoffpartialdruck, wobei wir wissen, daß eine reine Sauerstoffventilation bzw. über 60% nach mehreren Stunden nicht ganz ungefährlich ist. Atemvolumen und Atemfrequenz lassen sich mit Hilfe eines registrierenden Volumeters ebenfalls genau überwachen und aufzeichnen. Dadurch läßt sich das Atem-Minutenvolumen berechnen, eine Größe, die selbstverständlich individuell verschieden ist und bei jeder künstlichen Beatmung vorher vom Anaesthesisten am Atemgerät eingestellt werden muß. Schließlich ist es noch möglich, durch Verwendung des URAS-M die alveoläre CO_2-Konzentration laufend zu bestimmen und ebenfalls mit einem entsprechenden Registriergerät aufzuzeichnen [15]. Dadurch läßt sich ein genauer Einblick in die Ventilationssituation des Patienten gewinnen. – Es ist ganz klar, daß bei Hyperventilation die CO_2-Werte abnehmen und bei Hypoventilation ansteigen. Nicht immer ist aber eine Abnahme der alveolären CO_2-Werte ventilationsbedingt. Trotz gleichbleibender Atemvolumina, wie sie die Treppenkurve aufzeigt, findet eine Abnahme der CO_2-Werte durch rapide Verschlechterung des Kreislaufes statt (Abb. 16). Umgekehrt kann eine Verbesserung der Kreislaufsituation bei gleichbleibenden Ventilationsverhältnissen zu einem Anstieg und zu einer vermehrten Abgabe von CO_2 führen [2].

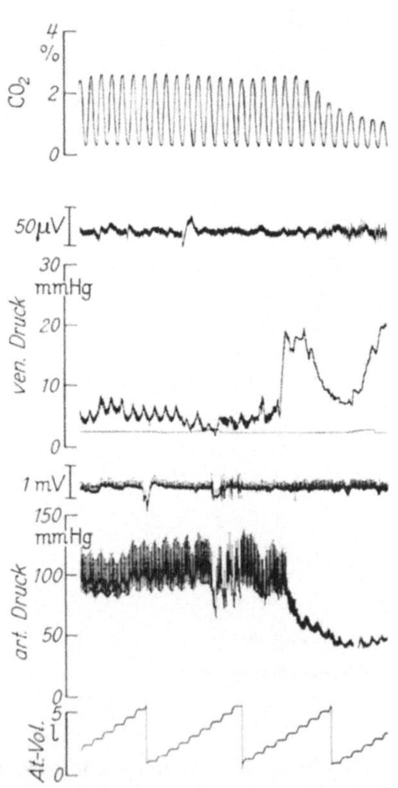

Abb. 16. Abhängigkeit der alveolaren CO_2-Konzentration vom Kreislaufzustand.

Ein relativ neues Verfahren, welches zusätzlich noch Aufschluß über die Strömungsgeschwindigkeit und über die Atemwiderstände gibt, ist die *Pneumotachographie* [4, 10, 11, 26]. Man benutzt dazu die Druckdifferenz, die zwischen zwei Punkten eines durchströmten Rohres auftritt. Solange laminare Strömung herrscht, wird diese Druckdifferenz ausschließlich von der Strömungsgeschwindigkeit und Viscosität des Meßstoffes bestimmt, wobei die Strömungsbeziehung nahezu linear ist. Die Eichung wird dadurch sehr vereinfacht. Da außerdem durch einen Kunstgriff, nämlich der Aufteilung des Lumens einer Röhre in zahlreiche kleine Röhrchen von etwa 2 cm Durchmesser, die Strömung in einem relativ großen Bereich laminar bleibt, kann dieser sogenannte Röhrchenpneumotachograph nach FLEISCH für Ventilationsmessungen benutzt werden. Die auftretenden Druckdifferenzen liegen zwischen 5 und 10 mmWS. Deshalb ist ein hochempfindliches Differenz-Druckmanometer in Verbindung mit einem entsprechenden Registriergerät notwendig, das neben ausreichenden mechanischen Eigenschaften und geringer Dämpfung vor allem auch eine sehr gute Konstanz der Nullage haben muß.

Der Unterschied zwischen Pneumotachogramm, also einer Geschwindigkeitskurve und Spirogramm, einer Volumenkurve, wird am besten durch die Gegenüberstellung entsprechender Kurven deutlich (Abb. 17). Kurve I entspricht einer Spirometerkurve, II einer getrennten Integration von Inspiration und Exspiration und III einer Kurve, wie sie durch Gasuhren erhalten wird, d. h. in diesem Falle wird nur eine Phase, entweder inspiratorisch oder exspiratorisch integriert und die Einzelwerte bis zu einer bestimmten Grenze in Form einer Treppenkurve summiert. Bei allen Integralkurven entspricht die Amplitude, d. h. der Abstand eines Punktes von der Abscisse, gemäß Ordinatenabweichung dem Volumen.

Man erkennt, daß das Spirogramm nur in Kurve II eine exakte Bestimmung des Phasenwechsels erlaubt; jedoch ist eine solche Kurve nur über ein Pneumotachogramm zu erhalten. Der Anschluß eines Spirometers im Rahmen intra- oder postoperativer Überwachung ist zwar durchführbar, jedoch umständlich. Am besten bewährt haben sich bisher Gasuhren, die preiswert sind und mit vielen Narkose- bzw. Beatmungsgeräten verbunden werden können. Man erhält jedoch nur eine Treppenkurve, d. h. nur eine Phase der Atmung kann überwacht werden. Diese Uhren haben außerdem einen relativ großen Totraum, einen ins Gewicht fallenden Gesamtwiderstand und eine je nach Konstruktion wechselnde Trägheit, so daß die Messung im niedrigen Strömungsbereich versagen kann, wie es für Kleinkinder und Säuglinge zutrifft.

Diese Nachteile entfallen bei der Pneumotachographie. Der Totraum des Meßrohres ist bei adäquater Wahl sehr gering, ebenso der Gesamtwiderstand. Die Verbindung mit jedem Ventilsystem ist möglich und beide Atemphasen können sowohl im geschlossenen wie im halbgeschlossenen System registriert werden.

Bei der Interpretation des Pneumotachogramms ist darauf zu achten, daß den Amplituden Strömungsgeschwindigkeiten entsprechen und nur die Fläche unter den Kurven das Volumen repräsentiert. Bei Frequenz-

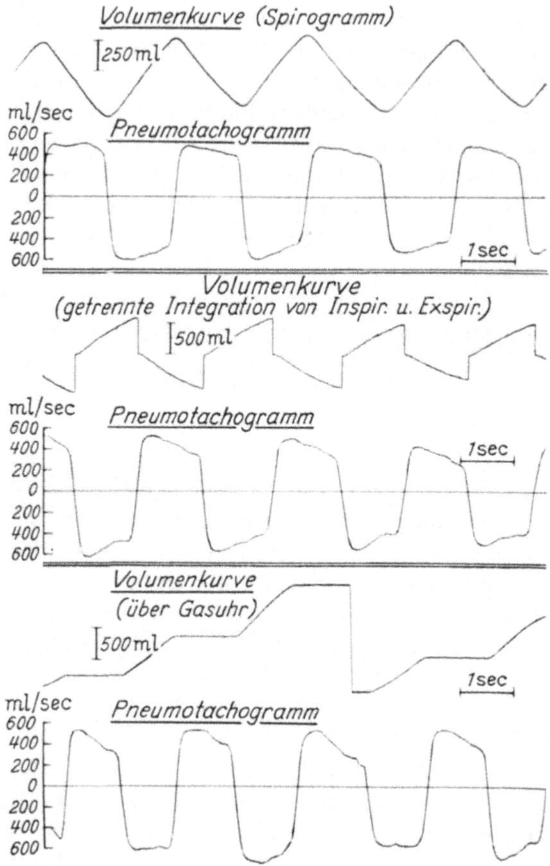

Abb. 17. Atemvolumenkurven.

erhöhung kann die Amplitude durchaus größer werden, obwohl das Volumen konstant oder sogar kleiner wird. Natürlich ist eine automatische Integration auf elektrischem Wege möglich, so daß gleichezitig eine Volumenkurve registriert werden kann.

Insgesamt ist die Methode sehr aufwendig. Sie besitzt aber den Vorteil, für Volumenmessungen aller Altersgruppen mit gleicher Genauigkeit verwendbar zu sein. Im Rahmen komplexer Untersuchungen der Atemmechanik, wie Volumendehnbarkeit, Strömungswiderstände, Atemarbeit usw., die auch für die breitere klinische Praxis mehr und mehr an Bedeutung gewinnen, ist die Pneumotachographie unentbehrlich.

Bei der praktischen Durchführung der Registrierung im Operationssaal gehen wir so vor, daß wir die Statham-Elemente an einer Meßbrücke anbringen, die durch eine entsprechende Halterung mit dem Operationstisch fest verbunden ist. Sämtliche Lageveränderungen des Operationstisches werden dadurch auch von den Druckelementen mitgemacht und nur selten, z. B. bei extremer Kopftieflage, muß eine Neueinstellung der Elemente in Herzhöhe erfolgen. Um eine möglichst große Bodenfreiheit für Chirurgen, Anaesthesisten und Personal zu haben, sind sämtliche Anschlüsse bei uns in das Deckenpendel verlegt. Als Registrieranlage verwenden wir den Doppelschrank der Firma Hellige in Verbindung mit einem Großsichtrohr der Firma Schunack Berlin. Für die postoperative Phase, bzw. Überwachung Schwerunfallverletzter mit künstlicher Beatmung haben wir mit der Firma Hellige eine Geräteeinheit zusammengestellt, die sich klinisch bis jetzt hervorragend bewährt hat und der wir die Bezeichnung „Circulo-Respirograph" geben möchten, weil damit neben der Überwachung der Kreislaufverhältnisse auch eine Registrierung der Ventilation möglich ist, gleichgültig, ob der Patient spontan atmet oder künstlich beatmet werden muß.

Besonders interessant ist der Vergleich zwischen blutiger und unblutiger Druckmessung am gleichen Patienten. Wir haben über längere Dauer am linken Arm eine blutige Druckmessung über die Arteria radialis vorgenommen und am rechten Arm eine unblutige nach Riva-Rocci und Erfassung der Korotkoff-Geräusche. Geringe Druckschwankungen, wie sie in der arteriellen Aufzeichnung gefunden werden, wurden auch durch die unblutige Registrierung erfaßt (Abb. 18). Unsere Erfahrungen mit der unblutigen Druckmessung zur postoperativen Überwachung sind sehr gut. In Normalbereichen ist dieses Verfahren zuverlässig, wenig störanfällig; unter einem systolischen Druck von 70 mmHg wird die unblutige Messung allerdings problematisch.

Eine solche postoperative Überwachungskurve erfaßt das EKG, die Pulsfrequenz pro Minute, die Temperatur, den unblutigen arteriellen Druck und schließlich die Atmung mit Hilfe der Pneumotachographie, mit der wir die verschiedensten Formen der Ventilation kontrollieren können (Abb. 19). Bei Spontanatmung muß die Kontrolle mit dem Meßrohr allerdings über eine dichtschließende Maske erfolgen.

Unsere Erfahrungen mit den beschriebenen Meß- und Registriermethoden erstrecken sich über 1500 Herzoperationen, von denen mehr als 600 als offene kardiale Eingriffe durchgeführt wurden.

Mit den Geräten der Firma Hellige wurden 1964 über 500 Eingriffe kontrolliert und überwacht, wovon allein 121 extracorporale Perfusionen waren. In der Bedienung speziell für das technische Personal erscheinen uns die Geräte sehr einfach und sind in ihrer Arbeitsweise äußerst zuverlässig.

Abschließend läßt sich feststellen, daß die Meß- und Registriermethoden sich in den letzten Jahren vervollkommnet und an Bedeutung zugenommen haben. Für bestimmte operative Eingriffe sind sie unentbehrlich geworden.

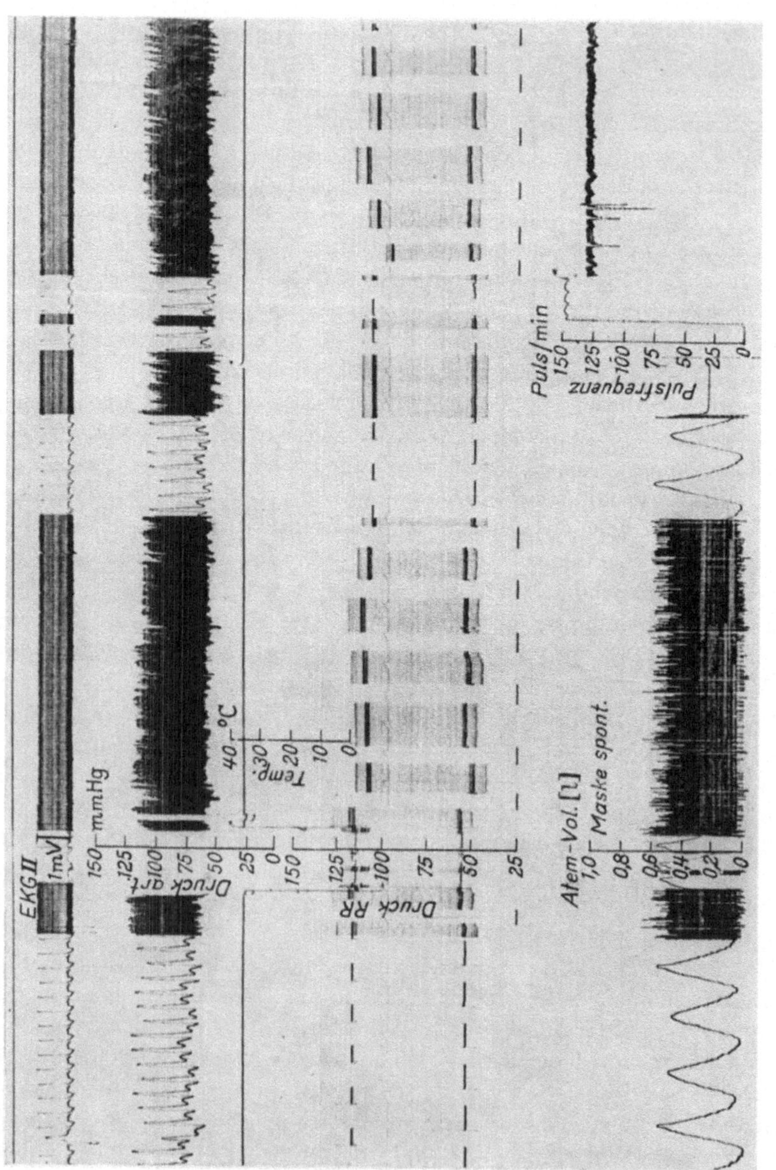

Abb. 18. Postoperative Überwachungskurve.

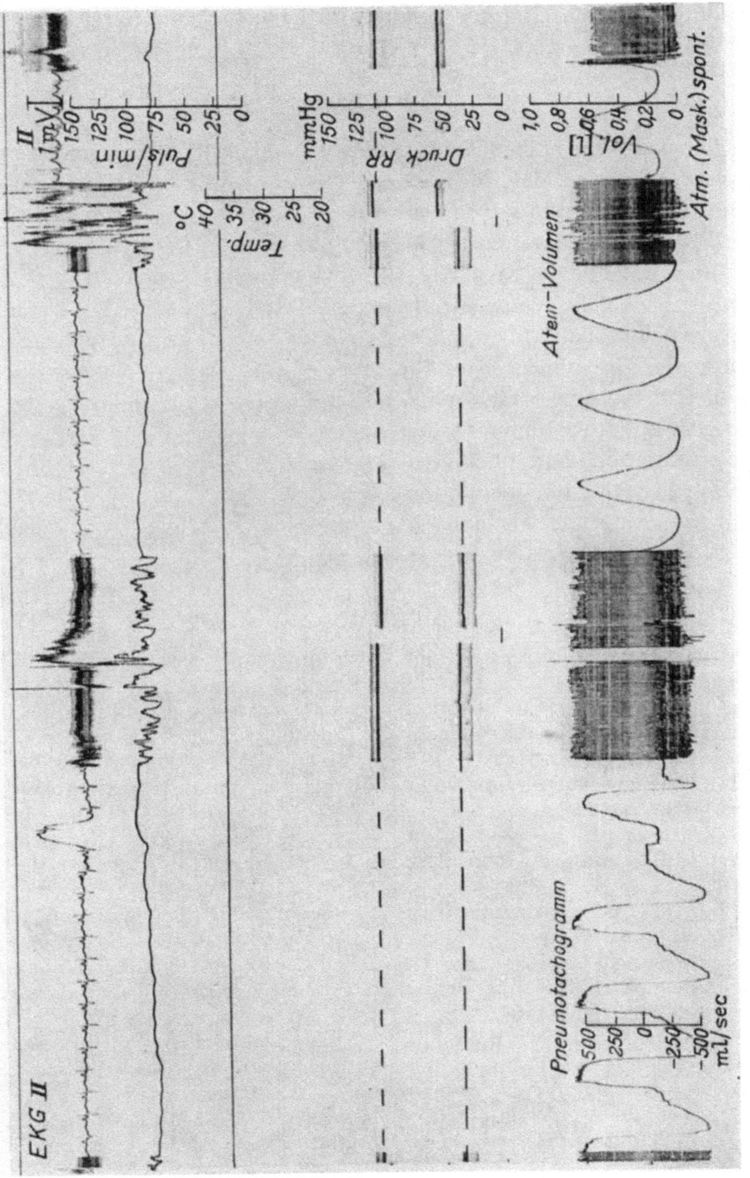

Abb. 19. Postoperative Überwachungskurve.

In der postoperativen und posttraumatischen Überwachung dienen sie neben der Erleichterung für das Personal letztlich dazu, lebensbedrohliche Komplikationen frühzeitig zu erkennen und die Sicherheit unserer Patienten zu erhöhen.

Summary

In this paper methods of intra- and post-operative monitoring of 1500 cardiac operations are described. During surgery continuous electrocardiographic- and heart rate-recordings were used to observe cardiac action. Arterial pressure readings either by the direct method (radial artery) or by the indirect method of Riva Rocci provided further information of the circulatory state. The central venous pressure was measured in the superior vena cava additionally. The E.E.G. gave an overall picture of cerebral function which is influenced by the depth of anaesthesia, the cerebral circulation and oxygen saturation. Ventilation was regulated according to results of respiratory minute volume, respiratory rate, in- and exspiratory CO_2-concentration, and pneumotachographic recordings. Important information was also obtained from continuous temperature recordings of rectum and esophagus. The apparatus used (Hellige) proved to be reliable.

Literatur

[1] Adams, A. K.: Information and misinformation from the ECG during anaesthesia. Anaesthesia **19**, 4, 585 (1964).

[2] Anschütz, F., H. Chr. Drube u. J. Sensing: Über die direkte Bestimmung des Herzminutenvolumens mit Fremdgasen bei fortlaufender Registrierung durch den URAS. Dtsch. Arch. klin. Med. **204**, 74–80 (1957).

[3] Bark, J.: Über die Bestimmung der Narkosetiefe mit dem EEG. Anaesthesist 3, **2**, 73 (1954).

[4] Bartels, H., E. Bücherl, C. W. Hertz, G. Rodewald u. M. Schwab: Lungenfunktionsprüfungen. Berlin-Göttingen-Heidelberg: Springer-Verlag 1959.

[5] Braun, L.: Über intraoperative EKG-Veränderungen bei Operationen am Herzen und an den großen Gefäßen. Med. Klin. **59**, 4, 128–134 (1964).

[6] Brechner, V. L., E. M. Kavan, and J. B. Dillon: The EEG-effect of compression of the superior vena cava during thoracotomy. J. Thorac. Surg. **37**, 352–369 (1959).

[7] Cavan, E. M., and V. L. Brechner: EEG effect of alterations in superior vena cava pressure during open heart surgery with extracorporal circulation Anaesth., Analg., Vol. 40, 418–421 (1961).

[8] Dittmar, H. A., G. Friese u. E. Nusser: Ein elektronisches Gerät zur Überwachung der Herztätigkeit (Monitor). Thoraxchir., Stuttgart **9**, 7–11 (1961/62).

[9] Eichler, J.: Kontinuierliche Pulsfrequenzregistrierung in der Klinik. Anaesthesist 11, **12**, 373 (1962).

[10] Fleisch, A.: Der Pneumotachograph. Ein Apparat zur Geschwindigkeitsregistrierung der Atemluft. Arch. Physiol. **209**, 713 (1925).

[11] Fleisch, A.: Nouvelles méthodes d'étude des échange gazeux et de la function pulmonaire. Basel: Benno Schwabe & Co. 1954.

[12] Frucht, A. H.: Über den Informationsgehalt graphischer Registrierung des Kreislaufs und des EEG bei lebensbedrohlichen Op.-Zwischenfällen. Anaesthesist 8, **7**, 203 (1959).

[13] Geddes, L. A., W. A. Spencer, and H. E. Hoff, Graphic recording of the Korotkoff sounds. Amer. Heart J. **57**, 361 (1959).

[14] —, H. E. Hoff, C. Valbona, G. Harrison, W. A. Spencer, and J. Canzoneri: Numerical Indication of Indirect Systolic and Diastolic Blood pressures, Heart and respiratory rate. Anaesthesiol. **25**, 6 (1964).

[15] Göpfert, H., u. R. Frey: Ein schnellanzeigendes Meßgerät für die Kohlensäure in der Ausatmungsluft. Langenbecks Arch. klin. Chir. **279**, 803–809 (1954).

[16] Graham, G. R.: Measurement of blood pressure. Brit. J. Anaesth. **34**, 646 to 652 (1962).

[17] Hallin, R. W.: Continous venous pressure monitoring as a Guide to fluid administration in the hypotensive patient. Amer. J. Surg., Vol. 106 (1963).

[18] Just, O. H., W. Nüssgen u. E. Beck: Anaesthesie bei Herzoperationen mit extrakorporaler Zirkulation. Anaesthesist **8**, 65–70 (1959).

[19] Kubicki, St., u. O. H. Just: Das EEG im Verlauf von Herzoperationen mit Kreislaufunterbrechung. Anaesthesist **8**, 1, 2 (1959).

[20] Landis, E. M., and J. C. Hortenstine: Functional significance of venous blood pressure. Physiol. Reo. **30**, 1 (1950).

[21] Leonhardt, K.: Synoptic interpretation of continous ECG and EEG in anesthetic emergencies. Anaesthesiol. **22**, 918–925 (1961).

[22] Lurie, A.: Anaesthesia and the systemic venous circulation. Anaesthesiol. **24**, 368 (1963).

[23] Matthews, I. H., and F. H. Van Bergen: Elektroencephalographic changes during extracorporal circulation. Anaesth. u. Analg. **41**, 405–420 (1962).

[24] Maloney, J. V., J. O. Elam, S. W. Handford, G. A. Balla, D. W. Eastwood, and E. S. Brown: Importance of negative pressure in mechanical respirators J. A. M. A. **152**, **217** (1962).

[25] Schweizer, O., and W. S. Howland: Value of the ECG in immediate postoperative period. Surg. Gyn. Obstetr. **113**, 33 (1961).

[26] Shephard, R. J.: Pneumotachografic measurements of breathing capacity. Thorax. London **10**, 258 (1955).

[27] Steen, S. N., and F. L. Grissman: A new System for the indirect measurement of systolic and diastolic blood pressure. Anaesth. u. Analg. **41**, 391 (1962).

[28] Trede, M., St. Kubicki u. O. H. Just: Über EEG-Beobachtungen bei Herzoperationen mit dem EKK. Anaesthesist 8, **3**, 76 (1959).

[29] v. Uexküll, Th., u. E. Wick: Erfahrungen mit automatisch registrierenden Blutdruckapparaten. Zschr. Kreisl.forsch. **51**, 184–193 (1962).

[30] Ujiie, A.: Die Kontrolle der Narkosetiefe mit dem EEG. Anaesthesist 3, **2**, 69 (1954).

[31] Vonderschmitt, H., u. K. H. Gasteyer: Überwachung der Anaesthesie durch fortlaufende Registrierung mit Vielfachschreibung. Anaesthesist **7** 272–275 (1958).

Über die Notwendigkeit künstlicher Beatmung nach offenen Herzoperationen

Von **J. C. Dorlas** und **J. W. Kleine**

Aus dem Institut für Anaesthesiologie der Universität Groningen
(Direktor: Prof. Dr. C. R. Ritsema van Eck)

In den Kliniken, in denen offene Herzchirurgie mit Hilfe einer Herz-Lungen-Maschine betrieben wird, bestehen keine einheitlichen Kriterien für die Anwendung künstlicher Beatmung in der postoperativen Phase, so daß Häufigkeit und Indikation zur Beatmung sehr unterschiedlich sind.

Aus Publikationen und Gesprächen mit Fachkollegen bekommt man den Eindruck, daß die künstliche Beatmung immer mehr angewendet wird; ja es soll sogar Kliniken geben, in denen die mit Hilfe der Herz-Lungen-Maschine operierten Patienten ausnahmslos und routinemäßig an den Respirator gelegt werden.

Aus verschiedenen Veröffentlichungen über Beatmung nach offenen Herzoperationen ist erkennbar, daß gewisse Patienten dadurch tatsächlich in eine bessere Verfassung gebracht werden können. Oft fehlt aber in diesen Publikationen der eindeutige Beweis für den tatsächlichen Nutzen der Beatmung, in Form einer zahlenmäßigen Übersicht über die Patienten, welche durch die angewandte Methode wirklich gerettet wurden.

Wir haben deshalb bei unseren letzten hundert Patienten eine Nachuntersuchung durchgeführt mit dem Ziel, die Zahl der Patienten zu ermitteln, die durch postoperative Beatmung tatsächlich gerettet wurde oder gerettet hätte werden können, wenn wohl oder früher Dauerbeatmung angewendet worden wäre.

Die Gruppe unserer Patienten eignete sich für diese Nachuntersuchung gerade deshalb so besonders gut, weil wir diese Patienten soviel wie möglich in die routinemäßige Nachbehandlung aufgenommen haben. Wir möchten also betonen, daß wir bei diesen Patienten nur dann Beatmung angewendet haben, wenn nach unserem Ermessen ohne Beatmung eine lebensgefährliche Situation bestand oder hätte entstehen können.

Die Ergebnisse dieser Nachuntersuchung möchten wir Ihnen jetzt zeigen. In der Tab. 1 wird zuerst eine Übersicht gegeben über die letzten 100 Patienten, operiert mit Hilfe der Herz-Lungen-Maschine im Thoraxzentrum in Groningen.

Von diesen 100 Patienten sind also 12 gestorben. Weiter sind *nur* 8 Patienten postoperativ beatmet, entweder sofort anschließend an die Operation oder erst einige Zeit später. Diese beatmeten Fälle waren vorwiegend Patienten mit ernsten Herzleiden, wie Ventrikelseptumdefekte mit pulmonalem Hochdruck, schwere Fallot's, Aortenvitien und partieller A-V-Kanal. Von diesen 8 beatmeten Patienten sind also 6 gestorben.

Tabelle 1. *Übersicht über die letzten 100 Patienten, operiert mit Hilfe der Herz-Lungen-Maschine im Thoraxzentrum Groningen*

Diagnose	Gesamtzahl	Insgesamt gestorben	Beatmet		Nicht beatmet	
			Anzahl	Gestorben	Anzahl	Gestorben
ASD_1 (Ostium primum Defekt)	14	1	2	1	12	—
ASD_2	24	1	—	—	24	1
VSD	22	—	—	—	22	—
VSD mit starkem pulmonalem Hochdruck	7	2	1	1	6	1
Fallot ohne oder mit höchstens leichter Zyanose	5	—	—	—	5	—
Fallot mit mäßiger bis hochgradiger Zyanose	8	4	3	3	5	1
Infundibulare Pulmonalstenose	1	—	—	—	1	—
Aorten-Vitien (Stenose und/oder Insuffizienz)	9	2	1	1	8	1
Mitral-Vitien (Stenose und/oder Insuffizienz)	5	1	—	—	5	1
Transposition	1	1	—	—	1	1
Aneurysma des Li-Ventrikels	1	—	1	—	—	—
Rezidiv offene Herzoperationen	3	—	—	—	3	—
Total	100	12	8	6	92	6

Aufmerksamkeit verdient besonders die Tatsache, daß von den 92 *nicht* postoperativ beatmeten Patienten 86 *doch* die postoperative Phase gut überstanden haben, obwohl (dies sei hier ausdrücklich betont) sich in dieser Gruppe eine große Anzahl Patienten mit ernsten und sehr ernsten Herzleiden befand.

Um beurteilen zu können, ob unsere Zurückhaltung hinsichtlich der postoperativen Beatmung berechtigt ist – oder daß wir doch mehr oder eher zur Dauerbeatmung hätten übergehen müssen, interessieren uns besonders die 8 beatmeten Patienten und die 6 Patienten, welche starben, ohne daß Dauerbeatmung angewendet worden war. Unsere Analyse bezog sich also auf diese 2 Gruppen.

Zunächst wird in Tab. 2 eine Übersicht über die 8 beatmeten Fälle gegeben. Die Darstellung erfolgt in etwa nach dem Beispiel Sandisons, McCormicks und Sykes.

Ein Patient wurde auf rein respiratorische Indikation hin beatmet und zeigte einen ungestörten Verlauf. Von den sieben auf vorwiegend zirkulatorische Indikation hin beatmeten Patienten wurden die ersten zwei unmittelbar anschließend an die Operation weiter beatmet; diese sind also für unsere Fragestellung weniger interessant.

Die nächsten 2 Patienten waren schwere Fallots, von denen der erste anfangs einen guten Verlauf zeigte, aber trotzdem an Sepsis starb. Der Zustand der anderen Patientin war sehr mäßig, sie starb aber akut nach einer Strophantin-Injektion, während sie schon hohe Dosen Digitalis bekam. Bei dem Patienten, der ein Aortenvitium hatte, ergaben sich soviele Komplikationen, daß der schlechte Verlauf uns nicht zu wundern braucht. Dahingegen hat sich die Patientin Y. P. nach der Beatmung gut erholt und ist gut geheilt entlassen worden. Bei der Behandlung der letzten Patientin (P. O.) dieser Gruppe sind wir aber nicht aufmerksam genug verfahren. Zu unserer Freude normalisierte sich die arterielle O_2-Sättigung schnell und dies hatte wahrscheinlich zur Folge, daß einen Tag nach der Operation eine sich entwickelnde Links-Dekompensation unserer Aufmerksamkeit entging. Als nach 1½ Tagen die Symptome eindeutig darauf hinwiesen, war es für eine bloß konservative Therapie zu spät und wurde zur Beatmung übergegangen.

Diese 8 Patienten zusammenfassend kann man sagen, daß der Patient, der auf rein respiratorische Indikation hin beatmet wurde, einen guten Verlauf zeigte (wie übrigens zu erwarten war). Dahingegen sind von den 7 aus überwiegend Zirkulationsgründen beatmeten Patienten 6 gestorben. Die Todesursachen dieser Patienten lassen sich aber ziemlich genau angeben: Indikation zur Operation zu optimistisch bewertet, unzulängliche oder zu komplizierte Korrektur, Fehler in der Konditionierung, Sepsis usw.

Der fatale Verlauf dieser 6 Fälle ist denn auch gewiß nicht einer zu spät eingesetzten Beatmung zuzuschreiben, obwohl wir die letzte Patientin möglicherweise hätten retten können, wenn wir dem Fall mehr Aufmerksamkeit geschenkt hätten und am Tag nach der Operation schon mit einer intensiveren Behandlung eingegriffen hätten (entweder medikamentös oder Beatmung).

Es folgen in Tab. 3 die 6 Patienten, welche gestorben sind, ohne daß postoperative Beatmung angewendet wurde.

Die ersten 2 Patienten sind auf dem Operationstisch gestorben und sind also für unsere Fragestellung weniger interessant. Auch beim schlechten Verlauf der nächsten 2 Patienten spielte es keine Rolle, ob Beatmung angewendet worden wäre oder nicht. Patient J. B. war schon einige Tage mobilisiert, als er am 8. Tage nach der Operation, anschließend an eine

Tabelle 2. *Beatmete Fälle (8)*

Diagnose	Komplizierende Faktoren	Anfang / Dauer	Indikation	Verlauf	Resultate
Fall von rein respiratorischer Indikation					
P. C. K., M 59 J. Gr Aneur Li-Ventr. Anginöse Beschwerden	Schlechte Lungenfunktion Quere Thoracot + Teilresektion der 5. Rippe	± 24 Std / ± 14 Tgn	Paradoxales Atmen sinkende art. O_2-Sättigung (± 75%) "Respiratory Distress"	Schnelle Besserung	Gut
Fälle von überwiegend zirkulatorischer Indikation					
H. N. Fr. 4½ J. VSD + ASD_2 hochgradiger Pulm.-Hochdruck	Nach Schließen VSD waren Pulm- und Aort.-Druck noch gleichhoch; Leichte Mitralinsuffizienz Thrill	Sofort / 24 Std	Auf dem Op.-Tisch schon sehr schlechter Zustand "Low Output" niedriger Blutdruck	Li- und Re-Dekompensation, ernste kongenitale Mitralinsuffizienz	gestorben
R. J. M. 5 J. Fallot (+ eine Art von "Double Outlet Right Ventrikel")	Perfusionsdauer 4½ Std ziemlich hoffnungsloser Fall; VSD sehr schwierig A. P "Outfl. Tract" 2× korrigiert	Sofort / 6 Std	"Low output Syndrom" niedriger Blutdruck, niedrige Art. O_2-Sättigung (± 89%)	"Low Cardiac Output" Hypotonie "Failing Heart"	gestorben
Fr. K. M. 12 J. Fallot 7 J. vorher Shunt-Op. Funktioniert nicht mehr	Restgradient über Pulmonal Ostium	2 Tgn / 10 Tgn	Sinkende art. O_2-Sättigung (99 bis 81½% Ödembildung zirkulat. ziemlich gut, absolut keine Atemnot	Erst gut, später Sepsis	gestorben
H. D. Fr. 7 J. Fallot Art. O_2-Sättigung 64%	Perfusionsdauer 5½ Std VSD 2× geschlossen A. P. "Outflowtract" 3× geöffnet und geschlossen	4 Std / 4 Std	"Low Output Syndrom" Unruhe "Resp Distress" sinkende art. O_2-Sättigung (— 82½%)	Re-Dekomp., möglich auch vom Druck eines Thymushämatoms auf Art Pulm. Ouabaine nach Digitalis	gestorben
D. J. M. 36 J. Aortenstenose + -Insuff. "Starr valve"	Nach Einsetzen Prothese noch während Perfusion, ernste Aorteninsuff.; zu kleine „Li Apex Drain". Starke Dilatation des li Ventrikels; Defibrillator funktioniert nicht	4 Std / 4 Tgn	Hypotonie. Sinkende art. O_2-Sättigung, sinkende Ven. O_2-Sättigung, Lungenstauung	12 Std postoperativ rethorakot. – – eine Art Herztamponade. Das Herz war zu groß für den Thorax. Thoraxwand Resektion nachher noch immer „Low Output" Ödem und Lungenstauung	noch akut gestorben
Y. P. Fr. 7 J. ASD_1	Während Verschluß der Thoraxwand wurde eine lokale Induration im Re-Oberlappen gesehen	± 24 Std / ± 14 Tgn	Li-Dekompensation, Lungenstauung Art. O_2-Sättigung 89%	Schnelle Besserung	Gut
P. O. Fr. 34 J. ASD_1 + kleines ASD_2	9 Monate vorher Thorakotomie + Resektion einer Rippe wegen Tamponade nach Herzkatheterisierung. ASD glatt verlaufen	2 Tgn / 8 Tgn	Leichtes Paradox Atmen, Art. O_2-Sättigung aber schnell normal; nach 1½ Tagen Lungenstauung, wieder sinkende Art. O_2-Sättigung, Li-Dekompensation	Zunächst gute Besserung, Urämie wegen Salzmangels konnte beseitigt werden. Anfälle von ventr. Tachykardie	In einem Anfall gestorben

Heparininjektion, plötzlich starb; während Patient J. S.-Z. in der postoperativen Phase in bezug auf Zirkulation und Respiration in gutem Zustande war, aber Symptome einer cerebralen Embolie zeigte und am 3. Tag an dieser Komplikation starb.

Tabelle 3. *Todesfälle ohne Beatmung*

Diagnose	Operations-Daten	Verlauf und Todesursache
A. S. M. 7 J. Transposition + VSD + P. St.	Korrektur nach Senning der schweren anatomischen Verhältnisse wegen kein Erfolg	Auf dem Op.-Tisch gestorben
J. V. M. 49 J. Aortenstenose	(Sollte Prothese eingesetzt werden) während Koronarperfusion linke Koronararterie abgerissen	Auf dem Op.-Tisch gestorben
J. B. M. 39 J. ASD_2	Glatter Operationsverlauf. Während der 1. postoperativen Woche keine Störung. Seit dem 3. postoperativen Tag Antikoagulantia	War bereits 4 Tage mobilisiert, aber am 8. Tag akut gestorben. Bei der Sektion keine Todesursache gefunden
J. S.-Z. Fr. 43 J. Mitralstenose + Insuffizienz	„Starr valve“ eingesetzt. Guter Verlauf; postoperativ sehr gute Zirkulation und Respiration, aber klinisch Bild einer zerebralen Embolie	Am 3. Tag nach der Operation an der zerebralen Komplikation gestorben (Kalk-Embolie)
A. Z. Fr. $4^3/_4$ J. VSD – mit hochgradigem pulmonalem Hochdruck Art.-Untersättigung	Primäre Naht durchgerissen, darauf mit einer Plastik geschlossen	Progressive Re-Dekompensation; Art.-Untersättigung ± 90 % nach 24 Std Unruhe "Resp. Distress" und akut gestorben. Bei Sektion starke Lungengefäßänderungen (Grad 4)
L. H. M. 13 J. Fallot	Trotz mehrerer Versuche blieb der "Outflowtract" zu eng. Restgradient über dem Pulm. ostium., Perfusionsdauer 3 ½ Std	Verlauf sah zuerst günstig aus. Absolut keine "Resp. Distress", aber nach 2 Tagen plötzlich akut dekompensiert und gestorben

Patientin A. Z. war ein, unseres Erachtens, durchaus hoffnungsloser Fall, bei dem wir aber trotzdem noch einen Versuch machen wollten. Wir hätten dieses Mädchen, entsprechend unseren eigenen Kriterien eigentlich beatmen müssen, aber wir sind, angesichts unserer früheren Erfahrungen und der starken, bei der Sektion gefundenen Lungengefäßveränderungen, davon überzeugt, daß ihr dies auch nichts genützt hätte. Der letzte Patient

L. H. zeigte in den ersten Tagen einen guten Verlauf, mit guter Zirkulation und absolut keiner Atemnot. Trotzdem ist er nach 2 Tagen akut dekompensiert und gestorben. Es erhebt sich hier die Frage, ob der Verlauf anders gewesen wäre, wenn Beatmung angewendet worden wäre. Wir neigen zu der Ansicht, daß irgendwo ein Fehler in der medikamentösen Behandlung gemacht worden ist. Zusammenfassend kann man sagen, daß einer (L. H.) von diesen letzten 6 Patienten mit postoperativen Beatmung möglicherweise eine bessere Prognose gehabt hätte.

Aus den Ergebnissen dieser Nachuntersuchung ergibt sich also klar, daß die Resultate postoperativer Beatmung auf vorwiegend zirkulatorischer Indikation hin mindestens enttäuschend sind, obwohl in unserer Serie möglicherweise ein Patient mehr hätte gerettet werden können, wenn wir früher Beatmung angewendet hätten. Auch bei den nicht beatmeten Patienten gab es also einen, der vielleicht einen besseren Verlauf gezeigt hätte, wenn wir doch Beatmung angewendet hätten.

Dem steht aber gegenüber, daß sich bei den ziemlich einfachen Fällen eine Beatmung erübrigte und daß auch die Mehrzahl der Patienten mit ernsten Herzleiden sich ohne postoperative Beatmung gut und schnell erholt haben.

Wir möchten denn auch betonen, daß in unserer Klinik postoperative Beatmung nur in einzelnen Fällen wirklich notwendig ist; daß im Gegenteil durch eine immer bessere und intensivere, aber konservative postoperative Behandlung – Kardiotonika, Blockade des adrenergischen Systems, Isoprotorenol, Plasma (eventuell konzentriertes Plasma), Diuretika und intensive Physiotherapie – immer mehr Patienten die Operation überstehen und vor der Beatmung bewahrt werden können.

Trotz obiger Bemerkungen ist es unbestreitbar, daß bei rein respiratorischen Komplikationen Beatmung sehr sicher indiziert ist und daß auch bei ernsten zirkulatorischen Schwierigkeiten, die nicht oder nur mäßig auf unsere Therapie ansprechen, Beatmung gewiß nicht unterbleiben darf. Bei den zuletzt genannten Fällen dürfen aber die Erwartungen nicht zu hoch gespannt sein und müssen besonders auch die Indikationen noch näher präzisiert werden.

Unsere Indikation ist an erster Stelle das klinische Bild – Unruhe, „Respiratory Distress", schlechte periphere Zirkulation – und weiter geringe oder absinkende arterielle O_2-Sättigung, fallende venöse Sauerstoffsättigung, und eventuell zunehmende Acidose.

Bei dem allen dürfen wir natürlich nicht vergessen, daß die unterschiedlichen Auffassungen in bezug auf das Problem der postoperativen Behandlung, bedingt sind durch die Unterschiede in der Diagnostik, Indikation zur Operation, Operationstechnik, Konditionierung, Perfusionstechnik und der allgemeinen postoperativen Behandlung zwischen den einzelnen Kliniken. Diese gehen tatsächlich so stark auseinander, daß die

Ergebnisse im allgemeinen nicht ohne weiteres zu vergleichen sind und die Heilmethoden nicht ohne weiteres übertragen werden können.

Die Resultate dieser Nachuntersuchung sind denn auch nur in dem Sinne zu interpretieren, daß sie ausschließlich für unser Team und unsere Behandlungsmethoden gelten.

Zusammenfassung

Trotz vieler Publikationen, aus denen hervorgeht, daß nach Operationen am offenen Herzen immer häufiger postoperative Beatmung angewendet wird, wird in Groningen in dieser Hinsicht noch immer eine „konservative" Behandlungsweise praktiziert. Um die Richtigkeit dieser Heilmethode zu überprüfen, wurde eine Nachuntersuchung bei den letzten hundert Patienten durchgeführt, mit dem Ziel, die Zahl der Patienten zu ermitteln, welche durch postoperative Beatmung nun tatsächlich gerettet wurden oder gerettet hätten werden können, wenn wohl oder früher Beatmung angewendet worden wäre.

Aus den Ergebnissen dieser Nachuntersuchung geht hervor, daß von diesen 100 Patienten 12 gestorben sind und daß nur 8 Patienten postoperativ beatmet wurden, von denen 6 gestorben sind. 92 Patienten wurden also postoperativ nicht beatmet und davon haben 86 die postoperative Phase dennoch gut überstanden, obwohl unter ihnen Patienten mit ernsten und sehr ernsten Herzleiden waren.

Aus der Analyse der 8 beatmeten Patienten ergab sich, daß der fatale Verlauf bei den 6 verstorbenen Patienten nicht einer zu späten Entscheidung zur Beatmung zuzuschreiben war, obwohl vielleicht ein Patient hätte gerettet werden können, wenn früher mit einer intensiven Behandlung (entweder medikamentös oder Beatmung) eingegriffen worden wäre. Auch bei den 6 nicht beatmeten Patienten gab es nur einen der vielleicht einen besseren Verlauf gezeigt hätte, wenn doch Beatmung angewendet worden wäre.

Auf Grund vorliegender Ergebnisse wird betont, daß im Thoraxzentrum Groningen postoperative Beatmung nach Operationen mit der Herz-Lungen-Maschine nur selten notwendig ist; daß im Gegenteil durch eine immer bessere konservative postoperative Behandlung immer mehr Patienten durchgeholfen und vor Beatmung bewahrt werden können.

Summary

From many publications on the subject it is apparent that artificial ventilation is being used more and more following open heart surgery.

At Groningen, however, we have stuck so far to a more conservative policy. To justify this policy we reassessed our last 100 patients to try to find out the following:

1. Whether patients who had been ventilated were saved by that treatment,

2. Whether any one of those who died might have been saved had artificial ventilation been instituted earlier.

3. Whether any one of those who died (unventilated) might have been saved had artificial ventilation been used.

The survey showed that from the 100 patients only 8 were ventilated and of these 6 died.

Six also died from the remaining 92 (unventilated) and thus we had 86 patients who, despite not being ventilated and, as in many cases, despite having severe cardio-pulmonary defects, pulled through the postoperative period.

Further consideration of the 8 ventilated patients showed that the six deaths could definitely not be attributed to having started artificial ventilation too late.

One patient might perhaps have been saved, had a more intensive post-operative care (pharmaceutical or art. ventilation) been instituted earlier. Among the six patients who died without being ventilated, there was only one who might have had a better prognosis had artificial ventilation been used. Based on the data of this survey, it is our opinion that, in this clinic, artificial ventilation following open heart surgery has seldom been necessary and that an ever increasing number of patients may be spared artificial ventilation by instituting a better and more intensive conservative post operative regimen.

Literatur

Sandison, J. W., P. W. McCormick, and M. K. Sykes: Brit. J. Anaesth. **35**, 100 (1963).

Gilston, A.: Thorax. **17**, 139 (1962).

Damman, J. F., N. Thung, I. I. Christlieb, J. B. Littlefield, and W. H. Muller: J. Thor. Surg. **45**, 80 (1963).

Norlander, O. P., I. Norden, and A. Swensson: Acta Anaesth. Scandinav. Suppl. **12**, 31 (1962).

Über die respiratorische Insuffizienz nach Operationen am offenen Herzen mit Anwendung des extrakorporalen Kreislaufes

Von **R. Dudziak** und **K. G. Pulver**

Aus der Abteilung für Anaesthesiologie der Universität Düsseldorf
(Direktor: Prof. Dr. med. M. Zindler)

Eine optimale Arterialisierung des Blutes sowie eine adäquate Sauerstoffversorgung der Gewebe sind für den postoperativen Verlauf nach Operationen mit Anwendung des extrakorporalen Kreislaufes von entscheidender Bedeutung. Die in dieser Phase auftretenden Störungen der Ventilation gehören deshalb zu den bedrohlichsten. Es gilt als sicher, daß sie komplexer Natur sind und nicht nur einer Ursache zugeschrieben werden können.

Eine unzureichende Ventilation, ein ungünstiges Ventilations-Perfusions-Verhältnis und Störungen der Diffusion stehen im Vordergrund. Die daraus resultierende Sauerstoffuntersättigung des Blutes setzt über den Mechanismus des Sauerstoffmangels in erster Linie die Leistung des Herzens herab und führt zu einer zunehmenden Insuffizienz. Wir wissen aber, daß auch eine Kreislaufinsuffizienz zu Atemstörungen führen kann, insbesondere dann, wenn sich der ungenügenden Perfusion der Gewebe schwere Veränderungen des Säure-Basen-Haushaltes anschließen.

Eine rasche und gezielte Behandlung dieser Störungen kann die ungünstigen Verhältnisse verbessern. Diese Aufgabe ist allerdings außerordentlich schwierig, was bereits von anderen Autoren beschrieben wurde (Norlander et al. 1958, Spencer et al. 1959, Gilston 1962, Sandison et al. 1963, Damman et al. 1963, Sykes 1964, Zeitlin 1965).

In einer Serie von über 1000 Operationen am offenen Herzen mit Anwendung des extrakorporalen Kreislaufes, die in der Chirurgischen Klinik der Universität Düsseldorf in den Jahren von 1959 bis 1965 durchgeführt wurden, trat postoperativ bei 100 Patienten, d. h. in ca. 10% der Fälle, eine respiratorische Insuffizienz auf. Die Tab. 1 zeigt die Aufschlüsselung der 100 beatmeten Patienten nach ihrer klinischen Diagnose. Aus dieser Tabelle ist weiter das prozentuale Verhältnis der insgesamt in jeder Gruppe operierten Patienten zu den innerhalb der Gruppe künstlich beatmeten zu entnehmen. Wir möchten an dieser Stelle darauf hinweisen, daß 44%

unserer beatmeten Patienten zu der Gruppe der Fallot'schen Tetra- bzw. Pentalogien gehörten und daß uns die Behandlung der respiratorischen Insuffizienz bei diesen Patienten die größten Sorgen bereitete.

Die Dauer der Beatmung betrug 12 Std bis 36 Tage, im Durchschnitt 1 Woche. Fast alle Patienten wurden tracheotomiert. Wir bevorzugten die obere Tracheotomie mit Teilresektion der zwei benachbarten Ringknorpel. Es wurde immer möglichst die größte Trachealbeatmungskanüle mit einem aufblasbaren Ballon zur vollständigen Abdichtung benutzt. Nur bei einigen Patienten erfolgte die Beatmung durch einen Trachealtubus, und zwar immer dann, wenn mit einer kurzfristigen Beatmung über 12 bis 24 Std zu rechnen war. Zur kontrollierten künstlichen Beatmung benutzten wir den Engström-Universal-Respirator, zur assistierten Beatmung den Bird-Respirator Mark 8. Das erforderliche Atemminutenvolumen berechneten wir mit dem Nunn'schen Prädiktor und nur gelegentlich nach dem Radford-Diagramm mit entsprechender Korrektur der Werte. Die Zusammensetzung der Gase in der Inspirationsluft, insbesondere die Sauerstoffkonzentration, wurde von dem Sauerstoffpartialdruck im arteriellen Blut abhängig gemacht. Fiel der pO_2 unter 80 mmHg, so wurde 100% Sauerstoff gegeben. Wir beatmeten unsere Patienten mit intermittierendem positivem Druck (IPPB). Die Lungen wurden, um die eventuell entstehenden Atelektasen zu beheben, häufig manuell ausgedehnt. Die Atemfrequenz betrug zwischen 16 und 32/min, die Atemminutenvolumina lagen in Abhängigkeit vom Alter zwischen 6 und 16 l/min. Zur Relaxierung haben wir, falls nötig, Imbretil angewendet, was gegenüber Curare den Vorteil einer geringeren Histaminfreisetzung aufweist. Zur

Tabelle 1. *Diagnose von 100 postoperativ künstlich beatmeten Patienten bei 1000 Eingriffen in extrakorporaler Zirkulation*

Diagnose	Anzahl der Patienten	künstlich beatmete Patienten	%
1. Fallot'sche Tetralogien + Pentalogien	221	44	20
2. Ventrikelseptumdefekte mit pulmonaler Hypertension	95	14	15
3. Vorhofseptumdefekte: (Lungenvenentransposition, Tot. A-V-Kanal, For. prim.)	196	17	9
4. Mitralklappeninsuffizienz	54	12	22
5. Fallot'sche Trilogie	21	1	5
6. Aortenklappenstenose	77	1	1
7. Aortenklappeninsuffizienz	39	3	8
8. Tricuspidalklappeninsuffizienz	2	1	50
9. Aortopulmonales Fenster	4	2	50
10. Aortenaneurysma	3	3	100
11. Singulärer Ventrikel, etc. (Probethorakotomie)	8	2	25

Sedierung wurden mäßige Gaben von Atosil und Dolantin, in der letzten Zeit auch Thalamonal, abwechselnd gegeben. Zur Verflüssigung des Bronchialsekretes inhalierten die Patienten mit Tacholiquin oder Bisolvon, zur lokalen Antibiotikatherapie wurde Nebacetin mit dem Bird-Vernebler gegeben. Das Abhängen vom Respirator erfolgte allmählich und zunächst nur für einige Minuten. Erst wenn Atmung und Kreislauf sowie die Blutgase nach mehrstündiger Spontanatmung normal blieben, wurde die Respiratorbehandlung beendet.

Die jeweilige Indikation zur künstlichen Beatmung über die Operation hinaus ist aus Tab. 2 zu entnehmen. Wir haben unsere Patienten in 2 große Hauptgruppen unterteilt. Auf der linken Seite der Tabelle stehen die *primär*, d. h. die direkt im Anschluß an die Operation weiterhin beatmeten Patienten, auf der rechten Seite die *sekundär*, d. h. erst in einem gewissen Abstand nach der Operation wieder beatmeten Patienten.

Tabelle 2. *Gruppeneinteilung der künstlich beatmeten Patienten in Abhängigkeit von der Indikation. Einzelheiten s. Text*

A. klinisch manifeste Ateminsuffizienz
A_1. drohende Ateminsuffizienz
B. klinisch manifeste Herz-Kreislaufinsuffizienz
B_1. drohende Kreislaufinsuffizienz
AB. Ateminsuffizienz + Kreislaufinsuffizienz

Gruppe	Primär beatmet				Sekundär beatmet			
	gesamt	überlebt	gestorben	Mortalität	gesamt	überlebt	gestorben	Mortalität
A	27	14	13	48 %	11	8	3	27 %
A_1	8	8	0	0 %	—	—	—	—
B	21	5	16	76 %	18	5	13	72 %
B_1	2	2	0	0 %	—	—	—	—
AB	6	1	5	83 %	7	1	6	86 %
	64	30	34	53 %	36	14	22	61 %

Zu der Gruppe A gehören Patienten, die eine klinisch manifeste Ateminsuffizienz in Form ungenügender alveolarer Ventilation zeigten und bei denen der arterielle Sauerstoffpartialdruck um oder unter 80 mmHg lag.

In der Gruppe A_1 befinden sich Patienten, bei denen aufgrund der klinischen Befunde – wie intraoperativer Anstieg des pulmonalen Widerstandes und mangelhafte Sauerstoffsättigung des Blutes trotz genügenden Sauerstoffangebotes – mit einer Ateminsuffizienz zu rechnen war und die deshalb nach der Operation vorsorglich weiter beatmet wurden.

Zu der Gruppe B gehören Patienten mit klinisch manifester Herz-Kreislaufinsuffizienz. Von einer derartigen Insuffizienz sprechen wir immer dann, wenn der Herzindex unter 2l/min/m² Körperoberfläche oder wenn bei ausreichendem Blutvolumen der arterielle Blutdruck unter 80 mmHg liegt.

Zu der Gruppe B_1 zählen Patienten, bei denen aufgrund der klinischen Befunde – wie intraoperativer Anstieg des venösen Druckes, instabiler arterieller Druck und Arrhythmien – mit einer postoperativen Herzkreislaufinsuffizienz zu rechnen war. Diese Voraussage ist allerdings äußerst schwierig und problematisch.

Die Gruppe AB bilden Patienten, die neben klinisch manifester Ateminsuffizienz auch eine klinisch manifeste Kreislaufinsuffizienz jeweils in dem schon zuvor definierten Sinne zeigten.

Aus der Mortalität innerhalb der einzelnen Gruppen ist zu entnehmen, daß die Patienten mit Herzkreislaufinsuffizienz eine signifikant schlechtere Prognose als die Patienten mit Ateminsuffizienz haben. Das gilt sowohl für die primären als auch für die sekundären Insuffizienzen. Die schlechteste Prognose zeigen natürlich die Patienten der Gruppe AB.

Das Durchschnittsalter der *primär* wie der *sekundär* beatmeten Patienten betrug 20 Jahre. Die Altersverteilung in Dezennien ist aus Tab. 3 zu ersehen. Sie zeigt eine gleichmäßige Altersstreuung in den beiden Hauptgruppen.

Tabelle 3. *Die Altersverteilung der beatmeten Patienten*

Serie	Alter der Patienten					
	0–9	10–19	20–29	30–39	40–49	50–59
I.	17	21	12	6	5	3
II.	7	13	7	7	1	1

Zur Beurteilung der Güte einer künstlichen Beatmung wurden im allgemeinen die Blutgase und Säuren-Basenverhältnisse herangezogen. Diese Werte wurden auch zu einer eventuell notwendigen Korrektur der Ventilation benutzt. Die Messungen des Sauerstoffpartialdruckes im arteriellen Blut wurden mit der Platin-Elektrode nach Gleichmann-Lübbers (1960) vorgenommen, pCO_2, pH und BE wurden mit dem Astrup-Gerät unter Zuhilfenahme des Siggaard-Andersen-Nomogrammes (1960 und 1962) ermittelt. Wie sich die genannten Parameter bei unseren Patienten verhielten, ist aus der Abb. 1 zu ersehen. Vor Beginn der künstlichen Beatmung lag der Sauerstoffpartialdruck in allen Gruppen um 80 mmHg. Die Patienten wurden mit einem Gasgemisch O_2:Luft im Verhältnis 1:1 beatmet. Es ist eindeutig zu erkennen, daß bei Patienten, bei denen die künstliche Beatmung mit Erfolg durchgeführt wurde, der arterielle Sauerstoffpartialdruck sofort signifikant anstieg und hoch blieb. Einen vorübergegenden mäßigen Abfall des pO_2 zwischen dem 2. und 4. Tag der Beatmung betrachten wir als mögliche Folge von Atelektasenbildung. Der pO_2 sank aber nie wieder unter 100 mmHg. Im Gegensatz zu dieser Verlaufsform konnte bei den später verstorbenen Patienten aller Gruppen eine allgemeine Tendenz zum Abfall des Sauerstoffpartialdruckes beobachtet werden. An

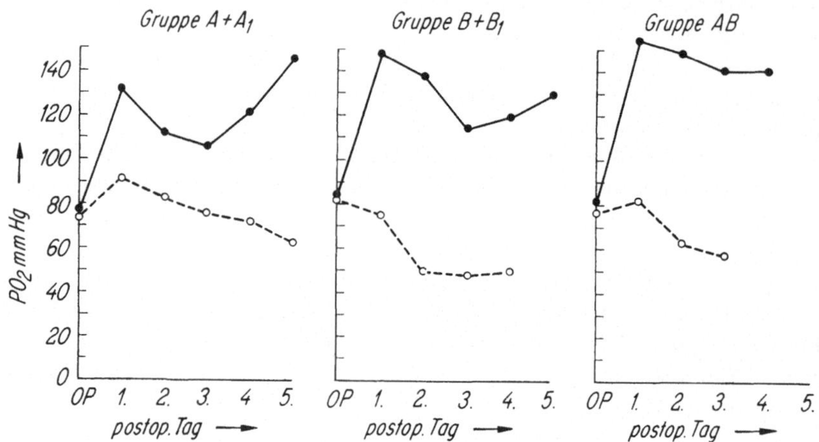

Abb. 1. Das Verhalten des arteriellen Sauerstoffpartialdruckes in den ersten 5 postoperativen Tagen bei den 64 primär beatmeten Patienten. Durchgezogene Linie: Mit Erfolg beatmete Patienten. Unterbrochene Linie: Die später verstorbenen Patienten.

dieser Stelle möchten wir nochmals darauf hinweisen, daß bei pO_2-Werten unter 80 mmHg den Patienten 100% Sauerstoff zur Beatmung angeboten wurde. In der Abb. 2 sind für die einzelnen Gruppen die Werte von pH und Basenüberschuß zusammengesetellt. Es ist mit einem Blick zu sehen, daß bei allen mit Erfolg beatmeten Patienten der Basenüberschuß bereits am ersten Tage der künstlichen Beatmung positiv wurde und auch in den folgenden Tagen so blieb. Obwohl wir uns bemüht haben, nach jeder Blutanalyse eine vorhandene Acidose mit Natriumbicarbonat auszugleichen, ist es uns bei den später verstorbenen Patienten aller Gruppen effektiv nicht gelungen, einen Basenüberschuß zu erzielen.

In Kombination mit den dazugehörigen niedrigen pO_2-Werten, die auf der Abb. 1 zu sehen sind, ist die Ursache für diese Verlaufsform vornehmlich durch eine sehr hohe venöse Beimischung bei gleichzeitiger verminderter Perfusion der Gewebe zu erklären. Dieses Bild war auch nicht durch eine weitere Steigerung der Ventilation positiv zu beeinflussen. Die pH-Kurven aller Patienten zeigen keinen wesentlichen Unterschied (Abb. 2). Es ist aber immerhin aus den Kurven zu entnehmen, daß bei den später verstorbenen Patienten stets niedrigere pH-Werte gemessen wurden.

Aus den beschriebenen Befunden ist zu ersehen, daß die Notwendigkeit einer künstlichen Beatmung nach Operationen am offenen Herzen mit Anwendung des extrakorporalen Kreislaufes immer aus der Untersättigung des arteriellen Blutes resultierte. Die Ursache dafür liegt nicht nur in der

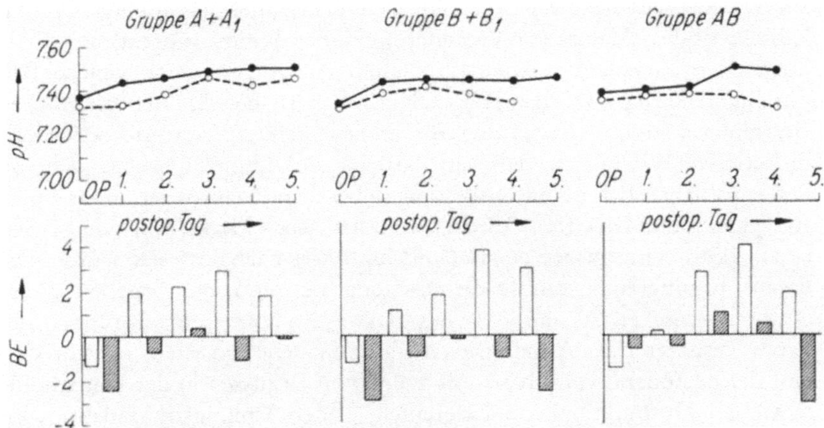

Abb. 2. Das Verhalten des pH und Basenüberschuß (BE) in den ersten 5 postoperativen Tagen bei den 64 primär beatmeten Patienten. Durchgezogene Linie bei pH und weiße Säulen bei BE: Mit Erfolg beatmete Patienten. Unterbrochene Linie bei pH und schwarzen Säulen bei BE: Verstorbene Patienten.

Pathologie der Atmung, sondern häufig auch in einer Kreislaufinsuffizienz. Wenn der niedrige arterielle pO_2 bei unseren Patienten nur durch eine Störung der Lungenfunktion hervorgerufen wäre, so wären die Ursachen vornehmlich in Diffusionsstörungen, Verteilungsstörungen mit pulmonalen Kurzschlüssen oder alveolarer Hypoventilation zu suchen. Schramel et al. (1959) sowie Loeschke und Beer (1961) haben die Diffusionskapazität der Lungen nach einer Operation mit Anwendung des extrakorporalen Kreislaufes untersucht und festgestellt, daß sie um 40% gegenüber den praeoperativen Werten vermindert ist. Sie fanden weiter, daß die Abnahme der Diffusionskapazität von Störungen der Funktion der Lungenkapillaren abhängt. Wir wissen nun aber, daß die Diffusionsstörung nicht allein für den niedrigen pO_2-Wert verantwortlich gemacht werden kann (Bartels et al. 1956), denn bei den von uns angewandten Sauerstoffkonzentrationen war sie weitgehend, wenn nicht sogar vollständig ausgeschaltet.

Ein pulmonaler Kurzschluß entsteht meistens dadurch, daß ein Teil der Lunge atelektatisch wird, das heißt, wenn in einem anatomisch umschriebenen Gebiet das venöse Blut ohne Kontakt mit der Alveolarluft auf die arterielle Seite gelangt. Er ist von der Größe der Atelektase abhängig und spielt als Ursache für die venöse Beimischung die größte Rolle. Über den Mechanismus der Entstehung von Atelektasen während des Bypasses oder unmittelbar danach besitzen wir nur sehr spärliche Kenntnisse. Tooley (1962) schreibt die Entstehung von Atlektasen während der extrakorporalen Zirkulation der Bildung einer Hyalinmembran in den Alveolen zu. Sykes (1965) sieht die Ursache in den nicht näher beschriebenen physikalischen oder chemischen Veränderungen des Blutes während der extrakorporalen Zirkulation. Die von diesem Autor gemessene venöse Beimischung betrug 23% des HZV. Schließlich ist die Art der künstlichen Beatmung und ihre Bedeutung für die Entstehung von Atelektasen zu diskutieren. Wir wissen, daß die Elastizität des Lungengewebes während der künstlichen Beatmung, insbesondere bei negativem Ausatmungsdruck, stark abnimmt. Dies führt direkt zu Atelektasenbildung, wie von Niden et al. (1961), Bendixen et al. (1963 u. 1964) nachgewiesen wurde. Die daraus resultierende venöse Beimischung betrug nach Angaben dieser Autoren zwischen 30 und 70% des HZV. Die Verteilungsstörungen mit daraus resultierender Atmungsinsuffizienz entstehen meistens erst im Verlauf der postoperativen Phase. Als Folge von Ergüssen ın der Pleurahöhle sowie der Dysfunktion von Zwerchfell – oder Atmungsmuskulatur wird das Verhältnis zwischen Ventilation und Perfusion einzelner Lungenabschnitte gestört. Dies führt zu einer unvollständigen Arterialisierung des Blutes und könnte als eine der Teilursachen der postoperativen Atmungsinsuffizienz angesehen werden.

Das Atemzeitvolumen ist bei Krankheiten mit kardialen Kurzschlüssen erhöht, sobald die Sauerstoffsättigung des arteriellen Blutes 90% unterschreitet. Nach Baldwin et al. (1948), Matheson und Gray (1950) und Eliasch (1952) beträgt das normale AMV etwa 4 l/min/m^2. Von Mürtz (1963) wurde das mittlere AMV, gemessen an 45 Patienten mit primär cyanotischen angeborenen Herzfehlern mit 5,7 l/min/m^2 angegeben. Bei diesen Patienten betrug das mittlere Sauerstoffdefizit 23%. Die von uns am Ende des operativen Eingriffes gemessenen Atemminutenvolumina von 36 Patienten, die spontan atmeten und deren arterieller Sauerstoffpartialdruck im Mittel um 70 mm Hg lag, betrugen 6980 ml/min. Sie liegen somit deutlich unter dem von Mürtz angegebenen Ruhewert. Wenn man bei unseren Patienten 1,5 m^2 Körperoberfläche als Mittelwert zugrunde legt, so würden wir ein durchschnittliches AMV von 8550 ml/min zur Aufrechterhaltung der präoperativen Ventilation erwarten. Damit lag bei unseren Patienten eine Hypoventilation bei Spontanatmung am Ende der Operation vor.

Die Herzkreislaufinsuffizienz mit einer daraus resultierenden mangelhaften Perfusion der Gewebe und ihren Folgen (Hypoxie und Acidose) kann die Durchführung einer künstlichen Beatmung notwendig machen (Osborn et al. 1962, Damman et al. 1963, Maloney et al. 1957). Wir konnten bei den wegen kardiovasculärer Insuffizienz künstlich beatmeten Patienten nicht nur eine signifikante Verbesserung der Atmung, sondern auch des Kreislaufes, gemessen an dem Verhalten von Blutdruck, Puls und Herzzeitvolumen, feststellen (SATTER et al. 1965). Durch eine adäquate Beatmung werden die bisher schlechten hämodynamischen Verhältnisse so verbessert, daß dadurch ein Teil der Herzkreislaufarbeit dem Patienten abgenommen wird.

Zusammenfassend möchten wir nochmals darauf hinweisen, daß die postoperative respiratorische Insuffizienz nach Operationen mit Anwendung des extrakorporalen Kreislaufes stets eine ernsthafte Komplikation im allgemeinen Heilverlauf ist. Während sich der Vorteil einer künstlichen Beatmung bei der primären Ateminsuffizienz klar definieren läßt, ist der Zweck einer kontrollierten Beatmung infolge einer Kreislaufinsuffizienz, vor allem in der Übernahme der Atem- und zum Teil auch der Kreislaufarbeit durch eine Beatmungsmaschine und Schaffung möglichst optimaler Blutgasverhältnisse zu sehen. Dabei muß die Grundbedingung jeder kontrollierten Beatmung, nämlich eine exakte Ventilation der Lungen, erfüllt sein.

Zusammenfassung

Nach Darstellung der verschiedenen Ursachen der respiratorischen Insuffizienz im Zusammenhang mit Operationen am offenen Herzen und Anwendung des extrakorporalen Kreislaufs wird das untersuchte Krankengut entsprechend eingeteilt und die Beatmungstherapie sowie deren Erfolg ausführlich behandelt.

Summary

The various causes of respiratory insufficiency in connection with operations on the open heart and the aid of extracorporeal circulation are described. All cases are tabulated according to the severity of the symptoms. Respiratory therapy and its results are dealt with in detail.

Literatur

BALDWIN, E., A. COURNAND, and D. W. RICHARDS, jr.: Medicine **27**, 243 (1948).

BARTELS, H, A. MOCHIZUKI u. A. RODEWALD: Z. ges. exp. Med. **126**, 582 (1956).

BENDIXEN, H. H., J. HEDLEY-WHYTE, B. CHIR, and M. B. LAVER: N. England J. Med. **269**, 991 (1963).

—, B. BULLWINKEL, J. HEDLEY-WHYTE, and M. B. LAVER: Anesthesiology **25**, 297 (1964).

DAMMAN, J. F., N. THUNG, I. CHRISTLIEB, J. B. LITTLEFIELD, and W. H. MUELLER: J. Thor. Surg. **45**, 80 (1963).

ELIASCH, H.: Scand. J. clin. Lab. Invest. Suppl. 4, 1952.

GILSTON, A.: Thorax **17**, 139 (1962).

GLEICHMANN, U., u. W. LÜBBERS: Pflügers Arch. Physiol. **271**, 431 (1960).
LOESCHKE, G. C., u. R. BEER: Bad Oeynhausener Gespräche 1961.
MALONEY, J. V., and J. L. WITTENBERGER: Ann. N. Y. Acad. Sc. **66**, 931 (1957).
MATHESON, H. W., and J. S. GRAY: J. Clin. Invest. **29**, 688 (1950).
MÜRTZ, R.: Arch. Kreisalufforsch. **40**, 167 (1963).
NORDLANDER, O. P., V. O. BJÖRK, C. CRAFOORD, and F. O. HOLMDAHL: Anaesthesia **16**, 3 (1961).
OSBORN, J. J., R. W. POPPER, W. J. KERTH, and F. GERBODE: Ann. Surg. **156**, 638 (1962).
SANDISON, J. W., P. W. MC CORMICK, and M. K. SYKES: Brit. J. Anaesth. **35** (1963).
SATTER, P., R. DUDZIAK, and K. G. PULVER: Symposium Anaesthesiologiae Internationale Prag 1965 (im Druck).
SCHRAMEL, R. J., M. M. ZISKIND, M. ADAM, and O. CREECH: J. Thor. and Cardiovasc. Surg. **38**, 281 (1959).
SIGGAARD-ANDERSEN, O., and K. ENGEL: Scand. J. clin. Lab. Invest. **12**, 177 (1960).
— Scand. J. clin. Lab. Invest. **14**, 598 (1962).
SPENCER, F. C., D. W. BENSON, W. C. LIU, and H. BAHNSON: J. Thorac. Surg. **38**, 758 (1959).
SYKES, M. K.: Acta anaesth. Scandinav. Suppl. XV 105, 1964.
ZEITLIN, G. L.: Anaesthesia **20**, 145 (1965).

Anaesthesieprobleme bei der Implantation von Schrittmachern für die Herzaktion

Von **O. Obinwa**

Aus der Anaesthesieabteilung der Medizinischen Fakultät der Freien Universität Berlin (Leiter: Prof. Dr. E. KOLB)

Wegen der oft mangelnden medikamentösen Beeinflussung der Atrio-Ventriculär-Blockformen, gewann seit der erfolgreichen elektrischen Stimulation eines Herzstillstandes durch ZOLL die Implantation von Pacemakern immer mehr Bedeutung.

Wir haben innerhalb von 2 Jahren bei 42 Patienten mit AV-Block 58 Narkosen durchgeführt, wobei die Patienten meist hochbetagt waren und an Zweiterkrankungen, wie Diabetes mellitus, Herzinsuffizienz, Nierenleiden, Lungenstauungen oder anderen Veränderungen, litten (Tab. 1).

Tabelle 1. *Andere Erkrankungen bei Narkotisierten*

Zweiterkrankungen	Anzahl der Patienten
Hypertonus	26
Zustand nach Herzinfarkt	10
Stauungsleber	5
Diabetes mellitus	4
Nierenleiden	3
Zustand nach Herzoperation	2
Zustand nach Apoplexie	2
Lungentuberkulose	1
Bronchialcarcinom	1

Aus Abb. 1 ersehen Sie die Altersverteilung mit dem Gipfel zwischen 60 und 70 Jahren.

34 Kranke wurden erstmals operiert, 4 wiederholt – 2 davon hatten ständige i.v. Reizsonden, deren Funktion ausgefallen war – 3 Patienten dreimal und 1 Patient sogar siebenmal. 8 der 42 Patienten trugen vorher eine temporäre Reizsonde. Von 12 Patienten, die einen vorhofgesteuerten Schrittmacher implantiert bekamen, sprachen 11 auf die Vorhofsteuerung an. 2 intraoperativ aufgetretene Asystolien waren nur von kurzer Dauer. 2 Spättodesfälle waren am 9. bzw. 10. Tag eingetreten (Tab. 2).

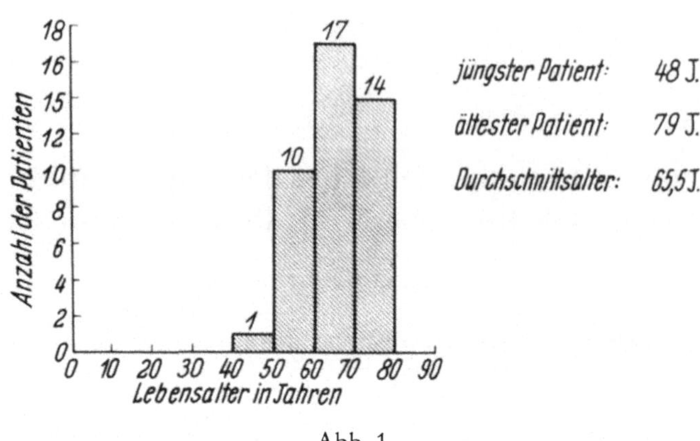

Abb. 1

Tabelle 2. *Anzahl der Narkosen pro Patienten*

Häufigkeit	1×	2×	3×	4×	5×	6×	7×
Anzahl der Patienten	34	4	3	0	0	0	1
Asystolie intra op.	1	0	1	0	0	0	0
Exitus post op.	1 10. Tag	0	1 9. Tag	0	0	0	0

Gesamtzahl der Pat.: 42 (22 ♂, 20 ♀) Gesamtzahl der Narkosen: 58

Nach unserer Ansicht bilden

1. die Asystolie,
2. das Kammerflattern,
3. das Kammerflimmern,

die Hauptgefahren bei diesen Eingriffen. Patienten mit vorher eingeführter intravenöser Reizsonde unterscheiden sich von denen ohne diese Vorbereitung. Letztere sind den Zwischenfällen, insbesondere bei inkonstantem AV-Block, ungleich stärker ausgesetzt. Beim konstanten Block besteht meist eine Bradykardie, die durch Sedativa und Narkotica noch verstärkt werden kann. Hier kann nach unseren Erfahrungen an die Stelle der elektrischen Reizsonde bei ständiger Kreislaufkontrolle und EKG-Registrierung die Alupenttropfinfusion treten. Die Alupentmedikation wird so lange je nach Blutdruck und Pulsfrequenz dosiert fortgeführt, bis der implantierte Schrittmacher in Aktion tritt.

Als kritische Phase in Bezug auf die Asystolie betrachten wir die Zeit von der Einleitung der Narkose bis zur Aktion des implantierten Schrittmachers. Wir selbst haben jedoch niemals bei der Einleitung eine Asystolie gesehen.

Mit der Gegenüberstellung der 2 Patienten, die intraoperativ eine Asystolie bekamen, möchte ich die Problematik der beiden vorhin genannten Gruppen demonstrieren.

Auf Abb. 2 sehen Sie das EKG einer Kranken mit intravenöser Reizsonde bei inkonstantem AV-Block. Zum Zeitpunkt der Operation war der Schrittmacher nicht angeschlossen (Sinusrhythmus). Intraoperativ kam es jedoch zur Asystolie, die den Anschluß des Pacemakers erforderte.

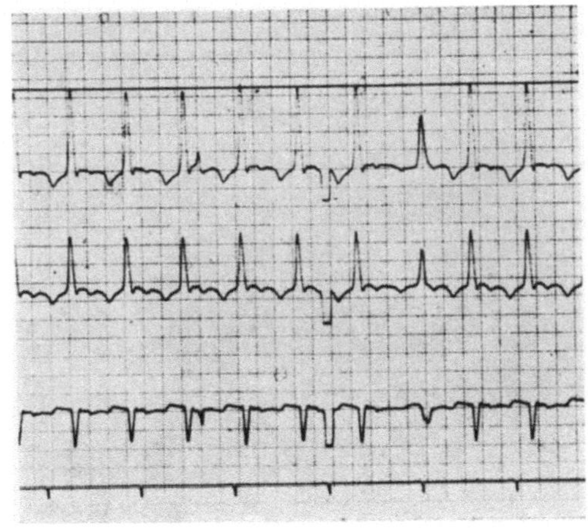

Abb. 2

Sie sehen die sofort wieder einsetzende Herzaktion durch den externen Pacemaker über die i.v. Sonde (Abb. 3). Die letzte Registrierung zeigt das EKG nach Implantation des vorhofgesteuerten Schrittmachers (Abb. 4).

Bei dem 2. Fall handelt es sich um einen 70jährigen Patienten, der 1 Jahr lang Träger eines künstlichen Schrittmachers war. Dann wurde ein zweiter Eingriff wegen Ausfall des Pacemakers vorgenommen. Die Narkose verlief ohne Komplikation. Schon nach wenigen Stunden fiel der neu eingesetzte Schrittmacher aus, also wurde noch am gleichen Tage rethorakotomiert.

Diesmal verabreichten wir kein Halothan. Während der Manipulation am Herzen kam es auch hier zu wiederholten Asystolien von 1–2 min Dauer, die die umgehende Herzmassage erforderlich machten. Außerdem gaben wir mit einer Laevuloseinfusion 10 Ampullen Alupent und parallel dazu 250 ml 1molare Na-Bicarbonatlösung. Der Patient erholte sich, war nach dem Eingriff ansprechbar und atmete ausreichend. Am 3. Tag trat eine Pneumonie auf, der der Patient trotz entsprechender Intensivbehandlung am 10. postoperativen Tag erlag. Dieser Fall gab uns Veranlassung, bei kompletter Blockform ohne i.v. Reizsonde eine sterile Elektrode für direkte Reizung bereitzulegen.

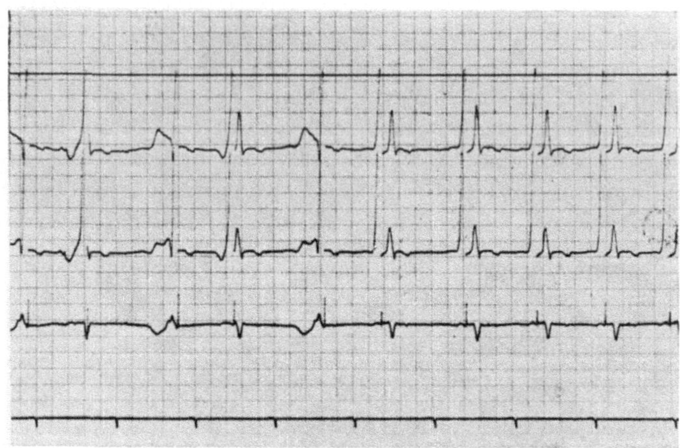

Abb. 3

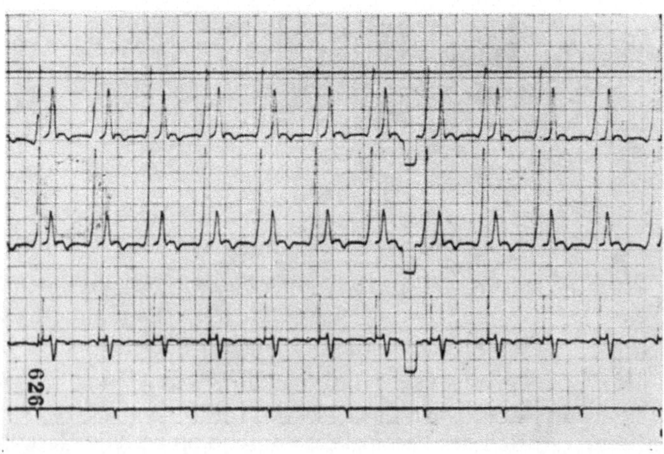

Abb. 4

Tab. 3 zeigt einen Überblick über die zur Anwendung gekommene Anaesthesiemedikation. Im ganzen hielten wir die Narkose so flach wie nur möglich, so daß die Patienten unmittelbar nach der Operation gut bis sehr gut ansprechbar waren. Wir haben bisher keinen Todesfall erlebt, der durch die Narkose bedingt gewesen wäre. Die zwei angeführten Asystolien waren die einzigen und konnten behoben werden.

Unserer Erfahrung nach vertragen fast alle Patienten bei schonender Einleitung mit Thiopental und Succinyl-bischolin das Halothane. Nur bei 4 mußten wir wegen Blutdruck- oder Pulsfrequenzabfall darauf verzichten.

Tabelle 3. *Anaesthesiemedikation*

	Analgesie	Amnesie	Relaxation	vegetative Dämpfung	Rhythmus-regulierung
Prä-medikation	Meperidin 25–50 mg	Persedon 400 mg Valium 10–20 mg	—	Atropin 0,5 mg Promethazin 50 mg	Alupent 5 Amp. in 500 ml 5 % Laevulose
Einleitungs-phase	N_2O 2, O_2 1	Trapanal 150–300 mg	Succinyl bis-Cholin 60–100 mg	—	↓
Erhaltung	N_2O 0,6, O_2 0,6 l/min	Halothane 0–0,7 %	Methyl-Curarin 10–20 mg	—	

Die Praemedikation mit Persedon oder Valium, Promethazin und Meperidin sowie die Relaxation mit Methyl-Curarin zeigten keinerlei nachteilige Wirkung.

Betont werden muß nochmals die sorgfältige Vorbereitung und postoperative Überwachung. Hierbei müssen die Zweiterkrankungen, die ja möglicherweise zu Komplikationen führen können, besondere Beachtung finden. Außer dem vorhin erwähnten Patienten haben wir noch einen weiteren postoperativen Todesfall zu verzeichnen. Der Patient hatte Nephrosklerose und kam im Zustand der Urämie zur Operation. Am 9. postoperativen Tag verstarb er im urämischen Koma. Alle anderen Patienten konnten nach Abschluß der Wundheilung zur weiteren internistischen Behandlung zurückverlegt werden.

Zusammenfassung

Es werden die Anaesthesieprobleme bei der Implantation von künstlichen Schrittmachern an Hand von 58 Narkosen bei 42 Patienten diskutiert. Die Operierten hatten ein durchschnittliches Alter von 65,5 Jahren und litten meist an Zweiterkrankungen (Diabetes mellitus, Nierenerkrankungen, Herzinsuffizienz, Lungenstauung usw). In 34 Fällen wurde erstmalig ein Pacemaker eingesetzt, 24mal waren wegen Ausfall des Schrittmachers weitere Eingriffe erforderlich, 8 Patienten, vorwiegend mit inkonstantem AV-Block, erhielten vorher wegen der stärkeren Asystoliegefahr eine temporäre Reizsonde. Bei den übrigen mit konstantem Block und starker Bradykardie diente ein Alupenttropf zur Vermeidung der absinkenden Pulsfrequenz durch Sedativa und Narkotica als Operationsvorbereitung. Bei kompletten Blockformen ohne vorher gelegte i.v. Reizsonde wird eine sterile Elektrode als Sicherheitsfaktor zur eventuellen direkten Reizung bereitgelegt.

Als Hauptkomplikationen werden Asystolien, Kammerflattern und -flimmern angesehen, wobei Patienten mit präoperativ eingeführter Reizsonde weniger diesen Gefahren ausgesetzt sind. Zwei intraoperativ aufgetretene Asystolien waren nicht narkosebedingt und konnten schnell behoben werden. Fast alle Patienten waren bei schonender Einleitung mit Thiopental halothanverträglich. Drei postoperative Todesfälle am 9. und 10. Tag hatten ihre Ursachen in bekannten postoperativen Komplikationen (Pneumonie, Urämie).

Summary

Anaesthetic problems for insertion of artificial cardiac pacemakers are discussed, based upon experiences in 42 patients with A-V block who underwent 58 general anaesthesias. They were mostly elderly patients with an average age of 65.5 years and had, in addition, other diseases such as diabetes mellitus, cardiac insufficiency, kidney disorders, pulmonary congestion etc.

Implantation of pacemakers was carried out in 34 patients for the first time; the rest were subjected to further surgery due to failure of the existing pacemakers.

8 patients, mainly those with an inconstant A-V block were paced by means of intravenous electrodes because they were more liable to ADAMS-STOKES attacks. The rest who had a constant A-V block with characteristic bradycardia received a continuous intravenous drip of Alupent (Isoprenaline) prior to anaesthesia to prevent further drop in pulse rate after introduction of sedatives or anaesthetic drugs.

Complications likely to be encountered during anaesthesia, particularly from induction to the time when the pacemaker becomes functional, are: 1. Asystole, 2. Ventricular flutter, 3. Ventricular fibrillation. 2 cases of asystole were observed during the course of the anaesthetic and those were promptly revived. Patients who were already paced, presented less difficulties than those unpaced.

Particular attention to coexisting diseases prior to surgery, continuous monitoring of the circulation and readiness to resuscitate the patient at any time are the essential presuppositions for a successful anaesthetic management of patients with an A-V block.

Die Pacemaker-Implantation in anaesthesiologischer Sicht

Von **H. Vogel**

Aus der Anaesthesieabteilung (Direktor: Priv.-Doz. Dr. med. H. Pflüger) des Krankenhauses Nord-West Frankfurt/M.-Praunheim

Mit der ersten erfolgreichen Behandlung eines asystolischen Herzstillstandes beim Menschen mittels eines elektrischen Impulsgebers durch Zoll [1] im Jahre 1952 begann die Entwicklung einer wirksamen aktiven Therapie der bis dahin kaum beeinflußbaren atrioventrikulären Leitungsstörungen.

Mit zunehmender Entwicklung der Technik und Methodik wird die Schrittmacherimplantation immer häufiger ausgeführt, so daß die Zahl der operierten Patienten bereits in die Tausende geht. Da die Lebensdauer der verwandten Geräte begrenzt ist und Störungen auftreten können, kommen Wiederholungseingriffe dazu. Die verlängerte Lebenserwartung führt zur Notwendigkeit von Operationen im Gefolge anderer Erkrankungen und von Unfällen. Auch an die Möglichkeit geburtshilflicher Interventionen bei Patientinnen mit implantiertem Pacemaker ist zu denken [2]. Beides kann auch bei bisher nicht chirurgisch behandelten Kranken mit Herzblock vorkommen. Und nicht zuletzt bleibt der Zwang zu schnellsten Maßnahmen unter dem Druck der akuten Notfallsituation eines Adam-Stokes'schen Anfalls.

Hierbei entfallen Praemedikation und Narkose, der schwere Zustand erfordert sofortige Notbeatmung und Herzmassage, Intubation und Sauerstoffbeatmung, möglichst mit Wechseldruck. Die elektrische Stimulierung des Herzens mit extern thorakaler, ins Myokard eingestochener oder transvenös eingeführter intrakardialer Elektrode vervollständigt die zügig durchzuführende Behandlung, welche durch einen Alupent-Dauertropf unterstützt werden kann. Nach Erholung des Patienten erfolgt Implantation eines Pacemakers für langfristige Reizung. Für die Notfallbehandlung sind ein gut eingespieltes Team, ein schnell und zuverlässig funktionierendes Alarmsystem und vollständige technische Ausrüstung unbedingte Voraussetzung.

Aber auch die planmäßig vorgenommene Schrittmacherimplantation stellt infolge des sehr hohen Narkoserisikos dieser Patienten die Anaesthesie vor mitunter sehr schwierige Aufgaben.

Die besondere Gefährdung ergibt sich aus der Natur der Herzerkrankung und der vom Bedarf mehr oder weniger unabhängig arbeitenden Hämodynamik:

1. ist das Herz an seinem strategisch empfindlichsten Punkt gestört, so daß jederzeit ganz plötzlich extreme Bradykardie bis zur Asystolie, andrerseits erhebliche Tachykardie und Kammerflimmern auftreten können. Für den Anaesthesisten wichtige auslösende Ursachen sind psychische und körperliche Belastungen, alle die Herz- und Kreislauffunktionen deprimierenden sowie parasympathicomimetisch und sympathicolytisch wirkenden Medikamenten, außerdem Hypoxie, CO_2-Akkumulation und reflektorische Einflüsse
2. besteht eine erhebliche Bradykardie, wohl mit der Möglichkeit medikamentöser Besserung, aber völligem Fehlen jeglicher Anpassung an vermehrte physiologische und pathophysiologische Anforderungen
3. handelt es sich vielfach um ältere Kranke mit oft weitgehend diffus geschädigtem Myokard, mit Hypertonie, Lungenemphysem, Diabetes, cerebraler Arteriosklerose und oftmals schlechtem Allgemeinzustand.

Über Anaesthesieprobleme bei Pacemaker-Implantationen liegen bereits Berichte vor. Übereinstimmend wird die Notwendigkeit subtiler Kreislaufüberwachung sowie die Bereitstellung von Hilfsmitteln zur Beseitigung von Herzstillstand und Kammerflimmern betont. An Anaesthesiemethoden wird Inhalationsnarkose mit [3] und ohne Barbiturateinleitung als auch die Neuroleptanalgesie [4] empfohlen. In den nun folgenden Ausführungen soll nicht entschieden werden, welchen Verfahren der Vorzug zu geben ist – wir haben beide angewandt –, sondern es soll lediglich auf einige Punkte hingewiesen werden, welche uns wesentlich erscheinen.

Wir haben seit der Eröffnung unseres Krankenhauses im Oktober 1963 zwölf Anaesthesien für die Implantation eines Pacemakers durchgeführt, sechsmal bei Thorakotomie mit myokardialer Elektrodenbefestigung, sechsmal bei via V. jugularis eingeführter intrakardialer Elektrode.

Bei den Pat. im Alter von 58–69 Jahren bestand ein totaler Av-Block bei Coronarsklerose mit einer Pulsfrequenz von 28–40 Schlägen/min, mehrere Pat. hatten bereits einen Herzinfarkt durchgemacht. In zwei Fällen bestanden so ausgedehnte Myokardveränderungen, daß die Elektrodenbefestigung Schwierigkeiten machte. In einem dritten Fall sprach der Herzmuskel nur zeitweilig auf die Pacemakerimpulse an, zwischendurch bestand Kammerautomatie. Von unseren Patienten haben wir keinen intra- oder postoperativ verloren. Einer starb 4 Monate nach erfolgreicher Implantation an einem frischen Herzinfarkt.

Zweimal kam es in der kritischen Zeit zwischen Narkosebeginn und Thorakotomie zum Herzstillstand, einmal sogar trotz bereits präoperativ in Gang gebrachter elektrischer Stimulierung über Einstichelektroden. Beide Male konnte der Zwischenfall durch Massage und elektrische Reizung sofort behoben werden.

Ein Patient reagierte auf die Perikarderöffnung mit kurzdauerndem Kammerflimmern, das nach wenigen manuellen Herzkompressionen wieder aufhörte.

Im Folgenden soll auf einige Punkte hingewiesen werden, welche uns besonders wichtig erscheinen hinsichtlich Vorbehandlung, Narkoseführung, intraoperativer Überwachung und des Verhaltens bei Asystolie und Kammerflimmern.

Internistische Vorbehandlung mit Alupent und Herzmitteln, notfalls Anlage eines provisorischen Schrittmachers.

Prämedikation bei besonders hohem Risiko und schlechtem Allgemeinzustand nur mit Atropin, sonst mit Atropin, Psyquil, Meperidin, im Falle einer Neuroleptanalgesie mit Thalamonal und Atropin. Bereitstellen eines Dauertropfs mit 20 Amp. zu 0,5 mg Alupent auf 500 ml Laevulose 5%ig.

Lagerung auf dem Operationstisch nicht wie üblich im Vorbereitungsraum, sondern im Operationssaal, um im Bedarfsfall alle bereitgestellten Möglichkeiten sofort einsetzen zu können. Nach Kontrolle von Blutdruck und Puls Einlegen von zwei weitlumigen intravenösen Verweilkanülen, bei schlechten Venenverhältnissen Venaesectio. Falls nötig, wird der bereitgestellte Alupent-Tropf angeschlossen.

Verbinden der angelegten Extremitäten-EKG-Elektroden mit einem Sichtgerät und Monitor, welcher die Herzfrequenz (Spontanaktion und Pacemakerimpulse) optisch und akustisch anzeigt. Nebenher wird das EKG auf ein Schreibgerät übertragen und die daraus abgeleitete Herzfrequenz in Schlägen/min angezeigt. Außerdem wird ein Finger-Pulsabnehmer befestigt und mit einem zweiten Monitor verbunden, welcher optisch, akustisch und in Schlägen/min anzeigt, was von der spontanen oder induzierten Herzaktion tatsächlich in der Peripherie hämodynamisch wirksam wird. Auf jedes vom EKG abgeleitete akustische Signal folgt im Normalfall wie das Echo das Signal, welches durch die periphere Pulswelle hervorgerufen wird, so daß jede Diskrepanz sofort gehört, gesehen und in Schlägen/min abgelesen werden kann. Auf diese u. E. besonders wichtige Überwachung der zentralen und peripheren Frequenz komme ich anschließend an Hand einiger Beispiele noch zurück.

Bereitstellung eines Defibrillators und Schrittmachers mit Elektroden für externe und interne Anwendung. Überprüfen des Geräts!

Narkosebeginn erst bei zu sofortiger Thorakotomie bereitem Operationsteam und in Anwesenheit des Kardiologen.

Vorsichtige Einleitung entweder als Inhalationsnarkose mit N_2O/O_2 und Halothanezusatz oder als Neuroleptanalgesie. Eine intravenöse Barbituratinjektion wird wegen der brüsken depressorischen Wirkung auf Myokard und Kreislauf vermieden.

Nach Intubation Relaxierung mit Succinyl-Dauertropf und automatische Beatmung.

Unterhalten einer möglichst flachen Anaesthesie mit N_2O/O_2 und vorsichtigem Halothanezusatz oder einer Neuroleptanalgesie. Vermeidung von Blutdruckabfall (das Herz kompensiert die Bradykardie mit gesteigertem Schlagvolumen und kann dessen Absinken nicht durch Erhöhung der Frequenz ausgleichen), Hypoxie und CO_2-Akkumulation.

Blutersatz möglichst genau dem Verlust entsprechend.

Wie bereits gesagt, registrieren wir sowohl die Herzfrequenz als auch die periphere Pulsfrequenz. Nur so ist es möglich, fortlaufend zu erfassen, was an spontanen und induzierten Herzaktionen tatsächlich für die Durchblutung der Peripherie ausgenutzt wird. In den nun folgenden Kurven haben wir den störungsanfälligeren Fingerpulsabnehmer durch die fortlaufende blutige Messung des arteriellen Drucks ersetzt, um eine wirklich getreue und instruktive Kurvenaufzeichnung zu erhalten.

Abb. 1 zeigt in den drei oberen Kurven die drei Standardableitungen des EKG, in der unteren den arteriellen Druck. Man erkennt, daß auf jeden Pacemakerimpuls ein QRS-Komplex folgt, dem jedesmal ein systolischer Anstieg des arteriellen Drucks entspricht.

Abb. 2 zeigt in der oberen Kurve die Abl. II des EKG, in der unteren den arteriellen Druck. Es ist die Zeitspanne erfaßt, wo die intrakardiale Elektrode durch den re. Vorhof in den re. Ventrikel vorgeschoben wird. Man sieht deutlich, wieviele von den hierbei auftretenden gehäuften Extrasystolen in der Peripherie voll wirksam werden, wieviel nur teilweise und wieviel frustran bleiben.

Auf Abb. 3 sieht man bei derselben Patientin den Zeitpunkt, wo der Pacemaker bereits angeschlossen ist und regelmäßig seine Impulse aussendet. Das Myokard nimmt aber noch nicht jeden Reiz auf, sondern beantwortet jeden zweiten Impuls mit einer Kontraktion, wie das aus der Kurve des arteriellen Drucks deutlich zu erkennen ist.

Die Kurven auf Abb. 4 stammen von einem Pat., bei welchem das Herz immer nur zeitweilig auf die Stimulation durch den Schrittmacher ansprach. Zwischendurch trat immer wieder plötzlich eine Kammerautomatie auf. Man erkennt, daß regelmäßige Pacemakerimpulse im EKG registriert sind, das Myokard arbeitet jedoch in einem völlig unabhängigen langsamen Eigenrhythmus. Wiederum kommt die Diskrepanz durch die arterielle Druckmessung deutlich zum Ausdruck.

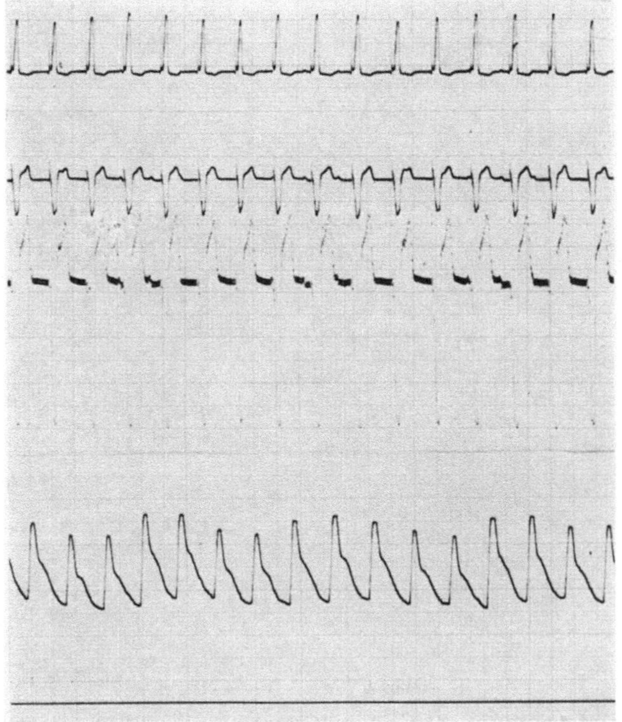

Abb. 1. Obere 3 Kurven EKG I, II, III, unterste Kurve blutig gemessener arterieller Druck. Jedem Pacemakerimpuls folgt ein QRS-komplex und ein systol. Anstieg des art. Drucks.

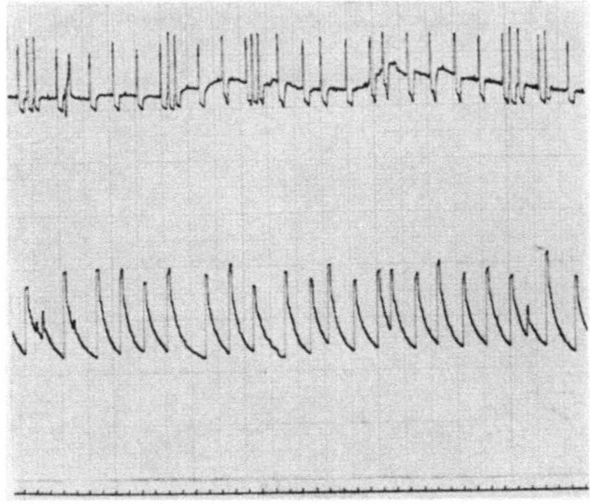

Abb. 2. Obere Kurve EKG II, untere Kurve blutig gemessener art. Druck. Gehäufte Extrasystolen beim Vorschieben der intrakardialen Elektrode vom re. Vorhof in den re. Ventrikel. Durch gleichzeitige Registrierung von EKG und art. Druck erkennt man deutlich, wieviele von den gehäuften Extrasystolen in der Peripherie voll wirksam werden, wieviel nur teilweise und wieviel frustran bleiben.

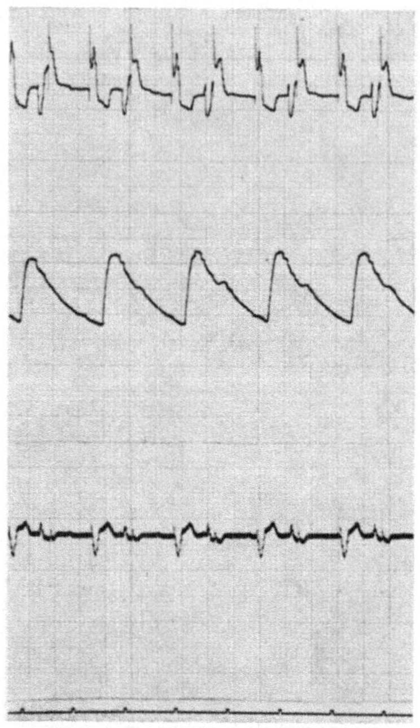

Abb. 3. Oberste Kurve EKG I, mittlere Kurve blutig gemessener arterieller Druck, unterste Kurve EKG III. Der Pacemaker sendet regelmäßig Impulse, das Myocard nimmt jedoch nicht alle Impulse auf, sondern beantwortet nur jeden 2. Reiz mit einer Kontraktion. Bei alleiniger Pulsfrequenzregistrierung aus dem EKG erhielte man eine nicht vorhandene zu schnelle Pulsfrequenz.

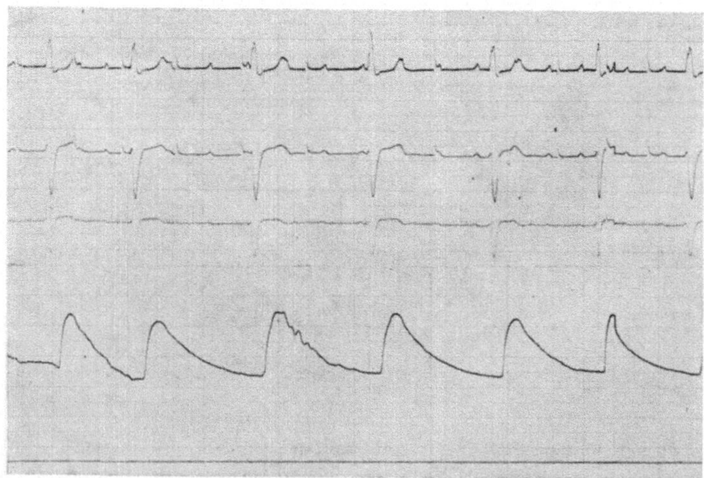

Abb. 4. Obere 3 Kurven EKG I, II, III, untere Kurve blutig gemessener art. Druck. Das Myocard spricht auf die Pacemakerimpulse nicht an, sondern schlägt in einem langsamen Eigenrhythmus.

Auf die Vorteile der Bestimmung der peripheren Pulsfrequenz als Kontrolle für die spontane und induzierte Herzfrequenz hinzuweisen, war der wesentliche Zweck dieser Ausführungen.

Zusammenfassung

Nach kurzer Skizzierung der zur Operation führenden Situationen und Beschreibung der auf Grundkrankheit und Komplikationen beruhenden Schwierigkeiten für die Anaesthesie wird das eigene Krankengut kurz charakterisiert und das bei uns übliche Verfahren für Vorbehandlung, Anaesthesie, intraoperative Überwachung und Verhalten bei bedrohlichen Zwischenfällen bei Pacemakerimplantationen geschildert.

Summary

This is a short review of those situations which eventually necessitated a pacemaker implantation. 12 cases are evaluated and general difficulties of anaesthetic care due to the basic disease are characterized. Detailed procedures for pre- and intra-operative management as well as a course of action for critical complications as it is the routine at the Nordwest-Krankenhaus, Frankfurt/Main, are outlined.

Literatur

[1] Zoll, P.: New Engl. J. Med. **1952**, 247, 768–771.
[2] Documenta Geygy: Elektronik und Medizin.
[3] Pulver, K.-G., u. Th. Schmitz: Anaesthesist **14**, 65 (1965).
[4] Corssen, G., E. F. Domino, and R. B. Sweet: Neuroleptanalgesia and Anaesthesia Current Researches, Vol. 43, **6** (1964).

Mechanismus und Vermeidung des „Heparin-Rebound“ nach extrakorporalem Kreislauf

Von **H. Brögli** und **P. Frick**

Aus der Medizinischen und Chirurgischen Universitätsklinik Zürich,
Anaesthesieabteilung des Kantonsspitals Zürich

Einführung

Blutungen nach extrakorporaler Zirkulation in der Herzchirurgie sind häufig durch das Wiederauftreten von Heparin bedingt trotz initial vollständiger Neutralisation mit Protamin [1–9]. Dieses Phänomen wird „Heparin-Rebound“ genannt. In Zürich traten die ersten „Heparin-Rebound“ bedingten Blutungen mit dem Übergang von Polybrene „Abbott“ auf Protaminsulfat „Roche“ auf. Ein solcher Fall ist in Abb. 1 dargestellt. Der bisher unklare Mechanismus des „Heparin-Rebound“ veranlaßte vorliegende Untersuchungen. Wir konnten darin das Wiedererscheinen des Heparins auf eine Instabilität des verwendeten Protaminsulfates im Plasma zurückführen.

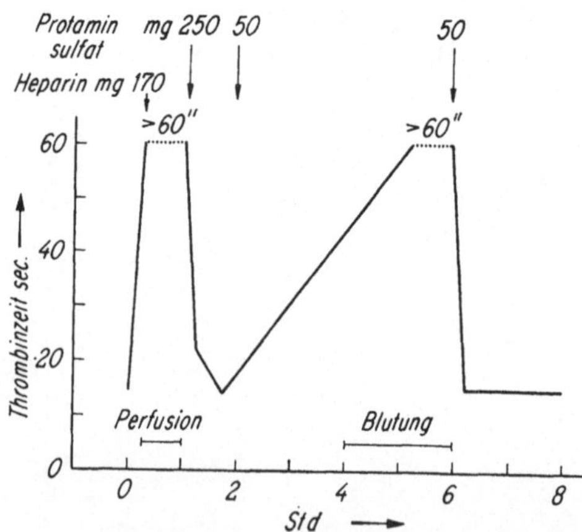

Abb. 1. „Heparin-Rebound“ nach extrakorporalem Kreislauf mit Protaminsulfat. S. H. 37j. Mann, 44,4 kg, Vorhofseptumdefekt.

Verwendete Präparate und Methodik

Heparin: Liquemin „Roche", 5000 IE/ml
Protaminchlorid „Vitrum", 1%ige Lösung
Protaminsulfat „Roche", 1%ige Lösung
Protaminchlorid „Roche", 1%ige Lösung
Thrombin „Roche", 44 NIH-E/mg

Die Heparinbestimmung erfolgte mit einer gerinnungsphysiologischen Thrombinmethode [9], die Heparinidentifikation mittels Protaminneutralisation oder Adsorption an Bariumsulfat. Eine maßgebende Fibrinogenolyse wurde durch laufende Fibrinogenkontrollen ausgeschlossen.

In-vivo-Untersuchungen bei Normalen

Wie schon bei den Herzoperationen beobachtet, konnten wir experimentell auch bei gesunden Personen das präparatabhängige Auftreten des „Heparin-Rebound" nachweisen (Tab. 1). In Annäherung an den extrakorporalen Kreislauf erhielten 4 gesunde Versuchspersonen i.v. 4 mg Heparin pro kg Körpergewicht und 15 min später i.v. 7 mg Protamin pro kg Körpergewicht zur vollständigen Heparinneutralisation. Der Heparingehalt im Plasma wurde laufend bestimmt. Trotz initial vollständiger Neutralisation kam es bei allen 4 Fällen 105–165 min nach der Verabreichung von Protaminsulfat zu einem „Heparin-Rebound". Nach Protaminchlorid fehlte dieser stets. Die wiederaufgetretenen Heparinmengen sind geringer als die nach extrakorporalem Kreislauf beobachteten; sie lassen sich jedoch zwanglos mit der schnelleren Heparinelimination beim Gesunden im Vergleich zum operationsbelasteten Patienten erklären.

Tabelle 1. *In-vivo-Heparin-Protamin-Untersuchungen an gesunden Personen*

Personen	Maximale wiederaufgetretene Heparinmenge nach			
	Protaminsulfat		*Protaminchlorid*	
	Zeit nach Protamin	Heparin in µg/ml Plasma	Zeit nach Protamin	Heparin in µg/ml Plasma
G. K.	105 min	2,0	135 min	0,15
P. S.	105 min	1,6	285 min	0,15
K. B.	165 min	0,45	135 min	0,15
P. A.	145 min	1,3	145 min	0,12

In-vitro-Untersuchungen mit heparinisiertem Maschinenblut

Wird heparinhaltiges Blut der Maschine am Ende des extrakorporalen Kreislaufes entnommen, oxalatiert, mit Protamin neutralisiert und bei 37 °C inkubiert, so kommt es wie in vivo zu einem typisch präparatabhängigen Verhalten (Abb. 2). Bemerkenswerte Heparinmengen traten auffallend rasch nur nach Neutralisation mit Protaminsulfat, nicht aber nach Protaminchlorid auf. Die Resultate von weiteren 15 gleichen Untersuchungen sind in Tab. 2 zusammengefaßt. Der Unterschied im zeitlichen Neutralisationseffekt der beiden Protamintypen in derselben Plasmaprobe kommt darin klar zum Ausdruck.

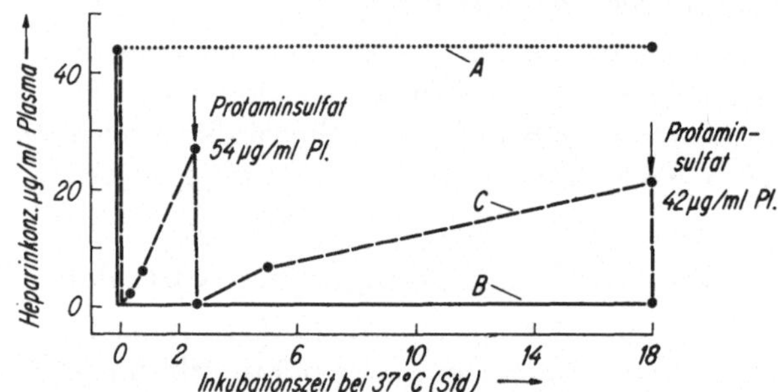

Abb. 2. In-vitro-Inkubationsversuch mit Maschinenblut nach Neutralisation mit verschiedenen Protaminsalzen.

Das Wiedererscheinen des Heparins ist ein temperaturabhängiger Vorgang und erfolgt sowohl in Plasma als auch in Vollblut und unabhängig, ob Maschinenblut oder frisches Spenderblut verwendet wird. In plasmafreiem Milieu bleibt der Heparin-Protamin-Komplex stabil.

Tabelle 2. *Stabilitätsuntersuchung nach In-vitro-Neutralisation mit Protamin von heparinhaltigem Maschinenblut am Ende des extrakorporalen Kreislaufs*

Nach 18 h freigesetztes Heparin/ml Plasma	0–1 µg	1–3 µg	3–10 µg	10–30µg	30 u. mehr µg
In % der initial vorhandenen Heparinmenge	0–2	2–5	5–15	15–50	50 u. mehr
Mit Protaminchlorid neutralisierte Fälle	11	4	0	0	0
Mit Protaminsulfat neutralisierte Fälle	0	0	1	5	9

Wirkung von Plasma auf Protamin

Plasma wird mit 100 µg Protamin pro ml bei 37 °C inkubiert und anschließend mit 50 µg Heparin pro ml Plasma versetzt (Tab. 3). Protaminsulfat, auf diese Weise in Plasma inkubiert, verliert rasch seine heparinneutralisierende Wirkung; die nicht neutralisierten Heparinmengen steigen progressiv an. Protaminchlorid verhält sich viel stabiler. Normalplasma ist also in der Lage, Protamin, besonders Protaminsulfat, rasch zu inaktivieren.

Wie die Inkubationsversuche mit Maschinenblut gezeigt haben, geschieht dies auch dann, wenn das Protamin bereits an Heparin gebunden ist. Anfänglich neutralisiertes Heparin kann damit wieder gerinnungsphysiologisch aktiv werden, und es kommt zum „Heparin-Rebound". Die Protamininaktivierung scheint auf hitzeempfindlichen, nicht dialysierbaren Protaminasen zu beruhen. Die Ursache des unterschiedlichen Verhaltens von Sulfat zu Chlorid trotz gleichem Ausgangsmaterial ist noch ungeklärt.

Tabelle 3. *Aktivitätsverlust von Protamin während Inkubation in Plasma bei 37 °C*

	Fall	Inkubationszeit von							
		Plasma-Protaminsulfat vor Heparinzugabe				Plasma-Protaminchlorid vor Heparinzugabe			
		3′	1 h	2 h	4 h	3′	1 h	2 h	4 h
Durch Protamin nicht neutralisiertes Heparin in μg/ml Plasma	1	0,6	10	19	20	0	2,3	2,8	4,3
	2	0,7	9	16	23	0	1,5	4,3	6,6
	3	0,4	27	31	42	0	2,5	4,2	7,5
	4	0,6	10	19	20	0	2,3	2,8	4,2
	5	0,7	9	16	23	0	1,4	3,1	3,7
	6	0,4	27	31	42	0	1,7	2,8	3,4

Bei Fall 1–3 wurde als Protaminchlorid das Präparat der Firma Vitrum, bei Fall 4–6 dasjenige der Firma Hoffmann-La Roche, Basel, verwendet.

Diskussion

Die Instabilität des Heparin-Protaminsulfat-Komplexes und die gute Stabilität des Heparin-Protaminchlorid-Komplexes dürften erklären, warum manche Autoren häufig einen „Heparin-Rebound" beobachten, während andere seine Existenz verneinen. Die vorhandene Literatur zeigt, daß Berichte über „Heparin-Rebound"-bedingte Blutungen vornehmlich aus Protaminsulfat verwendenden Operationszentren stammen. Ein vermuteter Heparinrückfluß aus abgeschlossenen Blutkompartimenten [11] und die postulierte Freisetzung von adsorbiertem Heparin aus lysierten Erythro- und Thrombocyten (2) erklären das von uns beobachtete unterschiedliche Verhalten der verschiedenen Protaminpräparate nicht. Das „Heparin-Rebound"-Phänomen ist durch die Instabilität des Protamins im Heparin-Protamin-Komplex bedingt.

Seit einem Jahr wird deshalb in Zürich ausschließlich das stabilere Protaminchlorid verwendet. Stand anfänglich nur dasjenige der Firma Vitrum zur Verfügung, so hat seither auf Grund unserer Untersuchungen [9] auch die Firma Hoffmann-La Roche ein intravenös verwendbares 1%iges Protaminchlorid entwickelt. Die beiden Präparate sind in bezug auf Dosierung und Stabilität des Heparin-Protamin-Komplexes bei Inkubation im Plasma gleichwertig. Im Vergleich zum Sulfat treten nachträglich nur geringfügige Heparinmengen wieder auf (Abb. 3). Auch in protaminase-aktiven Plasmen halten sich diese Mengen noch in Größen, die einen klinisch bedeutsamen „Heparin-Rebound“ beim Patienten nicht erwarten lassen. Die klinische Erfahrung bestätigt die In-vitro-Untersuchungen. Mit Protaminchlorid „Vitrum“ wurden bisher über 100 Herzoperationen ohne erfaßbaren „Heparin-Rebound“ durchgeführt. Seit einem halben Jahr verwenden wir Protaminchlorid der Firma Hoffmann-La Roche ebenfalls mit gutem Erfolg bei bisher über 40 Fällen. Das Verhältnis Protamin:Heparin

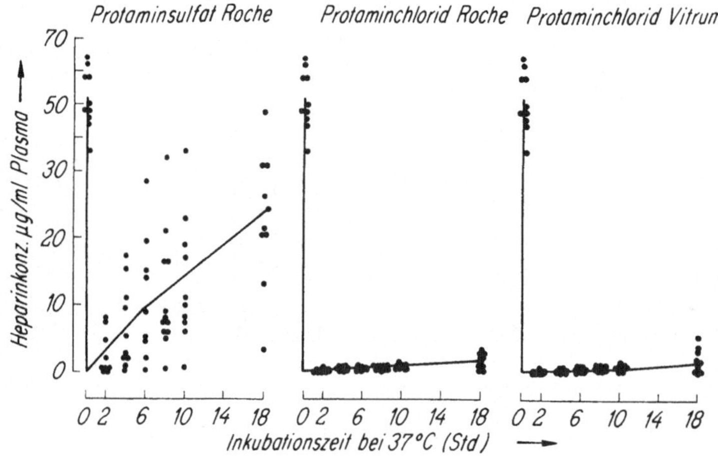

Abb. 3. Vergleichende Untersuchung der Freisetzung von Heparin nach vollständiger In-vitro-Neutralisation von Maschinenblut mit verschiedenen Protaminsalzen.

betrug bei beiden Präparaten 1,75:1,0 für das vor und während der Perfusion dem Patienten verabreichte Heparin und 1,75:2,0 für das zur Füllung der Maschine verwendete Heparin, bzw. ebenfalls 1,75:1,0 bei Maschinen mit kleinem „priming volume“ und damit meist weitgehender Übertragung desselben auf den Patienten am Maschinenende. Das während der Perfusionsphase als Ersatz für den laufenden Blutverlust infundierte Heparinblut wurde nicht berücksichtigt. Bei extrakorporalem Kreislauf länger als einer Stunde wurde nach der ersten Stunde die Hälfte und nach jeder weiteren Stunde ein Viertel der initialen Patienten-Heparindosis nachgespritzt.

Auf Grund der bis heute vorliegenden Resultate erscheint uns die weitere Verwendung von Protaminsulfat in der Herzchirurgie wegen der „Heparin-Rebound“-Gefahr als zu gefährlich, die Umstellung auf das stabilere Protaminchlorid drängt sich auf.

Zusammenfassung

In-vivo- und -vitro-Untersuchungen haben gezeigt, daß das sogenannte „Heparin-Rebound“-Phänomen nach extrakorporalem Kreislauf die Folge einer Inaktivierung des Protamins durch ein Plasmaenzym ist. Protaminchlorid verhält sich im Plasma weitgehend stabil, während Protaminsulfat rasch inaktiviert wird. Bei über 170 Herzoperationen im extrakorporalem Kreislauf trat mit Protaminchlorid kein „Heparin-Rebound“ mehr auf, während dieser unter Protaminsulfat wiederholt beobachtet wurde. Wegen des „Rebound“-Risikos sollte in der Herzchirurgie kein Protaminsulfat mehr verwendet werden.

Summary

The so called "heparin-rebound" phenomenon after extracorporeal circulation for cardiac surgery is the result of progressive inactivation of protamine by a plasmatic factor. Protamine sulphate is particularly susceptible to inactivation, protamine chloride is much more stable. No more instances of "heparin-rebound" have been observed in over 170 patients who underwent cardiac surgery with extracorporeal circulation after the introduction of protamine chloride. The protamine sulphate inactivating factor is probably an enzyme.

Literatur

[1] Kolff, A. J., B. D. Effler, L. K. Groves, G. Peerboom, and P. P. Moraca: Disposable membrane oxygenator (heart-lung machine) and its use in experimental surgery. Cleveland Clin. Quart. **23**, 69 (1956).

[2] Dodrill, F. D., N. Marshall, J. Nyboer, C. H. Hughes, A. J. Derbyshire, and A. B. Stearns: The use of the heart-lung apparatus in human cardiac surgery. J. thorac. Surg. **33**, 60 (1957).

[3] Fantl, P., and H. A. Ward: Blood coagulation problems in open-heart surgery. Thorax **15**, 292 (1960).

[4] Holemans, R., C. Vermylen, and M. Verstraete: Etudes expérimentales de quelques problèmes de la coagulation sanguine en rapport avec la circulation extracorporelle. Med. exp. (Basel) **2**, 294 (1960).

[5] Thies, H. A.: Behaviour of the antithrombin time after extracorporeal circulation of blood. Thrombos. Diathes. haemorrh. (Stuttgart) **4**, 400 (1960).

[6] Bloom, A. L.: Changes in blood after using an extracorporeal circulation. Brit. med. J. **2**, 16 (1961).

[7] Hyun, B. H., R. E. Pence, J. C. Davila, J. Butcher, and R. P. Custer: Heparin rebound phenomenon in extracorporal circulation. Surg. Gyn. Obstetr. **115**, 191 (1962).

[8] Thies, H. A., u. G. Rodewald: Hämorrhagische Diathesen vor, während und nach Herzoperationen mit Hilfe des extrakorporalen Kreislaufs. VI. Hamburger Symposium über Blutgerinnung, S. 69. Stuttgart: Schattauer-Verlag 1964.

[9] Brögli, H.: Der Mechanismus des sogenannten „Heparin-Rebound" nach extracorporellem Kreislauf. Thrombos. Diathes. haemorrh. **13**, 401 (1965).

[10] Blombäck, B., M. Blombäck, P. Olsson, G. William-Olsson, and A. Senning: Determination of heparin level of blood. Acta chir. scand. suppl. **245**, 259 (1959).

[11] Litwak, R. S., R. Slonim, G. D. Wisoff, and H. L. Gadboys: Homologous blood syndrome during extracorporeal circulation in man. II. Phenomena of sequestration and desequestration. New Engl. J. Med. **268**, 1377 (1963).

II. Panel-Diskussion

Leitung:

Prof. Dr. med. M. ZINDLER, Vorstand der Abteilung für Anaesthesiologie der Universität Düsseldorf

Teilnehmer:

Prof. Dr. med. R. BEER, Leiter der Anaesthesieabt. der Chirurgischen Universitätsklinik München

Dr. med. R. GATTIKER, Anaesthesieabteilung der Universitätskliniken des Kantonsspitals Zürich

Priv.-Doz. Dr. med. H. HARMS, II. Med. Universitätsklinik Hamburg

Prof. Dr. med. G. RODEWALD, Chirurgische Universitätsklinik Hamburg

Prof. Dr. med. K. WIEMERS, Vorstand der Anaesthesieabt. der Chirurgischen Universitätsklinik Freiburg/Br.

Einleitung

M. ZINDLER:

Es ist sehr schwierig, über ein so großes Gebiet wie die Anaesthesie für die Herzchirurgie ein Podiumgespräch vorzubereiten.

Wo soll man anfangen? Bei der Physiologie des Kreislaufes, der Pathophysiologie einzelner Herzfehler, der kardiologischen Behandlung, den operativen Möglichkeiten und Problemen – und wo enden?

Um die begrenzte Zeit am besten für die Mehrzahl unserer Zuhörer zu nutzen, sollen vor allem Gebiete und Probleme besprochen werden, die von allgemeinem Interesse und praktischer Bedeutung sind.

Darf ich Ihnen die Teilnehmer und die 6 Teile des Podiumgesprächs vorstellen:

1. Dr. DEVLOO (Mayo Clinic, Rochester) wird als Grundlage über die Wirkungen der Narkosemittel auf Herzfunktion und Kreislauf sprechen[1].

2. Prof. WIEMERS (Freiburg) referiert als nächster über die Narkose bei Mitralstenosen-Operationen. Da diese Herzoperation die häufigste ist, wurde sie als Beispiel ausgewählt.

Im weiteren werden Komplikationen und einige neue Probleme behandelt.

---

[1] Manuskript nicht eingetroffen.

Es erschien wichtiger, vor allem Ursachen, Prophylaxe und Therapie von Komplikationen zu besprechen als allgemeine Narkosemaßnahmen, die auch aus den zahlreichen Veröffentlichungen entnommen werden können.

So wird

3. Prof. Beer (München) über die Kreislaufkomplikationen während und nach Herzoperationen referieren und dann

4. Frau Dr. Gattiker (Zürich) über Lungenkomplikationen nach Herzoperationen berichten und dann wird

5. Prof. Rodewald (Hamburg), der als Chirurg an unserem Panel teilnimmt, über die neuen Behandlungsmöglichkeiten von Kreislauf- und Atmungsinsuffizienz in der Überdruckkammer berichten und zum Schluß

6. ich selbst einige Besonderheiten bei der Narkose für Implantationen eines Pacemakers diskutieren.

Narkose für Mitralstenose-Operation

Von **K. Wiemers**

Aus der Anaesthesieabteilung (Vorstand: Prof. Dr. K. Wiemers)
an der Chirurgischen Universitätsklinik Freiburg i. Br.
(Direktor: Prof. Dr. H. Krauss)

Die Mitralstenose ist der häufigste erworbene Klappenfehler, und die Sprengung des verengten Ostiums stellt in günstigen Fällen eine technisch einfache Operation dar, für die man weder Unterkühlung noch einen extrakorporalen Kreislauf benötigt. Wenn ein Operateur sich der Herzchirurgie zuwendet, wird die Mitralstenose den Anaesthesisten zuerst und am häufigsten beschäftigen; sie steht hier aber zugleich als Beispiel für die übrigen Eingriffe am Herzen, die größeren Aufwand erfordern, im Grunde aber ähnliche Anaesthesieprobleme bieten.

Jede Thorakotomie stellt wegen der Auswirkungen auf Gaswechsel und Kreislauf an sich schon eine Belastung dar. Hier wird sie bei Patienten vorgenommen, deren Herz vielleicht bereits in Ruhe insuffizient ist. Ein solches Herz wird präpariert, inzidiert, aus seiner natürlichen Lage gebracht, vielleicht wird die Coronardurchblutung zeitweilig unterbrochen, und jederzeit kann ein erheblicher Blutverlust eintreten.

Der Anaesthesist, der den Patienten unter diesen Umständen narkotisieren soll, hat keine leichte Aufgabe. Er muß den Operateur und die Assistenten ebenso beobachten wie seinen Patienten. *Er* muß *sehen*, ob das Herz luxiert, die V. cava abgedrückt, das Mitralostium gerade durch den Finger des Operateurs blockiert wird, *bevor* das EKG schlecht und die Pupillen weit werden. Er muß den Gang der Operation kennen und wissen, was nötig und was vermeidbar ist, er muß eingreifen, ehe der Patient Schaden erleidet. Bei manchen anderen Eingriffen mag es in Ordnung sein, wenn der Chirurg seine Aufmerksamkeit nur auf die Operationstechnik konzentriert und der Anaesthesist sich nur um die Narkose kümmert. Bei Herzoperationen muß der Anaesthesist jeden Schritt des Eingriffs kennen, verfolgen und beurteilen. Hier gilt in erhöhtem Maße, daß der Anaesthesist *Kliniker* sein sollte und nicht nur Narkosetechniker. Er muß genauso wie der Chirurg die Pathophysiologie des betreffenden Herzfehlers sowie die Anamnese und die speziellen Untersuchungsbefunde des einzelnen Patienten kennen und um ihre Bedeutung wissen.

Bei der Mitralstenose bildet die verengte, oft verkalkte, starre und dann zugleich schlußunfähige Klappe ein Strömungshindernis, so daß sich das Blut im linken Vorhof staut und der Ventrikel zu wenig Blut erhält. Das Herzminutenvolumen ist klein, das Blut wird in der Peripherie stark ausgenutzt, die venöse Sauerstoffsättigung ist daher niedrig und die Leistungsreserve gering. Die Drucksteigerung im linken Vorhof wirkt auf den Pulmonalkreislauf zurück; aus dem erhöhten pulmonalen Kapillardruck erklärt sich die Neigung zum Lungenödem, das bei fortgeschrittenem Leiden z. T. dadurch verhindert wird, daß der Widerstand in der arteriellen Lungen-Strombahn zunimmt. Hierdurch kommt es zur pulmonalen Hypertonie mit erheblicher Druckbelastung des rechten Herzens und der Gefahr des Rechtsversagens. Die pulmonale Hypertonie entwickelt sich etwa in Parallelität zur Verengung der Klappe und zur Schwere des klinischen Bildes, wie die bekannte Einteilung in 4 Stadien zeigt (siehe Tab. 1).

Tabelle 1. *Doppelungsintervall, Druckverhältnisse, Fläche der Mitralöffnung und UKG in Relation zur Klasseneinteilung Amerikan Heart Association*

Klasse AHA	Doppelungs-intervall in Sekunden	Kapillar-druck in mmHg	Pulmonal-arteriendruck in mmHg	Fläche der Mitralöffnung in cm²	UKG-Vorhofwand-geschwindigkeit bei der Entleerung in mm/sec (Ultraschallkardio-gramm)
I	> 0,09	15	30/15	2,5	> 30
II	0,07–0,08	15–20	30/15–40/15	1,2–2,5	20–30
III	0,055–0,07	20–30	40/15–70/40	0,9–1,2	10–20
IV	< 0,055	> 30	> 70/40	< 0,9	< 10

Klasse I (AHA): Herzkranke ohne eingeschränkte Leistungsfähigkeit.
Klasse II: Geringe Einschränkung der Leistung, keine Ruhebeschwerden. Belastungsdyspnoe mit Ermüdung, Herzklopfen und pektanginöse Beschwerden.
Klasse III: Deutlich eingeschränkte Leistungsfähigkeit, Beschwerden und Dyspnoe bei geringer Anstrengung.
Klasse IV: Ruheinsuffizienz und Ruhebeschwerden, keine Belastung mehr möglich.

Das Risiko der Anaesthesie (und Operation) einer Mitralstenose wird aber noch durch weitere Umstände maßgeblich beeinflußt:

1. führt die Überdehnung des linken Vorhofs mit der Zeit häufig zum Vorhofflimmern mit *absoluter Arrhythmie.* Meist steigt hierbei die Kammerfrequenz, was bei der Mitralstenose ohnehin stets ungünstig ist, weil der Ventrikel wegen der Klappenstenose längere Zeit benötigt, um sich in der Diastole genügend zu füllen. Es kommt zu „frustranen" Kontraktionen; aber selbst bei einer günstigen Frequenz füllt sich der Ventrikel schlechter, wenn der Vorhof flimmert anstatt sich im gehörigen zeitlichen Abstand *vor* dem Ventrikel zu kontrahieren. Deshalb ist das Herzminutenvolumen bei

einer absoluten Arrhythmie auch dann niedriger als beim Sinusrhythmus, wenn kein Pulsdefizit besteht und die Pulsfrequenz etwa gleich bleibt.

2. bilden sich bei längerem Bestehen einer absoluten Arrhythmie im flimmernden Vorhof *Thromben*. Sie sind die Ursache rezidivierender arterieller Embolien in Hirn, Nieren und Extremitäten und stellen während der Operation eine besondere Gefahr dar, wenn sie durch den Finger des Operateurs mobilisiert werden.

3. entscheidet sich das Schicksal des Patienten mit einer Mitralstenose nicht zuletzt an der Frage, inwieweit das *Myokard* durch den rheumatischen Prozeß beeinträchtigt ist. Die enorme Dilatation mancher Herzen ist nicht allein die Folge der hämodynamischen Veränderungen, sondern mehr der rheumatischen Myokarditis. Es ist nicht verwunderlich, wenn diese Herzen insuffizient bleiben, auch wenn das Mitralostium ausgiebig aufgesprengt wurde, ohne daß eine Regurgitation dafür eingetauscht wurde; die Umwandlung einer Mitralstenose in eine stärkere Mitralinsuffizienz läßt erst recht postoperativ nichts Gutes erwarten. Über die Komplikationen im eigenen Krankengut gibt Tab. 2 Auskunft.

Tabelle 2. *Komplikationen im Krankengut der Chirurgischen Universitäts-Klinik Freiburg i. Br. (bei rund 400 Mitralstenose-Operationen)*

viermal	Einriß des Vorhofs, massive Blutung,	
dreimal	Coronargefäß durch die Naht eingeengt, Exitus in tabula,	
einmal	Cerebralcoma nach Herzstillstand.	
zweimal	intraoperative cerebrale Embolie	
viermal	postoperativer Todesfall an Herzinsuffizienz,	
	einmal	am 1. postoperativen Tag,
	einmal	am 3. postoperativen Tag, bei Abriß eines Papillarmuskels,
	zweimal	am 4. bzw. 5. postoperativen Tag, bei massiver Klappeninsuffizienz.
einmal	Tod durch Hämolyse bei Blutgruppen-Unverträglichkeit	
einmal	Tod bei Zweitoperation wegen arterieller Embolie.	

Wer einen Patienten mit einer Mitralstenose zu narkotisieren hat, soll sich vor allem über folgende Punkte informieren:

1. Anamnese, Dauer des Leidens,
2. derzeitige Leistungsfähigkeit, Zeichen einer Dekompensation?
3. vorausgegangene Embolien oder Anfälle von Lungenödem,
4. kardialer Befund: absolute Arrhythmie? welcher Frequenz? Pulsdefizit?
5. Röntgenbefund (Herzgröße, Umformung, verkalkte Klappe, Lungenstauung),
6. EKG, Schallphänomene; Herzkatheter (pulmonale Hypertonie, „Pulmonalkapillardruck")
7. medikamentöse Vorbehandlung.

Bei der präoperativen Visite sollte man den Patienten in Vertrauen und Gelassenheit bestärken und eher leichte Medikamente verordnen. Am Vorabend geben wir ein Barbiturat und am Operationsmorgen 50–75 mg Dolantin und ¼ mg Atropin. Andere geben gar kein Atropin in der Vorstellung, daß jede Frequenzsteigerung nachteilig sei.

Aufgeregte Patienten geraten vor der Operation leicht in ein Lungenödem. Lange Wartezeiten und Vorbereitungen sind daher zu vermeiden. Wir messen nur Blutdruck und Puls und leiten gleich mit Thiopental ein. Die Injektion (150–300 mg) erfolgt sehr langsam, damit man die Wirkung trotz der verlängerten Kreislaufzeit beurteilen kann.

Unter leichter Narkose und Beatmung mit O_2 wird der Patient voll relaxiert (bei uns mit 4 mg Imbretil) und dann intubiert. Alle weiteren Maßnahmen, wie Anlegen der Infusion und der EKG-Elektroden, nehmen wir erst danach vor.

Mit etwa 50% N_2O und 0,5–0,7 Vol.-% Halothane halten wir die Narkose aufrecht und benötigen in der Regel keine weiteren Medikamente. Barbiturate und/oder Halothane können weitgehend durch Thalamonal bzw. dessen einzelne Komponenten ersetzt werden. Ob die mehr oder weniger „reine" Neuroleptanalgesie vor anderen Kombinationen entscheidende Vorteile aufweist, ist noch ungeklärt. Sobald der Thorax eröffnet ist, erfordern alle Herzoperationen nur ein ganz oberflächliches Narkosestadium, das mit einem beliebigen Gemisch, ja sogar mit reiner Äther-Sauerstoff-Narkose (im analgetischen Stadium) aufrecht erhalten werden kann. Relaxantien sind hierbei nützlich, können aber z. T. durch Hyperventilation ersetzt werden. Mit Blut und Infusionslösungen sollte man zurückhaltend sein und eher zu wenig als zuviel transfundieren. Andererseits sollte man bei der Thoraxeröffnung nicht mehr als 200–300 ml hinter dem Verlust zurückbleiben, sonst besteht die Gefahr, daß man bei einem plötzlichen Blutverlust (etwa durch Einreißen des Vorhofs bei der Sprengung) nicht rechtzeitig nachkommt. Man muß *zumindest über einen zuverlässigen venösen Zugang* mit ausreichendem Querschnitt verfügen, sei es eine Braunüle, Rochesternadel oder eine venae sectio.

Ein Blutdruckabfall durch Blutung oder zu tiefe Narkose ist gefährlich. Wenn beides nicht vorliegt, der Puls gut gefüllt und nicht beschleunigt ist, kann man einen Blutdruckabfall bis 80 und kurzfristig 70 mmHg dulden. Zur Verwendung von Vasopressoren besteht jedenfalls kaum Anlaß. Die Narkose soll möglichst leicht sein.

Während der intrakardialen Manipulation kommt es zu Extrasystolen, die keiner Behandlung bedürfen (Abb. 1). Der Finger des Operateurs sollte das Mitralostium nicht länger als für 4 Schläge verschließen. Anhaltende Tachyarrhythmien zwingen u. U. zur Gabe von Prostigmin, Procainamid u. a., mit denen man aber sehr zurückhaltend sein sollte. Ein Gleichstrom-Defibrillator muß nicht nur für den Fall eines Kammerflimmerns zur Ver-

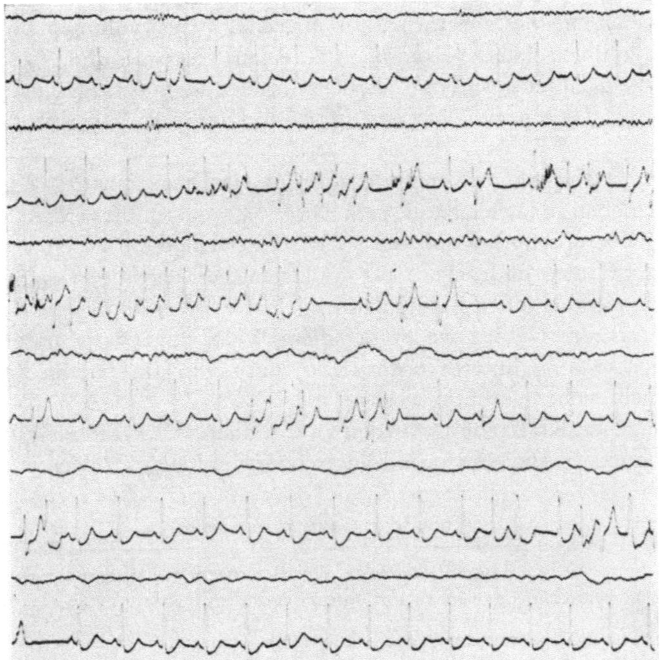

Abb. 1. EEG (obere Kurve) und EKG (Ableitung 2, darunterliegende Reihe) während der intrakardialen Manipulationen zur Sprengung der verengten Mitralklappe. Man sieht besonders in der dritten Zeile Salven von ventrikulären Extrasystolen. Im EEG der nächsten (4.) Zeile nimmt als Folge der verschlechterten Hirndurchblutung die Frequenz ab, es treten Deltawellen auf, und in der vorletzten Zeile ist das EEG stark abgeflacht. Nach Freigabe des Ostiums und Wiederaufnahme eines regelmäßigen Sinusrhythmus rasche Erholung (letzte Zeile).

fügung stehen – wir versuchen heute auch routinemäßig, nach der Klappensprengung das Vorhofflimmern durch Elektroschock zu beseitigen (Tab. 3).

Eine fortlaufende EKG-Beobachtung sollte möglich sein, zusätzliche Überwachung von EEG und arteriellem Druck ist wertvoll. Kein Monitor ersetzt jedoch den direkten Blick auf das Herz, dessen sichtbare Kontrak-

Tabelle 3. *Elektrische Defibrillation des Vorhofs bei Mitralstenose mit absoluter Arrhythmie*

Bei 18 Patienten mit absoluter Arrhythmie wurde der Vorhof defibrilliert,

12 hatten bei Entlassung einen Sinusrhythmus, zum Teil erst nach mehrmaliger Defibrillation,

3 wurden mit absoluter Arrhythmie entlassen,

3 sind inzwischen verstorben.

tionen noch die beste Information über das Schlagvolumen und Herzminutenvolumen liefern. Kommt es zu einem Herzstillstand, so sollte zunächst die Klappe gesprengt werden, da eine Herzmassage wenig Effekt hat, solange das Mitralostium verengt ist und der linke Ventrikel sich nicht füllt.

Es wird empfohlen, nach Incision des Herzohrs zunächst etwas Blut herausschießen zu lassen, damit evtl. Thromben ausgepült werden; während der digitalen Sprengung soll der Anaesthesist beide Carotiden von außen mit den Daumen abdrücken. Da wandständige Thromben während der gesamten intrakardialen Manipulation gelöst werden können und man die Blutzufuhr zum Gehirn weder auf diese Weise zuverlässig unterbrechen *kann* noch so lange unterbrechen *möchte*, kann eine Hirnembolie auch hierdurch nicht sicher verhütet werden.

Im eigenen Krankengut wurden zwei tödliche Hirnembolien und mehrere Embolien in die Nieren und unteren Extremitäten beobachtet (Tab. 4).

Tabelle 4. *Cerebrale Embolie*

Dreimal trat infolge Thrombosierung des flimmernden Vorhofs bei absoluter Arrhythmie während der Operation eine Hirnembolie auf:

1 Todesfall in tabula,
1 postoperativer Todesfall (ohne Wiederkehr des Bewußtseins),
1 Patient überlebte mit Sprachstörung und Hemiparese.

Man sollte es sich zur Regel machen, nach der Sprengung die Pupillen zu kontrollieren, bei Op.-Ende die Pulse an den Beinen und Armen zu prüfen und gleich in den nächsten Stunden die Urinausscheidung zu messen. Ein Teil der absoluten Arrhythmien tritt erst postoperativ auf – wir haben den Eindruck, daß manche dieser Patienten nicht ausreichend digitalisiert waren. Ich persönlich möchte das Digitoxin zur Vor- und Nachbehandlung der Mitralstenosen vorziehen, besonders bei Patienten mit absoluter Arrhythmie, aber auch bei Sinusrhythmus.

Kreislauf-Komplikationen während und nach Herzoperationen

Von **R. Beer**

Aus der Anaesthesieabteilung (Leiter: Prof. Dr. R. Beer)
der Chirurgischen Universitätsklinik München
(Direktor: Prof. Dr. R. Zenker)

Komplikationen während der Narkose und Operation

Ein Kreislaufversagen kann bereits bei der *Narkoseeinleitung* auftreten, wenn die bei Herzkranken veränderten hämodynamischen Verhältnisse nicht berücksichtigt werden. Bei Mitralklappenfehlern oder Septumdefekten mit Linksrechtsshunt ist die Anflutungszeit eines intravenösen Narkotikums z. B. verlängert, verkürzt dagegen bei Kranken mit Rechtslinksshunt, wie beim Fallot. Vorsicht ist daher bezüglich der zu verabreichenden Gesamtdosis wie auch der Injektionsgeschwindigkeit geboten.

Die *kontrollierte Beatmung* kann infolge intrapulmonaler Druckerhöhung und damit Behinderung des Lungendurchflusses eine Hypotension bewirken, besonders wenn bei Mitralfehlern oder Septumdefekten bereits ein fixierter pulmonaler Hochdruck besteht. Bei Septumdefekten kann sich ein Linksrechtsshunt umkehren oder ein schon bestehender Rechtslinksshunt verstärken, wodurch die arterielle Sauerstoffsättigung und damit auch die Herzleistung weiter abnimmt.

Nach Eröffnung des Thorax führen hauptsächlich die *Manipulationen* des Chirurgen *am Herzen* zu Blutdrucksenkungen. Häufig genügt aber bereits ein Nachlassen des Druckes auf Herz und große Gefäße, um die Kreislaufverhältnisse wieder zu verbessern. Auch während des eigentlichen Eingriffs am Herzen, sei es eine Klappensprengung oder eine Pericardektomie, sollten bei einem Blutdruckabfall zunächst ausreichende Operationspausen eingeschaltet werden, bevor man versucht, die Hypotension medikamentös anzugehen.

Weiterhin kann der intraoperative *Blutverlust* Ursache einer Hypotension sein, wenn nicht ein adäquater Ersatz unter wiederholter Aufstellung einfacher Blutbilanzen vorgenommen wird. Die Behandlung der akuten massiven Blutung besteht in sofortigem Verschluß des Defektes bei gleichzeitiger Bluttransfusion unter Druck, Kopftieflagerung und Sauerstoffbeatmung. Da nach größeren Blutungen und damit zeitweiligem Schockzustand das Bedarfsvolumen über dem Normalvolumen liegen kann, erscheint es sinnvoller, die nach größerer Blutung erforderliche Transfusionsmenge eher nach dem Verhalten des zentralvenösen Druckes zu bemessen als eine minutiöse Wiedereinstellung des normalen Blutvolumens anzustreben [21]. Um die schädliche Auswirkung großer Blutkonservengaben auf die Herzleistung zu vermindern, sollte das Blut vor der Transfusion erwärmt [2, 3, 6] und pro Konserve 10 ml 10%iges Calciumgluconicum sowie 15 mval Natriumbikarbonat verabreicht werden [5]. Zur Vermeidung einer möglichen hämorrhagischen Diathese sollten frische Blutkonserven verwendet werden. Ansonsten empfiehlt sich zur Unterbindung einer Thrombozyten-Antigen-Antikörper-Reaktion die Gabe von Prednison und zur Ausschaltung einer Fibrinolyse Epsilon-Aminocapronsäure und Trasylol [5, 7].

Schließlich kann eine *Myokardinsuffizienz* Ursache einer Hypotension sein, womit sich die Frage der Digitalisierung stellt. Eine präoperative Digitalisierung halten wir nur für angezeigt, wenn bereits Anzeichen eines Herzversagens vorhanden sind. Wird eine Digitalisierung erst während der Operation vorgenommen, so sollte vorsichtig dosiert werden, da unter der Narkosewirkung, zumal wenn gleichzeitig am Herzen manipuliert wird, Arrhythmien auftreten können (22). Vasopressorische Mittel sollten erst angewendet werden, wenn der Blutdruck unter 80 mmHg abfällt. Ist ein stärker wirkendes Mittel als das von uns zunächst benutzte Effortil erforderlich, ziehen wir zumeist das Adrenalin dem Noradrenalin vor, da die Bekämpfung einer verminderten Kontraktilität des Herzens durch ein Mittel, das eher als Herzstimulans wirkt, sinnvoller ist, als die Anwendung eines peripheren Vasokonstriktors.

Rhythmusstörungen bedürfen nur dann einer medikamentösen Behandlung, wenn sie auch nach Einlegen einer Operationspause und Ausschaltung aller möglichen Ursachen, wie Hypoxie, Hyperkapnie, Überdosierung von Anaesthetika usw. eine zunehmende Verschlechterung der Kreislaufverhältnisse verursachen. Eine Bradykardie erfordert bei ungenügendem Blutdruck die Gabe von Atropin. Bei tachykarden Formen von Rhythmusstörungen kommt außer Digitalis die Anwendung der speziellen antiarrhythmischen Mittel wie Ajmalin, Procainamid und die β-Rezeptorenblocker in Frage. Digitalis ist zunächst das Mittel der Wahl bei anhaltender Sinustachykardie, sowie zur Senkung der Kammerfrequenz bei Vorhofflimmern oder -flattern. Nur mit äußerster Vorsicht ist dagegen Digitalis bei paroxysmaler Kammertachykardie anzuwenden, da durch Erhöhung der Erregbarkeit des Myokards Kammerflimmern ausgelöst werden kann (1). Ajmalin hat sich bewährt bei Sinustachykardien, bei paroxysmalen Vorhof- und Kammertachykardien, sowie bei supraventrikulären und ventrikulären Extrasystolen [12]. Wenig aussichtsreich ist Ajmalin bei Vorhofflimmern oder -flattern, bei letzterem sogar kontraindiziert wegen der Gefahr einer 1:1-Überleitung [20]. Procainamid ist bei sonst etwa gleichem Indikationsbereich dagegen auch wirkungsvoll bei der absoluten Arrhythmie. Eine routinemäßige intraoperative Verabreichung bei Mitralstenosen mit absoluter Arrhythmie wenden wir wegen der negativ inotropen Wirkung von Procainamid nicht an. Mit der von der Firma ICI herausgebrachten Substanz Propranolol (Dociton) können die adrenergischen β-Rezeptoren des Myokards selektiv blockiert werden. Aus den ersten Berichten von JOHNSTONE [9, 10, 11] geht hervor, daß eine Vielzahl der während der Narkose auftretenden Arrhythmien sich durch Propranolol aufheben läßt. Bei allen Arrhythmien mit Überleitungsstörungen, insbesondere bei paroxysmalen Kammertachykardien mit AV-Block, sind alle vorgenannten antiarrhythmischen Mittel kontraindiziert, da ihre Verabreichung zum Herzstillstand oder Kammerflimmern führen kann. Angezeigt ist in diesem Falle Aludrin oder Alupent. Sind Tachykardien, bei denen eine anhaltend hohe Kammerfrequenz den Blutdruck unter 70 mmHg abfallen läßt, medikamentös nicht zu beseitigen, so führt der Elektroschock zumeist noch zum Erfolg.

Als relativ seltene Komplikation ist noch das *Lungenödem* zu nennen. Tritt ein Lungenödem bei Operationsbeginn auf, so ist es besser, den Eingriff fortzusetzen und möglichst rasch den vorliegenden Herzfehler zu beheben als zu versuchen, das Ödem mit den sonst üblichen klinischen Maßnahmen allein zu beseitigen. Letztere bestehen in: Hochlagerung des Oberkörpers, Sekretabsaugung und Überdruckbeatmung mit reinem Sauerstoff, Aderlaß, blutig oder besser unblutig durch Venenstauung der Extremitäten und Ganglienblockade, Gabe von Herzglykosiden und Theophyllin, Osmotherapie mittels Humanalbumin und Anregung der Diurese etwa mittels Lasix (8). Uns hat sich besonders die kontrollierte Blutdrucksenkung mit Arfonad bewährt. Durch Verminderung des venösen Rückflusses und gleichzeitigem Abfall des arteriellen Gefäßwiderstandes wird der Druck im kleinen Kreislauf reduziert und zum anderen das linke Herz entlastet. Tritt ein Lungenödem während der postoperativen Behandlung wiederholt auf, so ist eine Tracheotomie und Dauerbeatmung über einige Tage zu erwägen.

Postoperative Kreislaufkomplikationen

Während des postoperativen Verlaufs kommt der Aufrechterhaltung eines ausreichenden *Blutvolumens* grundsätzliche Bedeutung zu. Das aus der Pleuradrainage abfließende Blut ist quantitativ zu ersetzen, die darüber hinaus zuzuführende Blutmenge richtet sich nach dem Verhalten von arteriellem und zentralvenösen Blutdruck. Besteht eine *arterielle Hypotension* bei *niedrigem* Venendruck, so liegt eine Hypovolaemie vor und der Kreislauf ist aufzufüllen bis ein ausreichender arterieller Blutdruck erreicht wird oder der Venendruck bis auf etwa 15 mmHg angestiegen ist. Klinisch und tierexperimentell hat sich gezeigt, daß nach Herzoperationen der zentrale Venendruck und damit der enddiastolische Füllungsdruck häufig auf einen relativ hohen Wert eingestellt werden muß, um ein ausreichendes Herzzeitvolumen aufrecht zu erhalten [16, 17].

Ist der Blutabfluß aus der Drainage behindert, können sich größere Blutmengen unerkannt in der Pleurahöhle ansammeln, was in kurzer Zeit zu einem bedrohlichen Kreislaufversagen führen kann. Der gleichzeitige Abfall des arteriellen und zentralvenösen Druckes, sowie die Röntgenkontrolle des Thorax machen diese Komplikation erfaßbar, die neben Beseitigung der Hypovolämie evtl. eine Rethorakotomie erfordert, um Blutkoagula zu entfernen und eine mögliche Blutungsquelle zu verschließen.

Eine Rethorakotomie ist gleichfalls angezeigt, wenn die bei freier Drainage abfließende Blutmenge sich nicht in der ersten bis zweiten postoperativen Stunde fortschreitend vermindert, wenn also z. B. ein Erwachsener in den ersten 3 Std nach der Operation gleichbleibend mehr als 300 bis 400 ml Blut stündlich verliert. In einem solchen Fall muß natürlich auch an eine Gerinnungsstörung gedacht werden.

Tritt postoperativ eine *arterielle Hypotension* bei *erhöhtem* Venendruck auf, so besteht keine Hypovolämie, sondern entweder eine *mechanische* Behinderung der Herztätigkeit oder eine *myokardiale Insuffizienz*. Als Möglichkeit einer mechanischen Behinderung kommt der Herztamponade, erkennbar an der röntgenologischen Verbreiterung des Herzschattens und Abschwächung der Herztöne, besondere Bedeutung zu, da diese Komplikation sehr rasch zu einem lebensbedrohlichen Zustand führen kann und die sofortige Rethorakotomie erfordert. Andere Ursachen können sein hoher Beatmungsdruck, Pneumo- oder Serothorax mit Mediastinalverschiebung oder eine postoperative Magendilatation.

Liegt eine *myokardiale Insuffizienz* vor, so muß zunächst für eine ausreichende Digitalisierung gesorgt werden. Daneben sind aber auch Störungen im Elektrolyt- und Säurenbasenhaushalt auszugleichen. Insbesondere kann eine metabolische Acidose zu einer zunehmenden Verminderung der Herzleistung führen. Bei einem pH-Wert von 7,15 wird das Herzzeitvolumen auf 50% der Norm reduziert. Zur Korrektur der Acidose wird neben Natriumbicarbonat heutzutage in zunehmendem Maße der Tris-Puffer benutzt, der natriumfrei ist, sehr schnell intracellulär wirksam wird und infolge seiner diuretischen Wirkung die Nierenfunktion günstig beeinflußt [15, 18, 19, 23]. Natürlich sind auch Hypoxie und Hyperkapnie entsprechend zu therapieren, da jede für sich eine Myokardinsuffizienz hervorrufen kann. In seltenen Fällen kann die Gabe von Nebennierenrindenpräparaten zur Stabilisierung des Blutdrucks beitragen [13]. Versagen alle vorgenannten Maßnahmen, so wird sich die zeitweilige Anwendung eines Adrenalintropfs auch in der postoperativen Behandlung nicht vermeiden lassen.

Nicht zuletzt können auch *Rhythmusstörungen* zu einem postoperativen Kreislaufversagen führen. Patienten mit Rhythmusstörungen sollten in den ersten postoperativen Tagen fortlaufend unter Verwendung geeigneter Monitoren elektrokardioskopisch überwacht werden. Bei Patienten, die zu Vorhofflimmern neigen, läßt sich eine anhaltende Senkung der Kammerfrequenz bzw. die Aufrechterhaltung eines Sinusrhythmus manchmal nur durch zusätzliche Gabe von Chinidin zur Digitalistherapie erzielen [14]. Später kann dann auch der Versuch einer Elektrokonversion unternommen werden.

Abschließend sei noch darauf hingewiesen, daß jede Stoffwechselsteigerung z. B. durch Hyperthermie oder motorische Unruhe infolge Schmerzen zur Entstehung einer Kreislaufinsuffizienz beitragen kann. Auch eine postoperativ erschwerte Atmung bedeutet infolge gesteigerter Atemarbeit eine Belastung für den Kreislauf. Eine zeitweilige Beatmung nach Herzoperationen ist daher auch unter dem Gesichtspunkt der Herzentlastung in manchen Fällen indiziert [4].

Zusammenfassung

Bei Herzoperationen sollte der Anaesthesist beachten, daß abhängig von den besonderen hämodynamischen Verhältnissen die Anflutungszeit von Narkotika verändert sein kann und daß eine forcierte Beatmung nicht nur zur Behinderung des Lungendurchflusses sondern gegebenenfalls auch zur Verstärkung bzw. Umkehrung eines intracardialen Shunts führt. Intraoperativ kann eine Kreislaufdepression beruhen auf einem Mißverhältnis zwischen Fassungsvermögen der Gefäße und zirkulierenden Blutvolumen oder auf einer unzureichenden Herzaktion, welche entweder mechanisch infolge chirurgischer Manipulationen oder durch Myocardinsuffizienz bzw. Rhythmusstörungen bedingt ist. Ursächlich kommen für die genannten Komplikationen mannigfaltige Entstehungsmöglichkeiten in Betracht und nur die genaue Kenntnis derselben ermöglicht eine kausale und zielgerechte Behandlung. Spezielle therapeutische Maßnahmen sind erforderlich beim Auftreten eines prä-, intra- und postoperativen Lungenödems.

Die intraoperativ zu beachtenden Regeln zur Aufrechterhaltung einer ausreichenden Kreislauffunktion gelten grundsätzlich auch in der postoperativen Phase. Im Vordergrund steht wiederum die Aufrechterhaltung eines ausreichenden Blutvolumens, das falls erforderlich unter Kontrolle des zentralvenösen Blutdruckes leicht erhöht gehalten werden muß. Eine mechanische Behinderung der Herzleistung kann postoperativ durch Mediastinalverschiebung, Magendilatation, Perikardtamponade, sowie zu hohen intrapulmonalen Druck bei notwendiger Beatmung bedingt sein. Eine myocardiale Insuffizienz erfordert neben Digitalisierung die Beseitigung von Störungen im Elektrolyt- und Säurebasenhaushalt sowie die Behebung der verschiedenen Ursachen einer bestehenden Hypoxämie. In manchen Fällen ist zur Entlastung des Herzens die Anwendung einer temporären Beatmung indiziert.

Summary

During cardiac operations the anaesthetist should be aware of the fact that the induction phase of anaesthesia may be modified by the particular hemodynamic situation of the patient. Enforced ventilation could possibly prevent proper perfusion of the lungs, and increase or reverse an intra-cardiac shunt. A circulatory depression during an operation may either be due to a discrepancy between vascular capacity and circulating blood volume or to insufficient cardiac action which can be caused either by surgical manipulation, myocardial insufficiency, and/or cardiac arrhythmias. Many factors may cause these complications and only an exact knowledge of their mechanisms will permit proper and logical treatment. The occurrence of either a pre-, intra-, or postoperative pulmonary edema demands special therapeutic management. The principles to achieve adequate circulatory function during surgery are also valid postoperatively. An adequate blood volume is of prime importance, it should, at times, be kept slightly elevated if necessary – in accordance with a simultaneously evaluated central venous pressure. Cardiac action in the postoperative phase may be hindered by mediastinal shift, gastric dilatation, cardiac tamponade, as well as by excessive intrapulmonary pressure during artificial ventilation. Aside from digitalization, myocardial insufficiency requires correction of electrolyte- and acid-base disturbances, and elimination of the various causes of hypoxia. For this reason temporary artificial ventilation may be indicated in some cases to alleviate the workload on the heart.

Literatur

[1] Aepli, R.: Schweiz. med. Wschr. **93**, 398 (1963).
[2] Alder, A.: Anaesthesist **14**, 19 (1965).
[3] Boyan, C. B., and W. S. Howland: J. Amer. Med. Ass. **183**, 58 (1963).
[4] Damman, G. F., N. Thung, I. I. Christlieb, J. B. Littfield, and W. H. Muller: J. Thorac. & Cardiovas. Surg. **45**, 80 (1963).
[5] Drechsel, U., u. P. Lawin: Münch. med. Wschr. **105**, 2275 (1963).
[6] Freysz, Th., H. Schwarz u. G. Hossli: Anaesthesist **13**, 174 (1964).
[7] Hagelsten, J., u. H. Nolte: Anaesthesist **13**, 263 (1964).
[8] Hirsch, W., u. G. Woschee: Therap. Gegenw. **104**, 387 (1965).
[9] Johnstone, M.: Brit. J. Anaesth. **36**, 224 (1964).
[10] — Anaesthesist **13**, 215 (1964).
[11] — Vortrag, Weltkongreß für Anaesthesiologie, Sào Paulo 1964.
[12] Kleinsorge, H.. u, A. Seifert: Med. Klin. **21**, 825 (1965).
[13] Klinner, W.: Thoraxchir., Stuttgart **9**, 51 (1961).
[14] —, u. W. Rudolph: Fortschr. Med. **83**, 313 (1965).
[15] Lawin, P., u. H. Burchadi: Münch. med. Wschr. **107**, 590 (1965).
[16] Moffit, E. A., and R. A. Theye: The Mayo-Gibbon Pump Oxygenator and its Uses. In Keown K. K.: Anesthesia for Surgery of the Heart, Seite 150–175, Springfield: Mass Thomas C. C. 1963.
[17] —, A. D. Sessler, and J. W. Kirklin: J. Amer. Med. Ass., im Druck.

[18] Müller-Plathe, O.: Münch. med. Wschr. **107**, 583 (1965).
[19] Nahas, G. G.: Clin. Pharm. Therapeut. **4**, 784 (1963).
[20] Rosenkranz, R. A.: Dtsch. med. Wschr. **87**, 23 (1962).
[21] Theye, R. A., and E. A. Moffit: Anesth. and Analg., N. Y. **41**, 354 (1962).
[22] Wylie, W. D., and H. C. Churchill, Davidson: A Practice of Anaesthesia. London: Lloyd-Luke Ltd. 1960.
[23] Zimmermann, W. E.: Anaesthesist **13**, 122 (1964).

Lungenkomplikationen nach Herzoperationen

Von **R. Gattiker**

Aus dem Institut für Anaesthesiologie der Universitätskliniken des Kantonsspitals Zürich

Unter den postoperativen Komplikationen nach Herzoperationen nehmen die Lungenkomplikationen einen wichtigen Platz ein. Die Häufigkeit ihres Auftretens an der Chirurgischen Universitätsklinik A des Kantonsspitals Zürich (Direktor: Prof. Dr. A. SENNING) während der Jahre 1962, 1963 und 1964 ist in Tab. 1 dargestellt. Klinisch und röntgenologisch handelt es sich um Anschoppungen, persistierende Atelektasen, Infiltrate und Bronchopneumonien, ferner um kreislaufbedingte Komplikationen wie Stauung, Ergüsse und Lungenödem, die Infiltrate oder Atelektasen zur Folge hatten. Bei allen Patienten war die Körpertemperatur länger als gewöhnlich erhöht und ihre postoperative Erholungszeit mehr oder weniger verlängert. Für die Herzoperationen mit extrakorporaler Zirkulation (EKZ) beträgt der prozentuale Anteil der Lungenkomplikationen am Gesamtkrankengut 28,3%. Von den 54 Fällen wurden 26 über eine durchschnittliche Dauer von 7,2 Tagen mit Engström-Respiratoren beatmet. Währenddem 1962 und 63 die Fälle, bei denen Lungenkomplikationen die Haupttodesursache oder eine maßgebende Mittodesursache waren, 40 bzw. 54% der Gesamtmortalität ausmachten, beträgt der entsprechende Anteil im Jahre 1964 nur noch 25%. Dies hängt einerseits mit der weiteren Indikationsstellung zu frühzeitiger Beatmung und der aktiveren postoperativen Behandlung mit Atemgymnastik, Lagewechsel etc., andererseits aber auch mit dem Auftreten weniger schwerer Formen von Lungenkomplikationen zusammen. 32 der 54 Fälle mit Lungenkomplikationen nach EKZ wiesen bei Spontanatmung mit Zusatz von 3–4 l/m Sauerstoff durch eine Nasensonde eine länger als 24 Std postoperativ dauernde Untersättigung des arteriellen Blutes auf, wobei in $^2/_3$ dieser Fälle die Sauerstoffsättigung auf 90% und darunter fiel. In 9 Fällen war zusätzlich die pCO_2 erhöht. Die Fälle mit Untersättigung des arteriellen Blutes gehörten einerseits der Gruppe angeborener cyanotischer Herzvitien (Fallot und Transposition der großen Gefäße), andererseits der Gruppe der erworbenen Klappenvitien an.

Nach Herzoperationen ohne EKZ betrug der Prozentsatz der Lungenkomplikationen für die in Oberflächenhypothermie operierten Fälle (zu-

Tabelle 1. *Lungenkomplikationen nach Herzoperationen: Häufigkeit*

	Jahr	Patientenzahl	Lungenkomplikationen		Lungenkomplikationen als Todesursache oder Mitursache			
			Zahl	in %	Zahl	% der Gesamtzahl	% der LK	% der Gesamtmortalität
EKZ	1962	43	11 (2)*	25,6	4	9,3	36,3	40
	1963	61	16 (8)*	26,2	6	9,8	37,5	54,5
	1964	88	27 (16)*	30,7	4	4,6	14,8	25
	Total	192	54 (26)*	28,3	14	7,3	26,0	37,8
ohne EKZ a) Hypothermie (ASD, PS)	1962	19	6	31,6	0	—	—	—
	1963	22	4	18,2	0	—	—	—
	1964	20	4	20,0	0	—	—	—
	Total	61	14	22,9	0	—	—	—
b) Normothermie (MS)	1962	23	4	17,4	0	—	— —	—
	1963	27	3	11,1	0	—	—	—
	1964	22	3	13,6	0	—	—	—
	Total	72	10	13,9	0	—	—	—

* In Klammern: Zahl der Fälle, die beatmet wurden (durchschnittliche Beatmungsdauer 7,2 Tage).
ASD = Vorhofseptumdefekt, PS = Pulmonalstenose, MS = Mitralstenose, EKZ = Extrakorporale Zirkulation.

meist Vorhofseptumdefekte vom Ostium secundum Typ und wenige reine Pulmonalstenosen) 22,9%, für die in Normothermie operierten (Mitralkommissurotomien) 13,9%. Keiner dieser Fälle mußte beatmet werden und die Mortalität an Lungenkomplikationen war hier 0%.

Tab. 2 zeigt die Verteilung der Lungenkomplikationen auf die einzelnen Gruppen der in EKZ operierten Herzvitien. Die Links-Rechts-Shunt-Vitien, mit erhöhtem Lungendurchfluß, weisen hier dieselbe Häufigkeit an Lungenkomplikationen auf (22,6%) wie die in Oberflächenhypothermie operierten Links-Rechts-Shunt-Vitien (22,9%, Tab. 1). Am häufigsten wurden Fälle mit cyanotischen Herzvitien von Lungenkomplikationen befallen, nämlich in 41%. Darunter fallen vor allem die Fälle des Fallotschen Formenkreises mit postoperativ plötzlich hohem Lungenzeitvolumen durch vorher minderdurchblutete Lungen, dann die Transpositionen der großen Gefäße und die totalen Lungenvenentranspositionen mit postoperativer Lungenstauung und -ödem, die sekundär Infiltrate oder Atelektasen zur Folge haben können. Rechts in Tab. 2 sind die durchschnittlichen Herz-Lungen-Bypasszeiten pro Gruppe angegeben, und zwar gesondert für die Fälle mit und ohne postoperative Lungenkomplikationen. Nur für die Gruppe der Mitralklappenvitien konnte ein statistisch gesicherter Unterschied in der Bypasszeit zwischen den Fällen mit und denen ohne Lungenkomplikationen erhoben werden. Dies läßt die Vermutung zu, daß die Lungen der Patienten mit Mitralvitien, die ja oft schon vorgeschädigt sind, gegenüber langen Bypasszeiten am empfindlichsten sind, während z. B. in der Gruppe der cyanotischen Herzvitien, wo die Lungenkomplikationen am häufigsten sind, andere Faktoren eine größere Rolle zu spielen scheinen. Die längste Bypasszeit beansprucht die Aortenklappenplastik mit Fascia lata, wie sie an unserer Klinik von Prof. Å. Senning entwickelt wurde. Es ist auffallend, daß hier kein Unterschied in der Bypaßzeit besteht zwischen den Fällen mit und denen ohne nachfolgende Lungenkomplikationen, und daß trotz der erheblich längeren durchschnittlichen Bypaßzeit die Häufigkeit der Lungenkomplikationen nicht größer ist als die für Mitralvitien. In den beiden letzten Gruppen (Tab. 2) ist das Zahlenmaterial zu klein für eine Auswertung der Bypaßzeit in diesem Sinne.

In 88 Fällen wurden die Lungen während des Herz-Lungen-Bypasses atelektatisch belassen, in 29 Fällen mit Sauerstoff ventiliert und in 75 Fällen mit Luft, Stickstoff oder Helium unter einem Druck von 15 cm H_2O gebläht gehalten. Unter den letzteren ist die Mortalität an Lungenkomplikationen um mehr als die Hälfte kleiner geworden und die schweren Fälle von sog. „Post-Perfusion-Lung-Syndrome“ sind verschwunden.

1963 und besonders 1964 wurde es bei uns üblich, Patienten, besonders die mit schweren Klappenvitien, postoperativ prophylaktisch während 15 bis 20 Std über den liegenden Trachealtubus weiterzubeatmen. Tab. 3

Tabelle 2. *Verteilung der Lungenkomplikationen nach offener Herzchirurgie mit EKZ in den Jahren 1962–1964 auf verschiedene Gruppen von Herzvitien und Abhängigkeit von der Dauer des Herz-Lungen-Bypass*

Art des Herzvitiums		Zahl	Lungenkomplikationen in %	Durchschnittliche Dauer des EKZ in min		P**
				mit Lungenkomplikationen	ohne Lungenkomplikationen*	
congenital:	cyanotische	39	41	60,3 ± 25,7	60,9 ± 25,0	—
	acyanotische	62	22,6	57,1 ± 25,5	45,7 ± 23,2	—
erworben:	Aortenklappen-Vitien	33	27,2	126,8 ± 18,4	130,8 ± 38,3	—
	Mitralklappen-Vitien	46	26	81,0 ± 21,8	63,8 ± 23,5	+
	Aorten- und Mitral-Vitien	6	33,3	155,0	90,5	0
	Verschiedenes	6	16,7	125,0	48,5	0

* Weniger als 1 Tag überlebende Fälle wurden nicht mitgerechnet.

** Signifikanztest: + = statistisch gesicherter Unterschied, — = statistisch nicht gesicherter Unterschied, 0 = zu kleines Zahlenmaterial.

Tabelle 3. *Lungenkomplikationen nach offener Herzchirurgie mit EKZ: endotracheale Intubations- und Beatmungsdauer, intra- und unmittelbar postoperativ (prophylaktische postoperative Beatmung während 15–20 Std)*

	Ohne prophylaktische postoperative Beatmung				Mit prophylaktischer postoperativer Beatmung 15–20 Std			
	Zahl*	% LK	mittl. intraop. Dauer der endotrachealen Intubation		Zahl*	% LK	mittl. intraop. Dauer der endotrachealen Intubation	
			mit LK	ohne LK			mit LK	ohne LK
1962	40	27,5	379 ± 82 min	371 ± 88 min	1	0	—	455 min
1963	42	21,5	406 ± 83 min	364 ± 89 min	15	46,5	437 ± 72 min	428 ± 95 min
1964	42	19,0	409 ± 95 min	367 ± 68 min	34	56,0	392 ± 71 min	401 ± 84 min
Total	124	22,5			50	52,0		

* Exitus in tabula und bis 24 Std postoperativ nicht mitgerechnet.

zeigt, daß unter den nicht prophylaktisch beatmeten Fällen die Lungenkomplikationen von 1962–1964 abnehmen, währenddem sie unter den prophylaktisch beatmeten zunehmen und prozentual zwei- bis dreimal häufiger sind bei in beiden Gruppen nicht sich signifikant voneinander unterscheidenden intraoperativen Intubations- und Beatmungszeiten. Dies hängt bis zu einem gewissen Grade sicher damit zusammen, daß in den Jahren 1963 und 64 allgemein schwerere Fälle zur Operation gelangten, dürfte jedoch auch durch die verschiedenen Nachteile der künstlichen Beatmung an sich bedingt sein, wie Unfähigkeit des Patienten zu husten, Notwendigkeit des endotrachealen Absaugens, vermehrte Sedierung, mangelnde Feuchtigkeit des Beatmungsgasgemisches etc.

Von insgesamt 41 Patienten, die in den Jahren 1962–64 nach Herzoperationen verstorben sind (Tab. 4), hatten 14 Lungenkomplikationen, die entweder die Haupt- oder eine mitbedingte Todesursache waren. Alle 14 Patienten hatten Herzoperationen mit EKZ. 27 Patienten starben ohne manifeste Lungenkomplikationen, davon 23 nach EKZ und 4 nach Herzoperationen ohne EKZ. Von den 14 mit manifesten Lungenkomplikationen verstorbenen mußten 9 über durchschnittlich 5,7 Tage, 6 davon mit reinem Sauerstoff, beatmet werden. Alle 9 hatten schwere Diffusionsstörungen mit progredienter Untersättigung des arteriellen

Tabelle 4. *Lungenkomplikationen nach Herzoperationen in den Jahren 1962, 63 und 64: Histopathologische Lungenbefunde (im Sinne des „Post-Perfusion Lung Syndrome"), spezielle Röntgenbefunde und Häufigkeit von Diffusionsstörungen der postoperativ ad exitum gekommenen Fälle*

	Operation mit extrakorporalem Kreislauf		Operation ohne EKZ ohne manifeste LK
	mit manifesten LK	ohne manifeste LK	
Anzahl	*14 Fälle*	*23 Fälle*	*4 Fälle*
Durchschnittliche Lebensdauer postoperativ	7 Tage	18: 1 Tag 4: bis 5 Tage 1: über 5 Tage	1,5 Tage
Durchschnittliche EKZ-Dauer	81,6 min	114,5 min	—
Befunde des „PPLS"			
Alveolen: gefüllt mit Blut, desquam., polymorphnucl. Zellen	11	9	—
Alveolarwände: verdickt, verquollen, hyaline Membranen	5	2	—
Interstitium: infiltriert, verdickt, polymorphnucleäre Zellen	10	17	—
Gefäße: verdickte Wand, infiltriert	6	8	—
Vollbild des „PPLS"	3	2	—
Röntgenologische Befunde (außer Induration, Infiltration, Pneumonie, Atelektasen, Ödem usw.)			
interstitielles Emphysem	3	—	—
interstitielles Ödem	4	—	—
Diffusionsstörungen (herabgesetzte Sauerstoffsättigung und pO_2 mit oder ohne erhöhte pCO_2 im arteriellen Blut)	9	2	—
Beatmung	9 (reiner O_2:6)	1	—
durchschnittliche Beatmungsdauer	5,7 T.		—

Blutes. Histopathologisch fanden sich in 5 Fällen schwere Veränderungen der Alveolarwände im Sinne von hyalinen Membranen, Verquellungen und kubischer Transformation des Epithels. 10 hatten ein verdicktes Interstitium mit Infiltraten von polymorphkernigen Lympho- und Leukocyten, wie sie von Sykes und Melrose u. Mitarbeitern als Folge der Mischung von homologem Blut beschrieben wurden. Bei 6 Patienten waren die Wände der kleinen Gefäße verdickt und infiltriert. Bei 3 Patienten zeigte sich röntgenologisch ein interstitielles Emphysem, wie es von Ovenfors nach Überdruckbeatmung beschrieben wurde, bei 4 ein interstitielles Ödem. In der Gruppe ohne manifeste Lungenkomplikationen nach EKZ fanden sich histopathologisch, obwohl 18 von 23 innerhalb 24 Std postoperativ ad exitum gekommen sind, auch bereits schon Veränderungen der Alveolarepithelien, des Interstitiums und der kleinen Gefäße. Das Vollbild des sogenannten „Post-Perfusion-Lung-Syndrome" mit Veränderungen an allen Substraten zeigten insgesamt 5 Patienten, 3 mit und 2 ohne manifeste Lungenkomplikationen. Die 4 Fälle, die nach Herzoperationen ohne EKZ verstorben sind, zeigten histopathologisch keinerlei Veränderungen der Alveolarwände, des Interstitiums und der kleinen Lungengefäße.

Zusammenfassend ist zu sagen, daß schwere Formen des „Post-Perfusion-Lung-Syndrome" in unserem Krankengut selten sind. Die gewöhnlicheren Formen der Lungenkomplikationen, wie sie auch überhaupt postoperativ auftreten können, sind nach Herzoperationen, einmal aus besonderen kreislaufbedingten Gründen und dann wegen der von vielen Autoren beschriebenen vorübergehenden Diffusionsstörungen und intrapulmonalen Shunts nach Perfusionen, häufiger, sollten aber durch Verhütung des Einschleppens von Keimen in die Atemwege, durch aktive Physiotherapie und Atemgymnastik, häufigen Lagewechsel, sparsame Verwendung von Sedativa, sorgfältige Flüssigkeitsverordnung und exakte Indikationsstellung zu künstlicher Beatmung und Tracheotomie weitgehend reduziert werden können.

Summary

Pulmonary complications after cardiac surgery at the University Clinic of Zürich have been evaluated over a 3 year period (1962–1964). The incidence of pulmonary complications in bypass-cases was 28.3%, half of them had to be ventilated for 7.2 days averagely. The highest incidence of pulmonary complications was found in congenital cyanotic heart disease. There was no relation to the bypass-time, except for the cases with mitral valve disease. 22.9% of ASD II-cases operated under surface hypothermia and 13.9% of mitral commissurotomies developed pulmonary complications. In 14 of 41 deaths, pulmonary complications were the only or the major cause of death. All of them were bypass-cases. The typical histopathologic picture of the so-called "post perfusion lung syndrome" could be found in 5 cases only.

Literatur

OVENFORS, N.: Pulmonary interstitial emphysema, an experimental Roentgen-Diagnostic Study. Acta radiol. Scand. Suppl. 224. Stockholm 1964.

NAHAS, R. A., D. G. MELROSE, M. K. SYKES, and B. ROBINSON: Post Perfusion Lung Syndrome. Effect of homologous blood. Lancet, London, 7. Aug. 1965, 254–265.

— — — — Post Perfusion Lung Syndrome. Effect of circulatory exclusion. Lancet, London, 7. Aug. 1965, 251–254.

SYKES, M. K.: Pulmonary complications after Open Heart Surgery with total cardiopulmonary Bypass. Acta anaesth. Scand. 1964, Suppl. XV, 105–106.

HEDLEY-WHYTE, J., H. CORNING, M. B. LAVER, W. G. AUSTEN, and H. H. BENDIXEN: Pulmonary Ventilation-Perfusion Relation after Heart Valve Replacement of Repair in Man. J. Clin. Invest. **44**, 406–416 (1965).

BEER, R., G. LOESCHKE, A. SCHAUDIG, M. PASINI, H. G. AUBERGER, H. RANZ u. H. G. BORST: Lungenfunktion nach Anwendung extrakorporaler Zirkulation. Thoraxchir., Stuttgart, **9**, 427–450 (1961/62).

THUNG, N., P. HERZOG, I. I. CHRISTLIEB, W. M. THOMPSON, and J. F. DAMMAN: The cost of respiratory effort in postoperative cardiac patients. Circulation **28**, 552–559 (1963).

Hyperbare Oxygenation in der postoperativen Phase

Von **G. Rodewald** und **H. Harms**

Aus der Chirurgischen Klinik (Direktor: Prof. Dr. L. Zukschwerdt)
und der Kreislaufabteilung (Leiter: Prof. Dr. E. Gadermann)
der II. Medizinischen Klinik (Direktor: Prof. Dr. A. Jores)
der Universität Hamburg

Die Sauerstoffversorgung des Gewebes kann in der postoperativen Phase hauptsächlich gefährdet sein durch Lungen- und Kreislauffunktionsstörungen. Unter den Lungenfunktionsstörungen spielen die sogenannten Verteilungsstörungen, also erhöhte venöse Beimischung und Störungen des Belüftungs-Durchblutungsverhältnisses im engeren Sinne eine überwiegende Rolle [2, 4, 6]. Diese Störungen bewirken arterielle Hypoxie. Unter den Kreislauffunktionsstörungen sind alle diejenigen von Bedeutung, die zu einer Vergrößerung der $AVDO_2$ führen. Diese Störungen bewirken venöse Hypoxie. Arterielle und mehr noch venöse Hypoxie gefährden die O_2-Versorgung des Gewebes.

Wir haben neben anderen Meßgrößen arterielle und venöse Blutgaswerte im postoperativen Verlauf über Tage bestimmt. Venöses Blut wurde durch einen Katheter im rechten Vorhof gewonnen.

Abb. 1 zeigt ein Beispiel für einen normalen postoperativen Verlauf. Man sieht arterielle und venöse Sauerstoffsättigungswerte bei einer 44 Jahre alten Frau nach transauriculärer digitaler Eröffnung einer Mitralstenose des

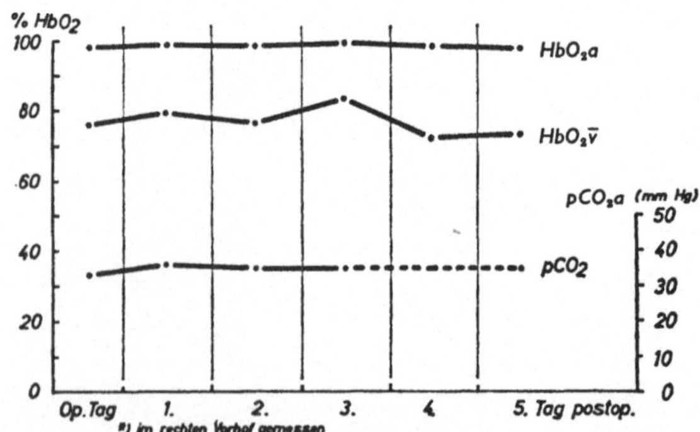

Abb. 1. L. E. ♀, 44 Jahre. Prot.Nr. 14344/65. Mitralstenose IV., transauriculäre digaltie Eröffnung. Art. und ven.* O_2-Sättigung, art. CO_2-Druck, permanente O_2-Insufflation.

Schweregrades IV am Operationstag und den folgenden 5 Tagen. Die Patientin erhält permanent Sauerstoff durch nasale Insufflation. Unter dieser Therapie sind arterielle und venöse Werte normal. Der arterielle Kohlensäuredruck ist leicht erniedrigt.

Ein Beispiel für das Auftreten arterieller und venöser Hypoxie im postoperativen Verlauf zeigt Abb. 2. Es handelt sich um einen 15 Jahre alten Jungen am 4. und 5. Tag nach Totalkorrektur einer Fallot'schen Tetralogie. Man sieht, daß die arterielle Sättigung am 4. Tag und am 5. Tag morgens 91 bzw. 89% HbO_2 beträgt. Die venösen Sättigungswerte sind erheblich erniedrigt, sie betragen 47 bzw. 41% HbO_2. Unter Atmung von O_2 durch eine dicht schließende Maske steigen arterielle und venöse O_2-Sättigung um etwa 10% HbO_2 an. Unter Fortsetzung der Sauerstoffatmung bleibt die arterielle Sättigung unverändert, die venöse steigt weiter auf 64% HbO_2 an. Der arterielle CO_2-Druck beträgt bei Außenluftatmung und ausgeprägter venöser Hypoxie 32 mmHg. Mit Verminderung der Hypoxämie normalisiert sich die alveolare Ventilation.

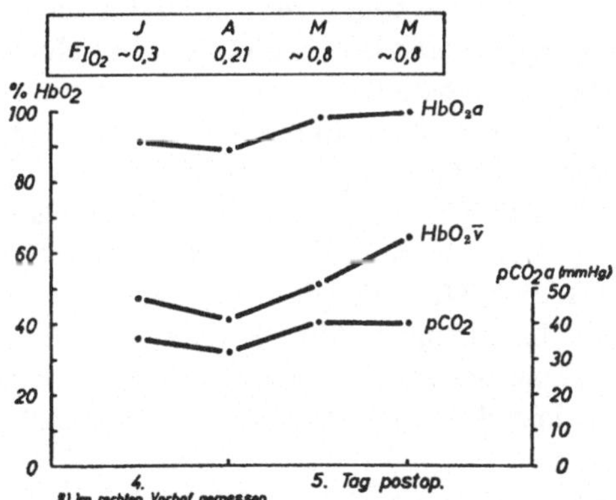

Abb. 2. N., U. ♂ 15 Jahre. Prot.Nr. 15148/65. „pink" Fallot, Totalkorrektur. Art. und ven. O_2-Sättigung*, art. CO_2-Druck. 4. und 5. Tag postoperativ. O_2 durch Insufflation (I) bzw. Maske (M), Außenluft (A).

Dieser Verlauf veranschaulicht den Einfluß der inspiratorischen O_2-Konzentration, die oben in Teilen von 1 angegeben ist, auf arterielle und venöse O_2-Sättigung. In erster Annäherung ist ohne weiteres einzusehen, daß die Sauerstoffkonzentration im Blut von der O_2-Konzentration in der Inspirationsluft abhängig ist. Dies gilt uneingeschränkt für Gesunde. Zum Verständnis der Wirkungen und der Grenzen der Behandlung von Hypoxämiezuständen mit Sauerstoff ist es jedoch notwendig, die Pathophysiologie dieser Zustände näher zu betrachten. Tab. 1 zeigt, daß bei diesem Kranken die venöse Beimischung statt normalerweise 2–4% des Herzzeitvolumens

15% beträgt und daß die $AVDO_2$ von 5 auf 9,2 Vol.-% erhöht ist. Beide Veränderungen verursachen arterielle und venöse Hypoxie. Durch Erhöhung der inspiratorischen O_2-Konzentration auf 80% O_2 bei normalem Umgebungsdruck mit Hilfe einer Sauerstoffmaske kann bei unveränderten Werten für eine venöse Beimischung und $AVDO_2$ die arterielle Hypoxämie kompensiert werden. Man sieht, daß diese Erhöhung der O_2-Konzentration

Tabelle 1. *N., U.* ♂ *15 Jahre. Prot. Nr. 15148/65. „pink" Fallot*

Meßgrößen	Normalwerte bei Luftatmung	Istwerte Luftatmung	Istwerte O_2-Maskenatmung
% HbO_2 art.	96	89	98
% HbO_2 ven.	75	41	51
$AVDO_2$ Vol.-% O_2	5	9,2	9,2
% $\dot{V}\bar{v}a$	2–4	15	15
pCO_2 art.	40	32	40

jedoch nicht ausreicht, um die venöse Hypoxie ebenfalls auszugleichen. Die Indikation für die Anwendung von Sauerstoff unter erhöhtem Umgebungsdruck, sog. hyperbare Oxygenation, ergibt sich theoretisch in allen Fällen, in denen die Kombination von arterieller und venöser Hypoxie oder wie hier venöser Hypoxie allein durch O_2-Atmung bei normalem Umgebungsdruck nicht mehr zu kompensieren ist.

Betrachten wir zuerst die Auswirkungen einer Zunahme der $AVDO_2$. In der Regel ist die Vergrößerung der arteriovenösen O_2-Gehaltsdifferenz Folge einer Abnahme des Herzzeitvolumens, wenigstens in unserem operativ-kardiologischen Krankengut. Abb. 3 zeigt, daß die auf der Abszisse aufgetragene Zunahme der $AVDO_2$ die arterielle O_2-Sättigung kaum beeinflußt. Dagegen sinkt die venöse O_2-Sättigung von 72% HbO_2 bei einer

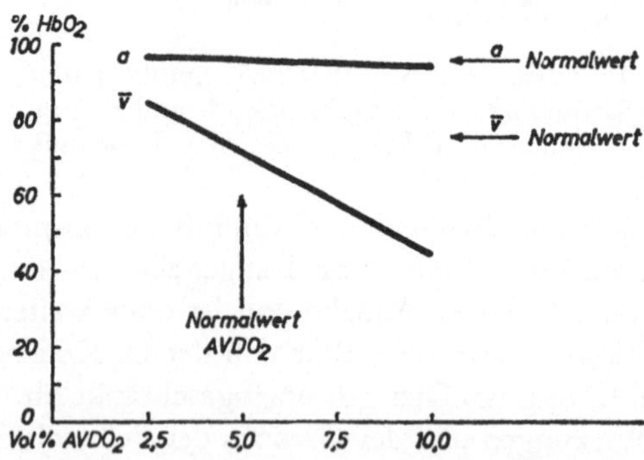

Abb. 3. Arterielle (a) und venöse ($\bar{v}$) Sauerstoffsättigung in Abhängigkeit von der arterio-venösen O_2-Differenz ($AVDO_2$). (Luftatmung, normaler Umgebungsdruck, $\dot{V}\bar{v}a$ 6% des HZV. O_2-Kap. = 20 Vol.-%).

normalen $AVDO_2$ von 5 Vol.-% auf 45% HbO_2 ab, wenn die $AVDO_2$ sich verdoppelt. Die Kurven demonstrieren die bekannte Tatsache, daß Stagnationshypoxie sich auf die venöse Seite auswirkt.

Tab. 2 zeigt, wie hoch der inspiratorische Sauerstoffdruck sein muß, um eine so bedingte venöse Hypoxie auf den Normalwert Gesunder bei Luftatmung zu bringen. Man sieht, daß die durch eine $AVDO_2$ von 10 Vol.-% bedingte venöse Sättigung von 44,5% HbO_2 bei Luftatmung (= 0,21 atm O_2) erst durch hyperbare Oxygenation mit 2,0 atm O_2 auf 69% HbO_2 anzuheben ist.

Tabelle 2. *Zur Normalisierung von arterieller (a) und venöser ($\bar{v}$) Sauerstoffsättigung (HbO_2) erforderliche inspiratorische O_2-Drucke (atm) bei verschieden großer arterio-venöser O_2-Differenz ($AVDO_2$). ($\dot{V}\bar{v}a$ 6% des HZV, O_2-Kap. = 20 Vol.-%)*

$AVDO_2$ Vol.-%	HbO_2	atm O_2 0,21	1,0	2,0
5	a	95,5*		
	$\bar{v}$	71,5*		
7,5	a	95	100 *	
	$\bar{v}$	57,5	70,5*	
10	a	94	100	100*
	$\bar{v}$	44,5	56	69*

* Normalwert Gesunder bei Luftatmung.

Abb. 4 zeigt, daß die in der Abszisse aufgetragene Zunahme der venösen Beimischung, angegeben in Prozent des Herzzeitvolumens, die arterielle und die venöse Sauerstoffsättigung gleichsinnig beeinflußt. Zum Unterschied von der Stagnationshypoxie verursacht ein Rechts-Links-Shunt also arterielle *und* venöse Hypoxie.

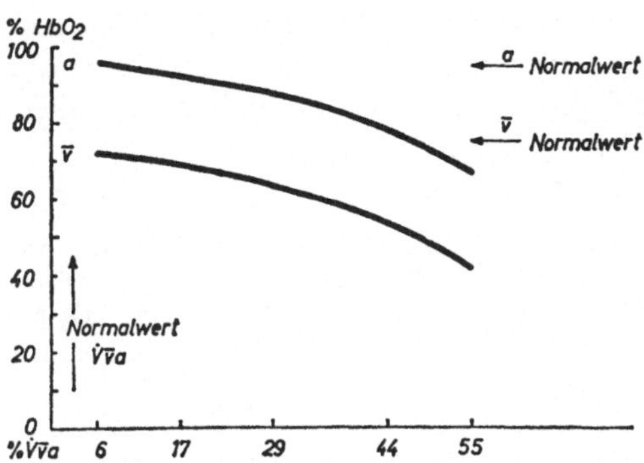

Abb. 4. Arterielle (a) und venöse ($\bar{v}$) Sauerstoffsättigung in Abhängigkeit von der venösen Beimischung ($\dot{V}\bar{v}a$ in % des HZV). (Luftatmung, normaler Umgebungsdruck, $AVDO_2$ 5 Vol.-%).

Tab. 3 zeigt, wie hoch der inspiratorische O_2-Druck sein muß, um eine shuntbedingte Hypoxämie auf Normalwerte Gesunder bei Luftatmung zu bringen. Man sieht, daß die Auswirkungen einer venösen Beimischung von 29% des Herzzeitvolumens durch Atmung von 1 atm O_2 kompensiert werden können. Ein Rechts-Links-Shunt von 50% dagegen ist erst durch 2 atm O_2, also durch hyperbare Oxygenation, zu beheben. Das klinische Beispiel eines Kranken mit Fallot'scher Tetralogie, dessen Cyanose durch Sauerstoffatmung bei normalem Umgebungsdruck nicht zu kompensieren ist, ist allgemein bekannt.

Tabelle 3. *Zur Normalisierung von arterieller (a) und venöser ($\bar{v}$) Sauerstoffsättigung (HbO_2) erforderliche inspiratorische O_2-Drucke (atm) bei verschieden großer venöser Beimischung ($\dot{V}\bar{v}a$ in % des HZV). ($AVDO_2$ = 5 Vol.-%, O_2-Kap. = 20 Vol.-%)*

$\dot{V}\bar{v}a$	HbO_2	atm O_2 0,21	1,0	2,0
6 %	a	95,5*		
	$\bar{v}$	71,5*		
29 %	a	88	98*	
	$\bar{v}$	63,5	75*	
50 %	a	72	84,5	96,5*
	$\bar{v}$	49	60	72*

* Normalwert Gesunder bei Luftatmung.

Unsere bisherigen klinischen Untersuchungen zeigen, daß eine schwere postoperative Hypoxämie im allgemeinen durch die *Kombination* von erhöhter venöser Beimischung und Zunahme der $AVDO_2$ verursacht ist.

Tab. 4 zeigt ein Beispiel, in dem die venöse Beimischung 29% des HZV und die $AVDO_2$ 10 Vol.-% betragen. Bei Luftatmung (= 0,21 atm O_2) besteht eine erhebliche arterielle und venöse Hypoxie. Bei Atmung von Sauerstoff unter normalem Umgebungsdruck (= 1,0 atm O_2) ist der arterielle Wert schon fast normal, der venöse Wert normalisiert sich jedoch erst bei 3–4 atm O_2. Zum besseren Verständnis sind unten auch die Sauerstoff-Druckwerte aufgeführt.

Tabelle 4. *Einfluß verschieden hoher inspiratorischer O_2-Drucke (atm) auf arterielle (a) und venöse ($\bar{v}$) Sauerstoffsättigung (HbO_2) bzw. -druck (pO_2) bei einer venösen Beimischung von 29% des HZV und einer $AVDO_2$ von 10 Vol.-%. (O_2-Kap. = 20 Vol.-%)*

		atm O_2 0,21	1,0	2,0	3,0	4,0
HbO_2	a	78	89	100	100	100
%	$\bar{v}$	27,5	40	51	63,5	75
pO_2	a	43	60	158	916	1677
(mmHg)	$\bar{v}$	17	22	27	33	40

Die Tatsache, daß zur Normalisierung ausgeprägter venöser Hypoxiezustände O_2-Drucke von mehr als 2–3 Atmosphären erforderlich sind, geht über das bisherige allgemeine Konzept in der hyperbaren Oxygenation hinaus. Daraus ergeben sich physiologische Probleme besonderer Art [5, 7].

Abb. 5 zeigt den Verlauf unter hyperbarer Oxygenation bei einer 40 Jahre alten Kranken nach Totalkorrektur von VSD und Pulmonalstenose am 1. postoperativen Tag. Während Intubation und O_2-Atmung bei normalem Umgebungsdruck beträgt die venöse O_2-Sättigung nur 30% HbO_2. Die ausgezogene Linie gibt den jeweiligen Umgebungsdruck wieder. Erst nach Kompression auf 4 atm Umgebungsdruck und einem O_2-Druck von 3,2 atm steigt die venöse O_2-Sättigung auf 70% HbO_2, also den Normalwert Gesunder bei Luftatmung an. Nach 1 ½ Std wird der Druck auf 2,55 atm erniedrigt. Dabei fällt die venöse O_2-Sättigung auf 54% HbO_2 ab. Trotz weiterer Druckerniedrigung auf schließlich fast normalen Umgebungsdruck, nämlich 1,3 atm, bleibt die venöse O_2-Sättigung praktisch unverändert. Die Tatsache, daß sich das Standardbicarbonat nach einer Stunde Kompressionsdauer spontan von 42 auf 48 Vol.-% erhöht und später weiter ansteigt, zeigt deutlich den Effekt der Überdruckbehandlung auf die O_2-Versorgung der Gewebe.

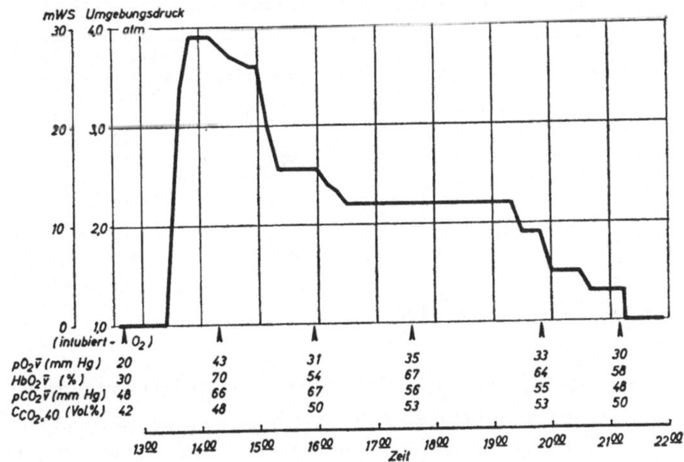

Abb. 5. Wi., E. 40 Jahre. Prot.Nr. 3428/65. Ventrikelseptumdefekt und Pulmonalstenose. Totalkorrektur. 1. Tag postop.

Der unbefangene Betrachter könnte aus diesem Ablauf den Eindruck gewinnen, daß die hyperbare Oxygenation über den direkten kompensatorischen Effekt auf die venöse Hypoxie hinaus auch die Myokardfunktion und damit das erniedrigte Herzzeitvolumen normalisiert und so die Stagnationshypoxie schließlich ursächlich behoben ist. Gegen dies Konzept spricht, daß von 12 so behandelten hypoxischen Patienten nur 5 überlebten. Es ist ohne weiteres klar, daß postoperative pulmonale Ursachen für erhöhte venöse Beimischung durch hyperbare Oxygenation nicht zu beseitigen sind. Wenn die üblichen Maßnahmen zur Behebung pulmonaler Komplikationen nicht ausreichen, bietet die Überdruckbehandlung allerdings eine Möglichkeit, so bedingte arterielle Hypoxie zu kompensieren.

Die postoperative Erniedrigung des Herzzeitvolumens wird im allgemeinen als Folge einer akuten hypoxischen Schädigung des Myokards angesehen. Wenn Hypoxämie die primäre Ursache der Funktionsstörung des Myokards wäre, dann wäre eine kausale Behandlung durch hyperbare Oxygenation möglich. Wir finden jedoch nach komplikationslosen Herzoperationen unter O_2-Insufflation eine normale alveolare Ventilation, sowie normale arterielle und venöse Sauerstoffsättigungswerte am Operationstag. Erst in den folgenden Tagen erniedrigt sich die venöse Sättigung, während die arteriellen Blutgaswerte unverändert bleiben. Dies zeigt Tab. 5 am Beispiel von 9 Kranken. Man sieht, daß die venöse O_2-Sättigung von 70% HbO_2 am Operationstag auf 62% HbO_2 am 3. Tag postoperativ abgefallen ist. Die Abnahme ist signifikant. Noch ausgesprochener war der Abfall bei

Tabelle 5. *Verhalten der arteriellen (a) und venösen ($\bar{v}$) O_2-Sättigung nach komplikationslosen Eingriffen am Herzen. n = 9. (Spontanatmung, O_2-Insufflation)*

	Operationstag	3. Tag postoperativ	D = mittlere Differenz sD = Streuung von D p = Wahrscheinlichkeit
% HbO_2 a	96	95	D = 1 sD = ± 1,1 p = 0,4
% HbO_2 $\bar{v}$*	70	62	D = 8 sD = ± 1,4 p = < 0,001

* Gemessen im rechten Vorhof.

Kranken, die den Eingriff selbst zwar überlebten, jedoch bis zum Ende der ersten postoperativen Woche an Herzinsuffizienz ad exitum kamen. Tab. 6 zeigt, daß 6 solche Patienten am Operationstag normale Werte aufweisen. Die venöse O_2-Sättigung sinkt postoperativ mehr oder weniger schnell ab und erreicht bei unverändert normalem arteriellen Wert schließlich im Mittel 51% HbO_2 ante exitum. Infolge der kleinen Zahl und der großen Streuung ist dieser Abfall zwar statistisch nicht zu sichern, der Verlauf als solcher in entsprechenden Fällen aber immer wieder zu beobachten. Erst bei Moribunden sinkt dann auch die arterielle O_2-Sättigung ab, wie zufällige Messungen bei 3 dieser Kranken zeigen, die in der Tabelle 6 rechts einzeln aufgeführt sind.

Tabelle 6. *Verhalten der arteriellen (a) und venösen ($\bar{v}$) O_2-Sättigung bei Herzoperierten, die in der 1. Woche postoperativ an Herzinsuffizienz ad exitum kamen. n = 6. (Teilweise O_2-Insufflation, teilweise Respiratorbehandlung mit O_2)*

	Op.-Tag	1.–5. Tag postoperativ	D = mittlere Differenz sD = Streuung von D p = Wahrscheinlichkeit	unmittelbar ante exitum n = 3
% HbO_2 a	97	96	D = 1 sD = ± 1,4 p = 0,5	1. 46 2. 87 3. 61
% HbO_2 $\bar{v}$	68	51*	D = 17 sD = ± 5,5 p = 0,025	1. 32 2. 49 3. 27

* Venöse O_2-Sättigung bei dem letzten normalen arteriellen Wert ante exitum.

Nach Untersuchungen von GERHOLD und HAGEN [1, 3] an 18 Patienten unserer Klinik beträgt die mittlere O_2-Aufnahme bei komplikationslosem Verlauf am Operationstag und den folgenden Tagen etwa 125% vom Sollwert. Da bei den hier demonstrierten Kranken der Hämatokritwert ebenfalls unverändert blieb, darf angenommen werden, daß die Zunahme der $AVDO_2$ ausschließlich durch Abnahme des Herzzeitvolumens bedingt war. Wie Sie gesehen haben, kann arterielle Hypoxie nicht die Ursache der Funktionsstörungen des Myokards sein. Die normale O_2-Sättigung des venösen Mischblutes am Operationstag schließt auch eine allgemeine Stagnationshypoxie aus. Eine zureichende O_2-Versorgung des Myokards ist damit allerdings nicht bewiesen. Hierzu wären Messungen im Coronarvenenblut notwendig. Immerhin besteht also die Möglichkeit, daß nicht Hypoxämie, sondern andere bisher unbekannte Faktoren diese Ursachen der postoperativen Funktionsstörung des Myokards sind.

Auf Grund unserer Messungen und dieser Überlegungen sowie der bisherigen klinischen Behandlungsergebnisse neigen wir dazu, die hyperbare Oxygenation als symptomatische Therapie der kardial bedingten Stagnationshypoxie anzusehen.

Wie oben ausgeführt wurde, ist hyperbare Oxygenation allenfalls eine kompensatorische Maßnahme zur Behandlung arterieller Hypoxie. Von der Methode der hyperbaren Oxygenation kann nach dem derzeitigen Stand unseres Wissens also keine ursächliche Behandlung von Hypoxämie und Hypoxie im postoperativen Verlauf erwartet werden.

Diese Feststellung schränkt den Wert des Verfahrens nur teilweise ein. So wichtige Methoden wie Respiratorbehandlung und extrakorporale Dialyse dienen in den meisten Fällen ebenfalls nur der Kompensation in der Absicht, einen circulus vitiosus zu durchbrechen und in der Hoffnung, daß die ursächliche Schädigung nur vorübergehender Natur sei und inzwischen eine restitutio eintreten möge. Die Schwierigkeiten, Kranke mit Lungenkomplikationen und niedriger Auswurfleistung des Herzens im postoperativen Verlauf schnell erfolgreich zu behandeln, sind allgemein bekannt. Wir glauben, daß rechtzeitig angewandte Sauerstoffüberdruckbehandlung bessere Erfolgsaussichten für einen Teil dieser Patienten bieten wird.

Literatur

[1] Gerhold, H.: Gasaustausch und arterielle Blutgase in der unmittelbaren postoperativen Phase. Dissertation, Hamburg 1964.
[2] Giebel, O.: Langenbecks Arch. klin. Chir. **304**, 212 (1963).
[3] Hagen, K.: Ventilation und Gasaustausch in der unmittelbaren postoperativen Phase. Dissertation, Hamburg 1964.
[4] Harms, H., u. G. Rodewald: Mschr. Unfallheilk. **66**, 377 (1963).
[5] — — Langenbecks Arch. klin. Chir. **313**, 600 (1965).
[6] Rodewald, G.: Langenbecks Arch. klin. Chir. **301**, 532 (1962).
[7] —, u. H. Harms: Ann. Chir. Thor. Car. **5**, c. 843 (1966).

Narkose für die Implantation eines Schrittmachers

Von **M. Zindler**

Aus der Abteilung für Anaesthesiologie (Vorstand: Prof. Dr. M. Zindler)
der Universität Düsseldorf

In diesem Referat soll über die Narkoseerfahrungen bei der Implantation eines elektrischen Schrittmachers bei 120 Patienten mit atrio-ventriculärem (a.v.) Block berichtet werden, die seit 1961 an der Chirurgischen Universitätsklinik in Düsseldorf durchgeführt wurden[1] (Sykosch u. Mitarb. 1963, 1964, Pulver u. Schmitz 1965).

Die besonderen Probleme sind dabei:

1. Bei einem a.v. Block schlägt das Herz mit einer fixierten Frequenz von 28–40/min. Es hat *keine Leistungsreserven*, um die plötzlichen depressiven Wirkungen der Narkosemittel und -maßnahmen zu kompensieren und sich den Belastungen durch Intubation, Beatmung und Operation anzupassen.
2. Das meist *hohe Alter* (über die Hälfte waren zwischen 60 und 77 Jahren) – und *Begleitkrankheiten*, die das Narkoserisiko erhöhen, wie eine generalisierte Atherosklerose, Mangeldurchblutung des Herzens und evtl. auch des Gehirns oder eine Herzinsuffizienz sowie auch andere Krankheiten wie Diabetes, Niereninsuffizienz, Emphysembronchitis usw.
3. Die Faktoren 1 und 2 sind von Bedeutung für die Hauptgefahr des *akuten Herzstillstandes*, der bei den 120 Patienten 19mal bei 14 Patienten eintrat.

Nach Vandam u. Mitarb. (1957) ist das Narkoserisiko bei a.v. Block sehr hoch.

Die gefährlichste, kritische Zeit für einen Herzstillstand ist die Periode zwischen Narkoseeinleitung und Beginn der elektrischen Stimulation des Herzens. Es ist besonders wichtig, alle Narkosemittel in niedriger Dosierung langsam zu geben.

Ist eine Herzinsuffizienz mit internistischen Maßnahmen präoperativ nicht zu beheben, ist zu empfehlen, zunächst eine transvenöse Schrittmacher-Elektrode in Lokalanaesthesie mit äußerem Impulsgeber für einige Tage anzulegen (Effert u. Mitarb. 1962, 1963).

---

[1] Bis zur Drucklegung hat sich die Zahl der Patienten mit Schrittmacher-Implantation auf über 290 erhöht, wobei in der Regel transvenöse Elektroden verwendet wurden.

Präoperative Visite

Von Bedeutung sind die körperliche Leistungsfähigkeit, Dauer und Art (total oder intermittierend) des Herzblocks, Herzfrequenz, Häufigkeit der Adams-Stokes-Anfälle, Anzeichen einer Herzinsuffizienz und bisherige Behandlung mit Alupent, Digitalis, Corticosteroiden usw.

Alupentgaben werden wie vorher, auch am Morgen des Operationstages, fortgesetzt.

Narkoseführung

Das folgende Vorgehen wird empfohlen:

Prämedikation

Zur medikamentösen Vorbereitung werden Promethazin 25–50 mg und Atropin ½ mg verabfolgt. Bei jüngeren oder nervösen Patienten wird Pethidin (Dolantin) 50–75 mg zusätzlich gegeben. Alupent bzw. Aludrin wird wie vorher auch am Operationsmorgen gegeben.

Vorbereitung vor Beginn der Narkose

Ein EKG-Monitor und externe Schrittmacher-Elektroden werden angeschlossen.

Zur eventuellen Behandlung eines Herzstillstandes müssen alle Medikamente (Alupent, Adrenalin, Calcium, Natriumbicarbonat usw.) und alle Geräte einschließlich Defibrillator bereitstehen.

Um eine absolut sichere Möglichkeit für die parenterale Zufuhr von Medikamenten zu haben, werden 2 Gordh Kanülen, evtl. auch eine Venae sectio, angelegt.

Dann beginnt eine Tropfinfusion mit Resorcinäthanolamin (Alupent) (5 mg auf 250 ml Laevulose 5%) mit 10–30 Tropfen/min. Die Tropfenzahl wird langsam erhöht, bis die Pulsfrequenz deutlich um 10–30% ansteigt. Die Alupentinfusion wird beendet, wenn die Schrittmacheraktion beginnt.

Einleiten der Narkose

Nach Gabe von Sauerstoff mit der Maske beginnt die Narkose mit langsamer Gabe von 100–200–300 mg Hexobarbital (Evipan) in den Infusionsschlauch. Gleichzeitig wird die Tropfgeschwindigkeit der Alupent-Infusion dabei erhöht.

Dann wird etwa 1 mg/kg Gallamin (Flaxedil) gegeben, mit Sauerstoff beatmet und nach Eintritt der vollen Wirkung von Gallamin endotracheal intubiert. Eine vorherige Oberflächenanaesthesie von Kehlkopf und Trachea mit Pantocain-Spray ist empfehlenswert.

Unterhalten der Narkose

Nach der Intubation wird Sauerstoff: Lachgas 3:6 und nach einigen Minuten 1:1,5 l/min gegeben. Bei Bedarf kann Halothane in sehr niedriger Dosierung 0,3–0,7% hinzugefügt werden! Bei Hypotension oder Bradykardie muß Halothane aber sofort abgestellt werden, Calcium (DUDZIAK 1965) und vermehrt Alupent gegeben werden.

Wir halten eine oberflächliche Narkose, möglichst ohne Halothane mit vollständiger Relaxation durch wiederholte Gaben von Gallamin für günstiger als eine tiefere Narkose ohne Muskelrelaxantien.

Werden größere Mengen von Antibiotica gegeben, wie z. B. Nebacetin, in die Tasche für das Batteriegehäuse, sollen 10 ml Calcium 10% intravenös injiziert werden, um der curareähnlichen Wirkung der Antibiotica (Neomycin, Streptomycin u. a.) entgegenzuwirken (CORRADO 1963).

Herzstillstand und Kammerflimmern

Bei den 36 Patienten mit intermittierend-komplettem Block kam es bei 4 Patienten siebenmal zu einem Herzstillstand, bei den 84 Patienten mit permanent komplettem Block ereignete sich diese Komplikation bei 10 Patienten zwölfmal.

Patienten mit einem intermittierend-komplettem Block sind also bezüglich eines Herzstillstandes mehr gefährdet.

Diese Herzstillstände traten zweimal nach Narkoseeinleitung mit Evipan, neunmal nach Succinylcholin-Gabe, viermal nach Curare und viermal nach Halothane-Zusatz auf.

Die größte Häufigkeit nach Gabe von Succinylcholin veranlaßte uns, jetzt unter Relaxation mit Gallamin (Flaxedil) zu intubieren. Gallamin ist dem Curare vorzuziehen, da bei den ersten 36 Implantationen nach Gaben von Curare viermal ein Herzstillstand auftrat, während sich nach Flaxedil in dieser Serie kein Herzstillstand ereignete.

Bei diesen insgesamt 19 Herzstillständen setzte die Herztätigkeit in 2 Fällen spontan nach etwa 30 sec wieder ein. In den anderen Fällen waren Wiederbelebungsmaßnahmen notwendig, die aus der Tab. 1 zu ersehen sind.

Tabelle 1. *Maßnahmen und Dauer des Kreislaufstillstandes*

Behandlung	Dauer				
	1 min	2 min	3 min	5 min	10 min
Spontane Reversion	1 + 1 Kafli				
Externe elektrische Reizung	5 + 1 Kafli	3	1	2	
Direkte Herzmassage	2				1
Perikard Elektroden	2			1	1

Bei 2 Patienten trat Kammerflimmern auf. In einem Fall hörte es spontan auf und einmal wurde es durch Elektroschock behoben.

Ist die externe elektrische Herzstimulation nicht wirkungsvoll, d. h. ist dabei nicht bei jedem Reiz ein guter Carotis-Puls tastbar, muß sofort mit äußeren Herzkompressionen begonnen werden. Alupent oder auch Adrenalin kann für einen schnellen Effekt auch intrakardial gegeben werden. Transvenöse Elektroden müssen beschleunigt vorgeschoben werden.

Wir konnten bei allen Fällen sogleich eine genügende Herzaktion mit äußeren Herzkompressionen erreichen, bis auf einen Patienten, wo der Thorax eröffnet werden mußte.

Es versteht sich von selbst, daß bei schon eröffnetem Thorax interne Elektroden zur Stimulation an das Perikard geklemmt werden und daß bei ungenügender Kontraktion eine direkte Herzmassage erfolgt.

Bei längerem Herzstillstand oder ungenügender Herzleistung sind außerdem die üblichen Maßnahmen:

Na-Bicarbonat 6% 100–200 ml

O_2-Beatmung (Abstellen von Halothane)

Calcium (besonders bei vorheriger Halothane-Gabe)

Normalisierung des Blutvolumens, d. h. der Herzfüllung evtl. Digitalisierung mit Strophanthin, Adrenalin- oder Alupentgaben usw. durchzuführen.

Während der Anaesthesie und Narkose ereignete sich kein Todesfall.

Die 9 postoperativen Todesfälle bei den 120 Patienten am 2.–9. Tag hatten wohl keinen direkten Zusammenhang mit der Narkose: die Todesursachen waren zweimal ein Herzinfarkt, eine Lungenembolie, eine Apoplexie und Pneumonie, eine Pneumonie mit Kreislaufversagen, ein Magenbluten und 2 Herzinsuffizienzen bei sehr alten Patienten sowie ein plötzlicher Tod eines Patienten mit einer Klappenprothese in der Aorta am 9. Tag.

Zusammenfassung

Aufgrund von Erfahrungen bei 120 Patienten mit Schrittmacherimplantationen wird empfohlen, zunächst mit einer Alupent- oder Aludrin-Tropfinfusion zu beginnen, dann die Narkose sehr vorsichtig mit Hexobarbital einzuleiten, unter Gallamin-Relaxierung zu intubieren und dann die Narkose mit Lachgas und möglichst wenig Halothane bei vollständiger Relaxierung zu unterhalten.

Die Hauptkomplikation, der Herzstillstand, ereignete sich 19mal bei 14 Patienten, Kammerflimmern trat bei 2 Patienten auf. Die Behandlung des Kreislaufstillstandes und Überwachungsmaßnahmen werden erwähnt.

Summary

Based on the experience with pacemaker implantations in 120 patients author recommends following procedures: Cautions induction with hexobarbital after starting an i. v. drip of isoproterenol (Aludrin) or resorcinethanolamin (Alupent), endotracheal intubation after relaxation with gallamine which is also used for total relaxation during the maintenance phase together with nitrous oxide – oxygen and halothane concentrations as low as possible. 19 cardiac arrests occurred in 14 patients and ventricular fibrillations in 2 patients. Treatment of circulatory arrest and methods of monitoring are mentioned.

Literatur

CORRADO, A. P.: Anesth. and Analg., N. Y. **42**, 1–5 (1963).
DUDZIAK, R.: Anaesthesist **14**, 72–74 (1965).
EFFERT, S., H. GREUEL, F. GROSSE-BROCKHOFF u. J. SYKOSCH: Dtsch. med. Wschr. **87**, 473 (1962).
— Thoraxchir., Stuttgart **11**, 158 (1963).
PULVER, K.-G., u. TH. SCHMITZ: Anaesthesist **14**, 65 (1965).
SYKOSCH, J.: Thoraxchir., Stuttgart **11**, 176 (1963).
—, S. EFFERT u. K.-G. PULVER: Zbl. Chir. **89**, 479 (1964).
VANDAM, L. D., and G. A. MCLEMORE jr.: Ann. Int. Med. **47**, 518 (9957).

Erschienene Bände:

1 **Resuscitation Controversial Aspects.** Chairman and Editor: Peter Safar. VI, 64 pages, 1963. DM 10,—

2 **Hypnosis in Anaesthesiology.** Chairman and Editor: Jean Lassner. VIII, 51 pages, 1964. DM 8,50

3 **Schock und Plasmaexpander.** Herausgegeben von K. Horatz und R. Frey. 60 Abb., VIII, 154 Seiten, 1964. DM 18,—

4 **Die intravenöse Kurznarkose mit dem neuen Phenoxyessigsäurederivat Propanidid** (Epontol®). Herausgegeben von K. Horatz, R. Frey und M. Zindler. 163 Abb., XII, 318 Seiten, 1965. DM 21,—

5 **Infusionsprobleme in der Chirurgie.** Unter dem Vorsitz von M. Allgöwer. Leiter und Herausgeber: U. F. Gruber. 14 Abb., IX, 108 Seiten, 1965. DM 7,20

6 **Parenterale Ernährung.** Herausgegeben von K. Lang, R. Frey und M. Halmágyi. 47 Abb., X, 156 Seiten, 1966. DM 19,60

7 **Grundlagen und Ergebnisse der Venendruckmessung zur Prüfung des zirkulierenden Blutvolumens.** Von V. Feurstein. 21 Abb. und 2 Tab., VIII, 37 Seiten, 1965. DM 9,60

8 **Third World Congress of Anaesthesiology.** 46 Fig. and 10 Tables, XI, 173 pages, 1966. DM 24,—

9 **Die Neuroleptanalgesie.** Herausgegeben von W. F. Henschel. 80 Abb., XII, 207 Seiten, 1966. DM 36,—

10 **Auswirkungen der Atemmechanik auf den Kreislauf.** Von R. Schorer. 17 Abb., VIII, 58 Seiten, 1965. DM 14,—

11 **Der Elektrolytstoffwechsel von Hirngewebe und seine Beeinflussung durch Narkosemittel.** Von W. Klaus. 26 Abb., VIII, 97 Seiten, 1967. DM 20,—

12 **Sauerstoffversorgung und Säure-Basenhaushalt in tiefer Hypothermie.** Von P. Lundsgaard-Hansen. 15 Abb., VIII, 91 Seiten, 1966. DM 18,—

13 **Infusionstherapie.** Herausgegeben von K. Lang, R. Frey und M. Halmágyi. 115 Abb., VIII, 246 Seiten, 1966. DM 39,60

14 **Die Technik der Lokalanaesthesie.** Von H. Nolte. 29 Abb., VIII, 53 Seiten, 1966. DM 6,—

15 **Anaesthesie und Notfallmedizin.** Herausgegeben von K. Hutschenreuter. 94 Abb., XII, 286 Seiten, 1966. DM 48,—

16 **Anaesthesiologische Probleme der HNO-Heilkunde und Kieferchirurgie.** Herausgegeben von K. Horatz und H. Kreuscher. 3 Abb., VIII, 39 Seiten, 1966. DM 9,60

17 **Probleme der Intensivbehandlung.** Herausgegeben von K. Horatz und R. Frey. 50 Abb., XII, 119 Seiten, 1966. DM 19,80

18 **Fortschritte der Neuroleptanalgesie.** Herausgegeben von M. Gemperle. 60 Abb. und 27 Tab., X, 148 Seiten, 1966. DM 19,80

19 **Örtliche Betäubung: Plexus brachialis.** 32 Abb., VIII, 32 Seiten, 1967. DM 12,—

21 **Die Hirndurchblutung unter Neuroleptanaesthesie.** Von H. Kreuscher. 19 Abb., VIII, 85 Seiten, 1967. DM 19,80

In Vorbereitung:

22 **Pathophysiologie, Klinik und Therapie der akuten Ateminsuffizienz in der Chirurgie.** Von H. L'Allemand

23 **Geschichte der chirurgischen Anaesthesie.** Von Th. E. Keys

24 **Äußere Ventilation und Atemmechanik bei Säuglingen und Kleinkindern unter Narkosebedingungen.** Von J. Wawersik